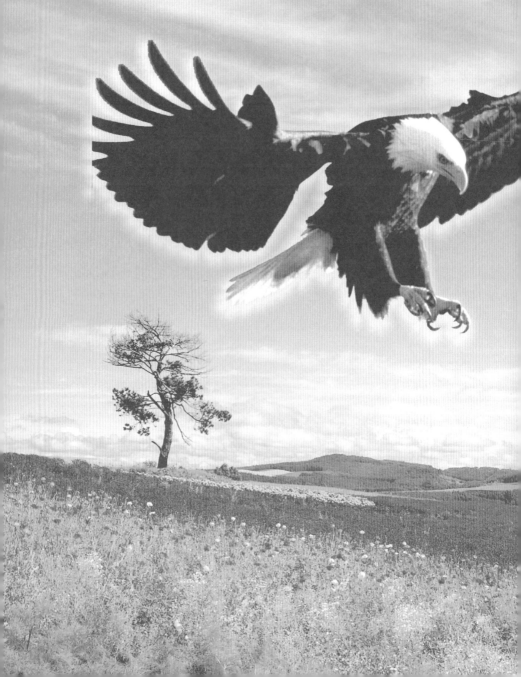
大展好書　好書大展
品嘗好書　冠群可期

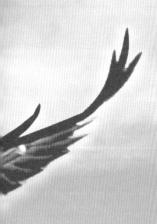

大展好書　好書大展
品嘗好書・冠群可期

中醫保健站：95

傷寒論類方匯參

李可 古中醫學堂

左季雲 著

大展出版社有限公司

李 序

　　恩師李可以治急危重症疑難病聞名於世，處方用藥以《傷寒雜病論》為宗，每次向弟子推薦《傷寒論》讀本時，必推薦左季雲著《傷寒論類方匯參》。為什麼要推薦這本書呢？

　　一是恩師對此書精讀、研讀、反覆品味過。在他的書桌上總是放著這本書，繁體版，20 世紀 50 年代出版，硬紙板的書皮被精心保護著；我隨他到北京、廣州出診，行李箱中居然也背著此書。研讀左季雲醫書和抽菸，成為恩師兩大嗜好。因此，這是一本值得細細品味的研究《傷寒論》的專著。

　　二是恩師李可由此書明悟了治療重病、大病、疑難病的方法——「執簡馭繁，萬病一理」。他認為：「張仲景所著《傷寒雜病論》是中國醫學寶庫之中的寶庫，傷寒六經辨證之法，統病機而執萬病之牛耳，則萬病無所遁形。」他常常告誡弟子：「病可以有千種萬種，但病機不出六經八綱之範圍。臨證之際，不但不要固執於西醫的病名，有時連中醫的病名也無須深究，據四診八綱以識主證，析證候以明病機，按病機立法、遣方、用藥，如此則雖不能盡癒諸疾，庶幾見病知源，少犯錯誤。」

　　李老一生創製新方，治療痼疾難症，皆師法仲景，以經方為基礎，加入民間單方、驗方以及現代中藥研究成果，取得卓異之效，與研讀此書打下的堅實基礎密不可分。

　　跟師學習中，師父啟悟開示了中醫的世界觀、天地人一體的道理，臨證處方用藥的基本功還需要自我完善。本書成書於中西醫學互相角逐之秋，距今近百年，無辭旨之古奧，又不失仲景之精義，條理清晰，且繁徵博引。醫者學之，處方時心有定見，藥有著落，診餘細細品味，時有所得；研習經方者讀之，定會讚歎其辨證之精微，遺方之精妙！

　　此書以方歸類，詳述用量、定義（病機、功效）、病狀、脈象、藥解、煮服法、禁忌、加減方法及類方辨析、類證辨析，又引入歷代名醫之評述，使該書成為潛心經方、提升療效的不可多得的好書。

李洪淵

丁酉夏於山西中醫學院

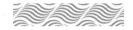

序

　　夫傷寒者，外感之總名也。而《傷寒論》者，又總論外感之成書也。故仲景《傷寒論》，實為中醫治病群方之祖，論中三百九十七法，一百一十三方，神明變化，包舉概況。不僅用治傷寒由來已久，明乎此則六淫之病無不通貫矣。

　　蓋《傷寒論》專論六氣之邪，而後人誤為專論傷寒，無惑乎恒多窒塞不通。自漢唐以迄清末，如王叔和、孫思邈、成無己諸先輩著作，於《傷寒論》多所發明，皆仲景功臣也。然讀是書者，非苦辭旨古奧，即訾統系混淆。加以是丹非素，莫衷一是，割接剪裁，愈改愈晦。至有終身誦其書而不能了然於心者，遂使至要之心傳不能軒露人寰，詎非憾事。

　　季雲肆力醫學，念年於茲，竊以為中醫之精神意義，出奇制勝，誠有不可思議者。特其著書方式，條理不清，不免貽人口實耳。於此中西醫學互相角逐之秋，但能於傷寒精義，顯揭披露，明其當然與夫所以然之故，自足有補於世，有功於仲景，固不必沾沾以著述為能也。

　　徐洄溪云：方之治病有定，病之變遷無窮定。知其病之千變萬化，而應用不爽，庶能窮流溯源，病無遁情矣。

後學津梁其在斯乎！其在斯乎！用是採科學之體例，述仲景之心法，宗洄溪之方式，以方名編次，不類經而類方。且繁徵博引，為見證施治之準繩，必不拘於一經二經，單傳雙傳，自與仲景之意無不符合。

蓋法者，方也。必有法乃可云方。案者，斷也。必能斷方可云案。若非步武前哲，安能有此學術。是故專讀仲景書不讀後賢書不可，僅讀後賢書不讀仲景書亦不可。何則？尚時方者，類少實學。而潛心古訓者，又類多不合時宜。必二者兼而能之，乃克有濟。

茲編以仲景成法、時賢諸案、名醫傑作、準古酌今匯合一編，參以新式標題名目，俾對證而求方，因方而援案，因案而知所取捨，先聖後賢，如晤一室。兩千年來大法微言，昭如日月。豈非至簡至便，至顯至明之法乎？區區之心，竊慕乎此，此傷寒論類方法案匯參之所由作也。計自纂集成帙，時閱廿載，稿凡五易，始畢乃事。後之學者，開卷豁然，不至如霧裡看山，難得真相。倘所謂梓匠與人以規矩者非也。誠能以所引諸書，廣為搜索，再事增益，俾醫學緝熙於光明則大幸矣。

西元 1927 年在疆圉單于春
正月中浣四川江北洛磧左季雲序

目　錄

第二章——麻黃湯類 083

第三章——葛根湯類 107

第四章——柴胡湯類 119

第七章——瀉心湯類 239

第八章——白虎湯類 279

第九章——五苓散類 297

第十二章——雜方類 397

第一章
桂枝湯類

第一節 桂枝湯

● 一、用 量

（一）仲景

桂枝三兩，去皮　芍藥三兩　甘草二兩，炙　生薑三兩，切　大棗十二枚，擘

（二）洄溪

桂枝錢半　芍藥錢半，酒炒　甘草五分　大棗三枚　生薑三片

● 二、定 義

此因傷寒或中風，而又脈弱自汗。為製滋陰和陽，調和營衛，解肌達表之溫方也。

● 三、病 狀

（一）太陽中風，嗇嗇惡寒，淅淅惡風，翕翕發熱，鼻鳴乾嘔者，桂枝湯主之。

太陽中風者，陽受風氣而未及乎陰也。

嗇嗇惡寒，淅淅惡風者，謂肌腠疏緩，衛氣不諧。雖無寒而若不能禁，雖無風而常覺灑淅也。翕，越也、動

也、盛也。鼻鳴，嚏也。乾嘔，風邪干胃也。但就鼻鳴、乾嘔而論，似屬陽明、少陽兼證。益從陽明、少陽施治，不知臟腑相通，原不必處處皆治。良以病從陽明而來，主以桂枝湯則太陽之外邪去，而他病自癒也。餘皆準此。

（二）太陽病，頭痛發熱，汗出惡風者。

此桂枝湯總證。

（三）太陽病，下之後，其氣上衝者，可與桂枝湯。方用前法。若不上衝者，不可與之。

此誤下之症，誤下而仍上衝，則邪氣猶在陽分，故仍用桂枝發表。若不上衝，則其邪已下陷，變病不一，當隨症施治。論中誤治諸法，詳觀自明。

（四）太陽病，初服桂枝湯，反煩不解者，先刺風池、風府，卻與桂枝湯則癒。

此非誤治。因風邪凝結於太陽之要路，則藥力不能流通，故刺以解其結。蓋邪風太甚，不僅在衛而在經，須刺之以泄經氣。

風府一穴，在頂上入髮際一寸，大筋內宛宛中，督脈陽維之會也。刺入四分，留三呼。風池一穴，在顳顬後髮際陷者中，足少陽陽維之會。針入三分，留三呼。

（五）太陽病，發熱汗出者，此為營弱衛強，故使汗出，欲救風邪者，宜桂枝湯。

提出「風邪」二字，見桂枝為祛風要藥。

（六）病常自汗出者，此為榮氣和。榮氣和者，外不諧，以衛氣不共榮氣和諧故爾。榮氣和者，言榮氣不病，非調和之和。以榮行脈中，衛行脈外，復發其汗，榮衛和

者癒，宜桂枝湯。

　　自汗與發汗迥別。自汗乃榮衛相離，發汗使榮衛相合。自汗傷正，發汗袪邪。復發者因其自汗而更發之，則榮衛和而自汗反止矣。或問：傷風自汗與中暍自汗皆相似，傷寒無汗與冬溫無汗皆相類，敢問如何不同？曰：傷風不渴，中暍即渴。傷寒脈浮緊，冬溫脈不浮也。（此條重在「常」字）

　　（七）病人臟無他病，時發熱，自汗出而不癒者，此衛氣不和也。先其時未熱之時。發汗則癒，宜桂枝湯。

　　無他病太陽諸證不必備，而唯發熱自汗，故亦用桂枝湯。

　　前條自汗，因發熱有時，係表邪未清，故時自汗。此條自汗覺無熱而常出，係表邪毫無，故常汗。易言之，常出者，無表邪也。時出者，有表邪也。是故上條之常出，指陽虛言。本條之自出，指表邪言。（此條重在「發熱」二字）

　　臟無他病云者，謂內無他病，外有表邪也。何也？以其發熱故也。

　　（八）傷寒，不大便六七日（宜下之候），頭痛有熱者，未可與承氣湯。太陽證仍在，不得以日久不便而下也。按：未可二字，從《金匱》增入，《傷寒論》失此二字。其小便清者，知不在裡仍在表也。便赤為裡有熱。當須發汗。若頭痛者，必衄。汗出而頭痛未解，則血蘊熱在經，而血動矣。宜桂枝湯。

　　（九）傷寒，醫下之，續得下利清穀不止。裡證。身

疼痛者，表證。當急救裡。此誤下之症，邪在外而引之入陰，故便清穀。陽氣下脫可危，雖表證未除，而救裡為急。《傷寒論》不可下篇云：誤下寒多者，便清穀。熱多者，便膿血。後身疼痛清便自調者，急當救裡。清穀已止，疼痛未除，仍從表治。蓋凡病當先表後裡，唯下利清穀則以扶陽為急，而表證為緩也。表裡分治，而秩序不亂。欲以一方治數症，必至兩誤。救裡宜四逆湯，救表宜桂枝湯。

（十）下利、腹脹滿、裡證。身疼痛者，表證。先溫其裡，乃攻其表。溫裡，宜四逆湯。攻表，宜桂枝湯。

此節屬厥陰證，未必由誤治而得。然既見表證，亦宜兼治。

（十一）吐利止，而身痛不休者，當消息和解其外，宜桂枝湯小和之。

裡證除而表證猶在，仍宜用桂枝法。輕其劑而加減之可也。

（十二）傷寒大下後，復發汗、再誤。心下痞、邪入中焦。惡寒者，表未解也。不可攻痞，當先解表。解表，乃可攻痞。解表，宜桂枝湯。攻痞，宜大黃黃連瀉心湯。苦寒開降之法詳見後。

或問：傷風汗自出，用桂枝湯以散其邪。傷寒無汗，用麻黃湯以發其汗。又言表證未解者，用桂枝湯。其理似乎相反？曰：傷風汗出，腠理既開。傷寒已汗後，腠理亦開。並用桂枝湯以解肌，可謂宜矣。

（十三）太陽病，外證未解者，不可下也，此禁下總

訣。下之為逆。欲解外者，宜桂枝湯主之。

言雖有當下之證，而外證未除，亦不可下，仍宜解外而後下也。

● 四、脈 象

（一）太陽中風，陽浮而陰弱。陽浮者，熱自發。陰弱者，汗自出。

寸陽浮，則主衛陽外越，故熱自發。尺陰弱，則營血受傷，營為衛之守，營不守衛，故衛氣外泄而自汗。故本湯認證，以自汗為主。

桂枝證之脈，有陽浮陰弱者。陽謂寸脈，陰謂尺脈。言病在上不在下也，不可以陰弱指為陰虛。故柯韻伯曰：如所云頭痛發熱，惡寒惡風，鼻鳴乾嘔等病，但見一症即是，不必悉具，唯以脈弱自汗為主耳。

（二）太陽病，外證未解，脈浮弱者，當以汗解，宜桂枝湯。

病雖過期，而脈症屬太陽，仍不離桂枝法。

（三）太陽病，先發汗不解，而復下之。脈浮者不癒，浮為在外，而反下之，故令不癒。今脈浮，故知在外。當須解外則癒，宜桂枝湯主之。

脈浮而下，此為誤下。下後仍浮，則邪不因誤下而陷入，仍在太陽，不得因已汗下，而不復用桂枝也。

（四）陽明病，脈遲、汗出多、微惡寒者，表未解也。可發汗，宜桂枝湯。

陽明本自多汗，但不惡寒而惡熱，今多汗而猶惡寒，

則仍在太陽矣。雖陽明病，而治從太陽。

（五）傷寒發汗，解半日許，復煩，脈浮數者，可更發汗，宜桂枝湯。

發汗未透，故煩。乃服藥不及之故。

（六）太陰病，脈浮者，可發汗，宜桂枝湯。

太陰本無汗法，因其脈獨浮，則邪仍在表，故亦用桂枝。從脈不從症也。

（七）病人煩熱，汗出則解，又如瘧狀，有時復熱。日晡所發熱者，屬陽明也。日晡發熱，則為陽明之潮熱，而非瘧矣。脈實者，宜下之。脈虛浮者，宜發汗。一症而治法迥別，全以脈為憑。此亦從脈而不從症之法。下之，與大承氣湯。發汗，宜桂枝湯。

● 五、藥 解

本方用桂枝發汗，即用芍藥止汗。生薑之辛，佐桂枝以解肌。大棗之甘，佐芍藥以利裡。甘草甘平，安內攘外。用以調和氣血者，即以調和表裡，且以調和諸藥矣。

本湯薑、棗為主要之品。成無己注云：以甘緩之，以辛散之，故辛散為開卷第一方也。蓋薑、棗具安內攘外之功，故桂枝湯重之。即單用二物，亦為正治。

桂枝，能活動脈之血者也。芍藥，能活靜脈之血者也。動脈為剛，故曰桂枝為陽藥。靜脈為陰，故曰芍藥為陰藥。動脈之血，由心以達周身血管，其地位由小而大，桂枝輔之，故曰桂枝發散為陽。靜脈之血，由毛細血管以歸於心，其地位由大而小，故曰芍藥收斂為陰。一散一

收，互為起訖，如環無端，依道運行。

本湯芍藥宜用赤芍藥之治驗

馬亨道庚戌春，病發熱、頭疼、鼻鳴、噁心、自汗、惡風，宛然桂枝證也。時賊馬破儀真三日，市無芍藥，自詣圃園採芍藥以利劑。一醫曰：此赤芍藥耳，安可用也？許叔微曰：此正當用，再啜而微汗解。

論曰：仲景桂枝加減法，十有九證但云芍藥。《聖惠方》皆稱赤芍藥，《孫尚藥方》皆曰白芍藥。《聖惠方》，太宗朝翰林王懷隱編集。孫兆為國朝醫師，不應如此背戾？然赤者利，白者補，予常以此難名醫，皆愕然失措。按《神農本草》稱：芍藥主邪氣、腹痛、利小便、通順血脈、利膀胱、大小腸、時行寒熱，則全是赤芍藥也。又桂枝第九證云：微寒者，去赤芍藥，蓋懼芍藥之寒也。唯芍藥甘草湯一證云：白芍藥，謂其兩脛拘急，血寒也。故用白芍藥以補，非此症也。

《素問》云：澀者，陽氣有餘也。陽氣有餘，為身熱無汗。陰氣有餘，為多汗身寒。傷寒脈澀，身無汗，蓋邪中陰氣，故陽有餘，非麻黃不能發散。中風脈滑，多汗、身寒，蓋邪中陽氣，故陰有餘，非赤芍藥不能劫其陰邪。然則桂枝用芍藥赤者明矣。（參《百證歌》）

本湯桂枝非肉桂之治驗

里間張太醫家，一婦病傷寒，發熱、惡風、自汗、脈浮而弱。許叔微曰：當服桂枝。彼云：家有自合者，許令三啜之，而病不除。詢其藥用肉桂耳。許曰：肉桂與桂枝不同。許自治以桂枝湯一啜而解。論曰：仲景論用桂枝

者,蓋取桂枝輕薄者耳,非肉桂之肉厚也。蓋肉桂厚實,治五臟用之,取其鎮重。桂枝清輕,治傷寒用之,取其發散。今人一例,是以無功。

● 六、煮服法

上五味㕮咀,以水七升,微火煮取三升。去滓,適寒溫,服一升。(凡云一升者準今六勺七抄)服已須臾,啜熱稀粥一升餘,以助藥力。試分釋如下:

(一)㕮咀與剉如麻豆之考據及意義

仲景云:剉如麻豆大與㕮咀同義。夫咀者,古之制也。古無鐵刃,以口咬細令如麻豆大,為粗藥煎之,使藥水清飲於腹中,易升易散,此所謂㕮咀也。

今人以刀器剉如麻豆大,此㕮咀之易成者。若一概為細末,則不分清濁矣。

經曰:清陽發腠理,濁陰歸五臟,果何謂耶?又曰:清陽實四肢,濁陰歸六腑是也。㕮咀之法,取汁清易循經絡,故古人制㕮咀剉如麻豆大,煮清汁飲之,名曰湯。所以入經絡攻病取快。

釋音:㕮咀。上音父。下才與切。嚼也。剉如麻顆也。

(二)啜薄粥之解釋

桂枝本不能發汗,故須助以熱粥。《內經》云:穀入於胃,以傳於肺,肺主皮毛,汗所從出。啜粥,充胃氣以達於肺也。觀此可知傷寒不禁食,亦可見複方之妙用。

徐洄溪云:仲景用桂枝等藥,猶恐其營中陰氣為風火

所煽，而消耗於內，不能滋潤和澤，托邪於外。於是啜薄粥以助胃氣，以益津液，此服桂枝湯之良法。凡發汗之方，皆可類推。汗之必資於津液者如此。

釋音：啜。昌悅切。飲水也。

七、服後現象

（一）溫覆令一時許，遍身漐漐微似有汗者，益佳。不可令如水流漓，病必不除，此解肌之法也。若如水流漓，則動榮氣，衛邪仍在。

徐洄溪云：總之有病之人不可過涼，亦不宜太暖，無事不可令出汗，唯服藥之時宜令小汗。服本湯已，溫覆令微似汗，不可如水淋漓，此其法也。

（二）若一服汗出病差，停後服，不必盡劑。若不汗，更服依前法。又不汗，後服小促，其間半日許，令三服盡。若病重者，一日一夜服，周時觀之。服一劑盡，病證猶在者，更作服。若汗不出，乃服至二三劑。

桂枝湯全料，謂之一劑。三分之一，謂之一服。古一兩，今二錢零。則一劑之藥，除薑、棗僅一兩六錢零，一服不過五錢零矣。治傷寒大症，分兩不過如此。

釋音：漐漐。音蟄。謂使周身漐漐然似乎有汗者，無非欲其皮間毛竅暫開而邪散也。

八、食禁

凡服桂枝湯後，禁生冷、黏滑、肉、麵、五辛、酒酪、臭惡等物。

● 九、禁 用

（一）桂枝湯本為解肌，若其人脈浮緊發熱汗不出，不可與也。當須識此，勿令誤也。

桂枝本為解肌，而不可用以發汗，解肌者，解散肌表之邪，與麻黃之發汗不同。故唯中風發熱，脈浮緩，自汗出者為宜。

若其人脈浮緊，發熱，汗不出，則是太陽麻黃湯證。設誤與桂枝必致汗不出而煩躁，甚則斑黃狂亂，無所不至矣。此桂枝湯之大禁也。故曰不可與也，勿令誤也。仲景叮嚀之意至矣。

（二）若酒客病不可與桂枝湯。得湯則嘔，以酒客不喜甘故也。

酒客內熱，喜辛而惡甘。桂枝湯酒客得之則中滿而嘔。

（三）凡服桂枝湯吐者，其後必吐膿血也。

內熱者服桂枝湯則吐，如酒客之類也。既亡津液，又為熱所搏，其後必吐膿血。吐膿血，謂之肺癰。

（四）溫病。

桂枝湯主溫裡，為溫邪裡熱之大忌。故叔和謂桂枝下嚥，陽盛則斃。

考《醫林改錯》云：發熱有汗之證，從未見桂枝湯治癒一人。楊素園大以為然，謂常治風傷衛證，半劑輒癒。王孟英謂改錯所云者，乃溫熱證也。若風寒傷衛，豈可不尊聖法。余亦謂然。

用桂枝湯證之要訣

凡桂枝湯證，病者常自汗出，小便不數，手足溫和。或手足指稍露之則微冷，覆之則溫。渾身熱、微煩而又憎寒，始可行之。若病者身無汗，小便數，或手足逆冷，不惡寒。反惡熱，或飲酒後，慎行桂枝湯也。

● 十、本湯治風寒與白虎加人參湯治風熱辨

長沙桂枝證，風寒病也。然往往昔人知有風寒，而不知有風熱。《傷寒論》又云：服桂枝湯大汗出後，大煩渴不解，脈洪大者，白虎加人參湯主之，豈非以風寒藥治風熱病之變證哉？漢代且然，況後人乎！風熱，即風溫也。四時皆有，冬春為甚。

● 十一、本湯發汗當注意

本湯為表虛風寒，直中肌腠者設。故其方有芍藥、大棗。其法有啜稀粥。使汗出而解，不可令如水淋漓，此當注意也。

● 十二、服本湯汗出與服柴胡湯汗出現狀不同

服桂枝湯，必當先煩，乃汗出而解。服柴胡湯，必蒸蒸而振，卻發熱汗出而解。此煩此振，亦戰汗也。

● 十三、本湯治陰維、陽維之創論

二十九難曰：陽維為病苦寒熱，陰維為病苦心痛。越人但有是說，而無治法。後人以桂枝湯為治，可謂中肯。

蓋陽維，維於陽，屬於衛也，故為寒熱。陰維，維於陰，屬於營也，故為心痛。桂枝湯有和營衛調陰陽之力，適合比例以治也。

● 十四、本湯加膠飴之功用

桂枝湯主散表邪，建中湯主立中氣，本湯加飴糖一升名小建中湯。表裡補瀉之功用，即因之各異矣。

● 十五、本湯出入加減之心法

仲聖以一桂枝湯加龍骨、牡蠣，即治男子失精、女子夢交之證。加膠飴為建中，即治裡急夢遺。加膠飴、黃耆，更治虛勞諸不足之證。出入加減，無投不利。何後人一見桂枝，即指為傷寒之劑而不敢用也。若知仲景治虛勞之義，則得其心法矣。

蓋桂枝湯，辛甘而溫之品也。若啜稀粥，溫覆取汗，則發榮衛以逐外邪。即經曰：辛甘發散為陽，是以辛為主也。若加龍、牡、膠、耆則補固中外，以治虛勞。即經曰：勞者溫之，甘藥調之，是以甘溫為主也。誰謂仲景但能治外感，而不能治內傷哉！

● 十六、本湯四時加減之要訣

按：《活人書》云，桂枝湯自西北人四時行之，無不應驗。江淮間，唯冬及春可行之。春末及夏至以前，桂枝證可加黃芩一分，謂之陽旦湯。夏至後，可加知母一兩，石膏一兩，或加升麻一分。若病素虛寒者，不必加減。

● 十七、本湯兼治

按：桂枝湯乃調和陰陽，徹上徹下，能內能外之方。非僅仲景原文所論病條而已。想仲景立法之日，當是邪在太陽衛分時說法，就未言及別證皆可以用得。今人不明原意，死守成法，不敢變通，尤其不識變化之機也。

予臨證時多用此方，應手輒效。因思仲景之方，原不僅治一傷風證，凡屬太陽經地面之病，皆可用之。茲將經驗病狀，列舉備採：

（一）胸腹痛，背亦徹痛者

太陽之氣，由下而上至胸腹，寒邪逆於太陽，則氣機不暢，致胸腹痛，背亦徹痛。太陽行身之背，因腹中之氣不暢，背亦受之。故桂枝湯可治之癒。

（二）通身寒冷

寒為太陽之本氣，今見通體惡寒，是邪犯太陽之本氣也。桂枝湯能扶太陽之氣，故可治之癒。

（三）小兒角弓反張，手足抽掣

太陽行身之背，因風中於背之太陽，經氣不舒、卒閉，故見角弓反張。桂枝湯力能宣太陽之風邪，故可治之癒。

（四）腦後生瘡

腦後者，太陽經脈之所注也。風寒之邪，逆於腦後，抑鬱成瘡。

桂枝湯宣散太陽之邪，故可治之癒。（太陽行身之背，所有背上諸瘡，以及一搭中搭之類，皆可用也）

（五）周身皮膚作癢，時而惡風

周身毛竅，乃太陽寒水化氣出路。風寒之邪，外干而不得入，逆於皮膚，抑鬱生熱，故周身作癢。桂枝湯能宣太陽抑鬱之氣，故可治之癒。

（六）足跟痛，痛徹腰股

足跟與腰背，皆太陽經循行之道。因寒邪內閉，故見以上病形。桂枝湯能輸太陽之氣，故可治之癒。

（七）小兒腮腫發熱惡風

兩腮近耳下，乃少陽、陽明地位，似不可與桂枝湯。今用此方可治之癒者，因其發熱惡風，知太陽之邪逆於此也。

（八）小兒發熱痘出

蓋痘本胎毒，欲出於外，必得太陽真氣鼓動，方能引痘外出。桂枝湯扶助太陽之氣，氣伸而毒盡越於外，不遺於內，故兼能治痘也。

（九）婦人妊娠惡阻

婦人初妊，經氣卒然不舒，營衛之氣不暢，故見惡阻。桂枝湯能宣營衛，協和陰陽，故可治之癒。

（十）發熱、惡風、下利，日數十次

風邪犯太陽，則表氣不通。表氣不通，則裡氣不順。邪陷於下，故見下痢。桂枝湯宣風外出，表氣順則太陽之氣升而不陷，故痢可癒。

（十一）寒霍亂後，身猶痛者
（十二）自汗盜汗，虛瘧虛痢

柯韻伯曰：予常以此湯治自汗、盜汗、虛瘧、虛痢，

隨手而癒。

蓋以芍藥微苦、微寒，能益陰斂血，內和營氣。先輩謂無汗不得用桂枝湯者，以芍藥能止汗也。

按：此方傷寒門尚有數症可用，至於加減變通，實多奇異，仲景已言之矣。

● 十八、本湯對舉合勘之點

（一）《傷寒論》原文

如上述。

（二）《金匱》原文

1. 治下利後，腹脹滿，身體疼痛者，先溫其裡，乃攻其表。溫裡宜四逆湯，攻表宜桂枝湯。

2. 治婦人得平脈，陰脈小弱，其人渴，不能食，無寒熱，名妊娠。桂枝湯主之。於法六十日當有此證，設有醫治逆者，卻一月加吐下者則絕之。

第二節　桂枝加附子湯

● 一、用 量

（一）仲景

於桂枝湯內加附子一枚，炮去皮，破八片，餘依前法。

（二）洄溪

桂枝湯內加炮附子一錢半。

● 二、定　義

此因發汗太過，津脫陽虛，為製招補亡陽，散寒止汗，並禦虛陽之溫方也。

● 三、病　狀

太陽病，發汗遂漏不止。此發汗太過如水淋漓，或藥不對症之故。其人惡風，中風本惡風，汗後當癒。今仍惡風，則表邪未盡也。

小便難，津液少。四肢微急，難以屈伸者，四肢為諸陽之本，急難屈伸，乃津脫陽虛之象，但不至亡陽耳。若更甚而厥冷惡寒，則有陽脫之慮。當用四逆湯矣。桂枝加附子湯主之。

● 四、脈　象

浮而大。

● 五、藥　解

（一）是方以附子加入桂枝湯中，大補表陽也。表陽密則漏汗自止，惡風自罷矣。津止陽回，則小便自利，四肢自柔矣。是故桂枝、附子同服，則能止汗回陽。

（二）此湯為表證未除，心力已衰者而設也。心主營，營弱者汗自出，汗出則陽走。附子味辛，能刺激腺體，使分泌旺盛，其氣溫補心，又為強心專劑。

● 六、煮服法

上六味，以水七升，煮取三升，去滓，溫服一升。

按：近用附子之方，必囑冷服，恐熱服令人嘔吐。此云溫服一升，係指漏汗無虛熱而言，若內有虛熱者，則涼服為是。

● 七、服後現象

服附子微有熱象及小便短赤者，是陽回之佳象。今人以服附子而見舌乾燥渴，疑惑附子所致，復投寒涼，前功盡棄，良可嘆矣。更有視附子為毒藥，遇有發熱口渴，雖脈已細數，虛脫在即，竟不敢用，不得已亦以淡附塞責，可嗟執甚！故舒馳遠曰：用桂附諸湯，唯恐其陰不去而陽不回，服後微有熱象及小便短赤者最妙。可見薑、附之不忌口渴舌燥，觀此益信。

● 八、本證漏不止與大汗出之異點

服桂枝湯大汗出，而大煩渴，是陽陷於裡，急當滋陰，故用白虎加參湯以和之。

此用麻黃湯發汗，遂漏不止，而不煩渴，是陽亡於外，急當扶陽，故用桂枝加附湯固之。要之，發汗之劑，用桂枝不當，則陽陷於裡者多，用麻黃不當，則陽亡於外者多。因桂枝湯中有芍藥而無麻黃，故雖大汗出而玄府尚能自閉，但能使陽盛，斷不致亡陽，同一不當也。而有陽陷宜滋陰，陽亡宜扶陽之別如此。

● 九、本證漏不止與真武湯汗出不解之異點

此證發汗，汗遂不止。是陽中之陽虛，不能攝汗。所以本證之惡風不除，而變證有四肢拘急之表，小便難之裡。故仍用桂枝加附子以固太陽衛外之氣。彼證發汗，汗遂不止，是陰中之陽虛，汗雖出而不徹。所以彼證之發熱不除，而變證見頭眩身振之表，心下悸之裡。故假真武湯以固坎中真陰之本。

就兩湯本證變證發現之比較，則兩湯用藥之異點明矣。簡言之，真武湯是救裡寒亡陽之失，急於回陽者。本湯是救表寒漏風之失，急於溫經者。

● 十、本證漏不止與自汗出用芍藥甘草湯似同實異之點

彼證腳攣急，在未汗前是陰虛。此證四肢急，在發汗後是陽虛。且自汗因心煩，其出微，而遂漏。因亡陽，故不止，小便數，尚不難，惡寒微，不若惡風之甚，腳攣急，尚輕於四肢不利。

要言之，此之微、急、難以屈伸，是諸寒收引。彼之兩脛拘急，是陰液不養其筋，一為陰竭，一為陽亡。且即此而悟陰虛陽虛之病，此其似同實異之點也。

附：《醫醫病書》自汗論

自汗不止，今人悉用黃耆、浮麥，他法概不知之。

1. 傷寒漏汗，治以桂枝加附子湯。

2. 中風自汗，治以桂枝湯。

3.風溫自汗，治以辛涼，佐以苦甘，如桑葉、連翹之類。

4. 中暑自汗，治以白虎。狂汗不止，脈虛者，加以人參，亦有用生脈散處。

5. 陽虛自汗，輕則用人參、黃耆，重則用桂枝、朮、甘。

6. 肺虛自汗，用沙參、麥冬、五味子、霜桑葉之類。

7. 心虛自汗，用秋小麥、人參、枸杞、柏子、龜板之類。重者，用龍骨、牡蠣、救逆湯。

8. 陰虛不受陽納之自汗，即盜汗。治以介屬潛陽，大固腎氣。

9. 濕家燥家自汗，均以護陽為主。

10. 痰飲咳嗽自汗，即用發汗之麻黃，單用其根，以收太陽歸納之氣。

附錄：《傷寒指掌》自汗論

1. 傷風則惡風自汗。

2. 傷濕則身重自汗。

3. 中暑則脈虛、煩渴、自汗。

4. 濕溫則妄言自汗。

5. 風溫則鼾眠自汗。

6. 柔痙則搐搦自汗。

7. 陽明則潮熱自汗。

8. 勞倦則身倦自汗。

9. 亡陽則漏不止自汗。陽明胃土虛，中寒，脾不約束津液，橫溢四肢，猶如陰淫盛雨滂沱，故汗出而冷也。

● 十一、本證小便難與五苓散相似之點

此湯小便難，是膀胱之水寒結，與五苓散之水結相似，故五苓用桂以溫之。此方更加附子者，正所以溫散水結也。

第三節 桂枝加桂湯

● 一、用 量

（一）仲景
於桂枝湯原方內，加桂二兩。

（二）迴溪
肉桂錢半，去皮　白芍錢半，酒炒　桂枝八分　甘草六分　生薑三片　大棗三枚

水煎，去滓，溫服。

● 二、定 義

此陽虛不解，陰邪乘虛衝心，欲作奔豚。為製和營散邪，益火消陰之溫方也。

● 三、病 狀

太陽傷寒者，燒針令其汗，針處被寒，復感新寒。核起而赤者，必發奔豚。氣從少腹上衝心者，灸其核上各一壯。不止一針，故云各一壯。且灸法不循穴道，亦甚易。與桂枝加桂湯，燒針取汗，亦汗法。

茲因針失慎，致外被寒襲，火鬱於中，血不流行，結腫核赤起矣。又因卒然加針時，心畏而驚。

《金匱要略》曰：病有奔豚，從驚發得之，所以腎邪乘心之虛，上凌心陽而發奔豚也。奔豚者，腎邪也。先灸核上各一壯者，外去寒邪也。

● 四、脈　象

弦緊細。

● 五、藥　解

（一）太陽風邪，因燒針復感於寒，用桂枝湯解外以散其邪。更加桂者，益火以瀉陰氣，並祛外邪也。

（二）徐洄溪云：重加肉桂，不特禦寒，且製腎水。且藥味重則能達下，凡奔豚症，此方可增減用之。

● 六、煮服法

上五味，以水七升，煮取三升，去滓，服一升。

● 七、本湯治奔豚之辨證

《難經》曰：腎之積曰奔豚，則奔豚屬腎矣。方用桂枝加桂湯，於足少陰腎，其法不合。既陰邪上逆，從少腹衝心，悖亂已極，豈猶敢用桂枝之升散，以重耗其陽，而愈動其陰乎？仲景必無此法。

齊有堂偶與閔公景陸談醫曰：昨見一少年其身壯盛，患少腹痛，以漸上攻而至心下，醫者用桂枝加桂湯四劑，

遂魄汗厥逆而死。此誤也！

　　是病乃少陰中寒，宜吳茱萸四逆湯，驅陰降逆。而庸輩謬用奔豚法，放膽用桂枝以殺之耳！予聞而爽然曰：先生高識，足以釋我疑，而破後世之惑也。今而後益知奔豚之法，不可從也。爰是更進而求之。燒針者，溫經以抑陰也，腎邪當不致發矣。且核起而赤者，尚在軀殼之表，曷為必發奔豚耶！此必後人之誤。

● 八、本證少腹上衝與苓桂甘棗湯臍下悸之區別

　　彼方茯苓半斤，甘草二兩，大棗十二枚，桂枝四兩，去皮。因發汗後，臍下悸，是水邪乘陽虛而犯心，故君茯苓以清水之源。本方因表寒未解，而少腹上衝，小腹兩旁曰少腹，即臍下丹田穴。是水邪挾陰氣以凌心。故加肉桂以溫水之主。前症已在裡，而奔豚未發。此病尚在表，必奔豚已發。故主治不同，而區別亦異。

● 九、本證內外先後夾攻之精義

　　內外夾攻云者，謂桂枝不足以勝風，先刺風池、風府，後與桂枝以祛風，燒針不足以散寒，先灸其核，後與桂枝加桂以散寒也。

● 十、本方與桂枝加芍藥湯主治之區別

　　彼方加芍藥，治陽邪下陷。此方更加桂，治陰邪上攻。只是一味中加分兩，不於本方外求他味，不即不離之妙如此。

● 十一、本方加桂之考證

仲景書用桂而不云枝者二處：一桂枝加桂湯；一理中丸去朮加桂。一主臍下悸，一主臍下築，皆在下之病。

東垣曰：氣之薄者，桂枝也。氣之厚者，肉桂也。氣薄則發泄，桂枝上行而發表。氣厚則發熱，桂肉下行而補腎。此天地親上親下之道也。

劉潛江曰：親下者，趨陰也，消陰翳而發陽光。親上者，歸陽也，以達陽壅而行陰化。

又曰：氣之厚者，親下，即走裡而入陰分。凡在裡之陰滯而陽不足者，皆可治也。氣之薄者，親上，即走表而入陽分，凡在表之陽壅而陰不和者，皆可治也。則桂枝桂肉之用，豈不彰明較著哉。

● 十二、本湯對舉合勘之點

（一）《傷寒》原文

如上述。

（二）《金匱》原文

治發汗，燒針，令其汗。針處被寒，核起而赤者，必發奔豚。氣從少腹上至心，灸其核上各一壯，與此湯主之。

按：此兩條，《金匱》多「治發汗」三字。又《金匱》上至心，與《傷寒》上衝心少異。然所治皆奔豚證也。

第四節 桂枝去芍藥湯

● 一、用 量

仲景

桂枝湯原方去芍藥。

● 二、定 義

此陽虛於內，胸滿不舒。為製振陽氣，散陰霾之溫方也。

● 三、病 狀

太陽病，下之後，胸滿者。

中虛而表邪仍在，因下後而傷胸膈之氣，故下焦濁邪之氣潛居陽位而為滿也。

● 四、脈 象

脈促。

數中一止為促。促為陽盛，則不因下後而脈促者也。此下後脈促，不得為陽盛也。太陽病，下之，其脈促不結胸者，此為欲解。此下後，脈促而復胸滿，則不得為欲解。由下後陽虛，表邪漸入而客於胸中也。（成無己）

三指禪云：促與結對。遲而一止為結，數而一止為促。遲為寒結，則寒之極矣。數為熱促，則熱之至矣。

季雲按：吳鞠通謂《脈經》云，數而一止曰促，緩而

時一止曰結。按古書從無治促結之明文。余生平治病，凡
促脈主以石膏，結脈主以杏仁。蓋促脈為陽屬火，故以石
膏降陽明之陽。結脈屬陰，乃肺之細管中有塊痰堵截隧道
而成，故以杏仁利肺氣，而消塊痰之陰，無不如意。然照
時人用藥，石膏用七八錢，杏仁用三五錢，必無效矣。似
脈促當用涼藥，一定之理。然此證脈促，用桂枝去芍，微
惡寒加附子，詎不與《脈經》相反乎？不知《脈經》所云
促脈，係指未經誤下之陽盛實熱而言。仲景所云是指已經
誤下之陽虛欲脫者而論。是陽盛之脈促，不因誤下或汗出
淋漓，此其常也。而陽虛之脈促，則因下後，毫不汗出
者，此其變也。觀此則陽盛脈促，當用涼；陽虛脈促，當
用溫可知矣。況上文言脈促胸滿，係寒邪內結。下文言微
惡寒者加附子係陰氣凝聚乎。

● 五、藥 解

此方與桂枝湯以散客邪，通行陽氣。芍藥益陰，陽虛
者非所宜。去之者，惡其酸收引邪入內也。故尤在涇曰：
陽邪被抑而未復者，仍當從陽，因而去之，此桂枝湯去芍
藥之意。

● 六、煮服法

上四味，以水七升，煮取三升，溫服一升。

● 七、本湯與葛根芩連湯脈促同而治法異辨

病在太陽，而反下之，邪氣被抑而未復，正氣方虛而

不振，是以其脈多促。

然當辨其仍在表者，則純以辛甘發之，桂枝去芍藥湯是也。辨其兼入裡者，則並以苦寒清之，葛根黃連黃芩湯是也。

● 八、本證胸滿與瓜蒂散證、胸滿桂枝湯證胸虛邪陷辨

太陽病未解，反下之，胸實邪陷，則為胸滿。氣上衝咽喉不得息，瓜蒂散證也。胸虛邪陷，則為氣上衝心，桂枝湯證也。

今下之後，邪陷胸中，胸滿脈促，似乎胸實，而無衝咽喉，與不得息之證，似乎胸虛，卻又見胸滿之證，故不用瓜蒂散以治實，亦不用桂枝湯以治虛，唯用桂枝之辛溫，以和太陽之表，去芍藥之酸收，以避胸中之滿，此三方之辨別也。

第五節 桂枝去芍藥加附子湯

● 一、用 量

仲景

即前方加附子一枚，炮，去皮，破八片。

● 二、定 義

此誤下擾亂陰陽之氣，陽虛欲脫。為製固護真陽，以防亡陽之變之溫方也。

● 三、病 狀

太陽病，誤下後，汗出胸滿，更見微惡寒者。

《金鑑》謂惡寒下當有「汗出」二字。若無此，乃表未解，無加附子之理。柯韻伯謂喘滿而不汗出，則是無「汗出」二字。然就微惡寒而論，當以《金鑑》注為近是。

● 四、脈 象

脈促。

● 五、藥 解

微惡寒者，陽亦虛矣。故加附子。

● 六、煮服法

上五味，㕮咀，以水七升，煮取三升，溫服一升，惡寒止停後服。

● 七、本證之脈促、汗出、胸滿與葛根芩連湯之脈促、汗出、下利寒熱虛實辨

彼證脈促汗出，不惡寒，下利不止，實熱也。本證脈促胸滿，汗出，微惡寒，不喘，不下利，虛寒也。蓋彼證是裡熱蒸越之汗，故汗出不惡寒，為陽實。喘而下利，亦為熱。此證乃表陽不固之汗，故汗出，微惡寒，為陽虛。即不喘利，亦為寒。

要知仲景立法，每在極微處設辨，用示準繩，甚恐人於微處易忽也。今以微惡寒發其義，卻不在汗出上辨寒熱，而在汗出惡寒不惡寒上辨寒熱。不在脈促上辨寒熱，而在脈促之有力無力辨寒熱。於此又可知不唯在胸滿上辨虛實，而當在胸滿之時滿時不滿，常常滿而不減上辨虛實矣。

● 八、本證之胸滿脈促與桂枝去芍藥湯之胸滿脈促辨

促為陽脈，胸滿為陽證。然陽盛則促，陽虛亦促。陽盛則胸滿，陽虛亦胸滿。此下後脈促而不汗出，胸滿而不喘，非陽盛也。正以見寒邪內結，將作結胸之脈矣。故辨脈不同如此，而治方去加如彼。

● 九、本證去芍藥加附與桂枝湯去芍之區別

桂枝湯陽中有陰，去芍藥之酸寒，則陰氣流行邪自不結，即扶陽之劑矣。若微見惡寒，則陰氣凝聚，恐薑、桂之力薄不能散邪，加附子之辛熱為純陽之劑矣。

仲景於桂枝湯一加一減，皆成溫劑。而更有扶陽純陽淺深之區別如此。

● 十、本湯對舉合勘之點

（一）《傷寒》原文

如上述。

（二）《金匱》原文

傷風八九日，風濕相搏，身體疼煩，不能自轉側，不

嘔不渴，脈浮虛而澀者，桂枝附子湯主之。

　　季雲按：此方在《傷寒》名桂枝去芍藥加附子湯，在《金匱》名桂枝附子湯。雖所治迥異，而藥味實同。又《傷寒》方中桂枝用三兩，《金匱》則用四兩，《傷寒》附片只一枚，而《金匱》用三枚，則又同中見異也。

第六節　桂枝加厚朴杏仁湯

● 一、用 量

（一）仲景

桂枝湯原方加厚朴二兩，炙，去皮，杏仁五十枚。

（二）洄溪

杏仁二錢，去皮　桂枝錢半　厚朴一錢，製　甘草五分　白芍錢半，炒　生薑三片　大棗三枚

● 二、定 義

此因傷寒誤下後，表邪未解，發熱喘逆。為製解表降逆定喘之溫方也。

● 三、病 狀

（一）喘家作桂枝湯加厚朴、杏仁佳。

（二）太陽病，下之，微喘者，表未解故也。前條乃本然之喘，此乃誤下之喘，因殊而法一。桂枝加厚朴杏仁湯主之。

● 四、脈 象

脈弦浮。

● 五、藥 解

喘為麻黃證，治喘功在杏仁。此妄下後，表雖不解，腠理已疏，故不用麻黃而用桂枝。芍藥酸寒，但加杏仁治喘，恐不勝任。必加辛溫之厚朴以泄之，則喘隨汗減矣。要言之，不外肺氣鬱阻，降沖逆而破壅塞也。別錄厚朴主消痰下氣。

本經杏仁主咳逆上氣。良有以也。

● 六、煮服法

上七味，以水七升，微火煮取三升，溫服一升，覆取微似汗。

● 七、本湯治喘與麻杏石甘湯治喘辨

無汗喘者，宜麻杏石甘湯。有汗喘者，宜本湯。

附：六經喘咳用備參考

1. 太陽病喘咳，宜前兩方，小青龍湯。（指無汗喘咳言）

2. 少陽病，無喘有咳。咳者，宜小柴胡湯加五味、乾薑。

3. 陽明病，無咳有喘。內實喘者，宜大承氣湯，下利，宜葛根黃連黃芩湯。

4. 三陰，唯少陰有喘咳。喘者，宜四逆湯加五味、乾薑。咳者，陰邪下利，宜真武湯加五味、乾薑。陽邪下利，宜豬苓湯。

● 八、本湯治喘與葛根芩連湯治喘之區別

太陽病，當汗而反下之。下利脈促，喘而汗出，不惡寒者，乃邪陷於裡，熱在陽明，葛根芩連湯證也。今太陽病，當汗而反下之，不下利而微喘，是邪陷於胸，未入於胃，表仍未解也。

故用本湯以治之。此其區別也。

第七節 小建中湯

● 一、用 量

（一）仲景
桂枝湯原方加膠飴一升，倍芍藥。

（二）洄溪
白芍二錢，酒炒　桂枝六分　炙草錢半　生薑三片大棗三枚　飴糖五錢

● 二、定 義

此中氣虛餒，表受寒邪，遏鬱不解。為製安內攘外，瀉中寓補之溫方也。

按：此方仲景治陽虛之總方也。得其旨者，可即此一方，而治百十餘種陽虛證候，無不立應。

● 三、病　狀

（一）傷寒，腹中急痛，先與小建中湯。膠飴大甘，以助中宮。不差者，與小柴胡湯主之。

按：急則為熱，痛則為虛。是方辛以散厥陰之邪，甘以緩肝家之急，苦以瀉少陽之火，酸以斂太陰之液，是建中州之都會也。夫建者立也。蓋因中氣不足，以此重立之也。

（二）傷寒二三日，心中悸而煩者。

按：傷寒二三日，無陽明少陽之表，但心中悸而煩，是少陽中樞受寒。木邪挾相火為患，非辛甘助陽，酸苦維陰，則中樞立亡矣。

● 四、脈　象

陽脈澀，陰脈弦，或緩弱而遲者。

中宮之陽氣虛，則木來乘土，故陽澀而陰弦也。不差，與小柴胡湯者，謂治太陰不癒，變而治少陽，所以疏土中之木也。以脈弦故用此法。

本方為脈遲者而設，若脈數者，則不宜桂枝。

● 五、藥　解

桂枝散寒，甘草、飴糖助脾安悸，白芍瀉火除煩，生薑佐金平木。蓋取酸苦以平厥陰之火，辛甘以緩脾家之急也。

● 六、煮服法

上六味，以水七升，煮取三升，去滓，內飴糖，更上微火消解，此先煮五味去滓，而後入飴糖也。溫服一升，日三服。

徐洄溪曰：古方一劑，必分三服，日服一次，並有日服三次，夜服三次。蓋藥味入口，即行於經絡，祛邪養正，性過即已，豈容間斷。今人則每日服一次，病久藥暫，此一曝十寒之道也。觀此則凡曰日三服者，當知所注意也。

● 七、本湯之命名

此湯寓發汗於不發汗之中。曰小者，以半為解表，不全固中也。易言之，即小小建立中氣也。

● 八、本證虛煩與梔子湯證虛煩辨

本證悸而煩，其為虛煩可知，故用建中湯以補心脾之氣。梔子湯治有熱之虛煩，此治無熱之虛煩也。

● 九、本證心悸不可誤認為小柴胡湯證

傷寒悸與煩，皆小柴胡兼見之證。本證得之二三日，裡證未必悉具，小柴胡湯非所宜也。蓋心中悸而煩，裡氣虛而陽為陰襲，建中湯補虛和裡，保定中州，故以資氣血為主，而無事乎和解少陽中樞也。

十、與本方後審證施汗下治法

建中者，建其本也。與建中後，徐審其在表，則仍當發汗。以中州既建，雖發汗，陽亦不致亡矣。審其在裡，則應下之，以中州即建，雖下陽亦不致陷矣。所謂急則從標，而緩則從本也。

十一、本湯治喘與小青龍湯麻杏甘石湯治喘辨

（一）太陽病不解，用小青龍湯治喘者，治水包於肺也。

（二）用麻杏甘石湯治喘者，治寒包肺火也。

（三）用本湯治喘者，治寒邪在肺也。

十二、本湯禁與

（一）陰虛火旺

此方治陰寒陽衰之虛勞，正與陰虛火旺之病相反。

（二）嘔家

嘔家不可用建中湯，以甜故也。凡病嘔者不可用，恐甜助嘔也。

（三）嗽症及痰火

凡嗽症皆為肺家有痰及火，建中總屬不宜。

（四）吐蚘

吐蚘者不可用此湯。蓋因蟲得甘則逆上。

（五）中滿

中滿不可用此湯。蓋因甘能補氣填實故也。

● 十三、本湯兼治

（一）凡虛勞裡急，悸衄，腹中痛，亡血失精，四肢痠痛，手足煩熱，咽乾口燥者，皆宜之。喻嘉言曰：虛勞病至於亡血失精，精血枯槁，難為力矣。急宜建其中臟，使飲食進而陰血旺。故但用稼穡作甘之味，生其精血，而酸辛鹹苦，絕所不用，捨是無良法也。此咽乾口燥，乃津液少，非火也。

（二）黃胖。用力勞傷，神疲黃胖者，乃脫力虛黃，俗云黃胖是也。當服小建中湯、六君子湯之類。

（三）頭面畏寒。頭為諸陽之首，陽氣獨盛，故能耐寒。今不能耐寒，是陽虛也。故宜此方溫補，其陽自癒。

● 十四、本湯治腸鳴瀉痛與四逆理中治下利腹痛辨

三陰下利而腹痛者，裡寒也，宜溫之，四逆湯、附子理中湯是也。腸鳴、泄瀉而腹痛者，裡虛有寒也，宜溫中散寒。悸者，陽氣虛也，煩者，陰血虛也，與小建中先建其裡，倍芍藥者，酸以斂陰，陰收則陽歸附矣。

按：經云，中氣不足苦腸鳴，此之謂也。

● 十五、本湯之加法

（一）陽虛自汗，加黃耆。名黃耆建中湯。

凡中氣不足，勞倦所傷，非風寒外襲者，《金匱》加黃耆以固腠理而護皮毛，則亡血失精之證自寧，此陽密乃固之理也。又頭面畏寒者，加附子三錢。

（二）脈沉足冷，加附子。名附子建中湯。

（三）若血虛腹痛，加當歸。名當歸建中湯。

● 十六、本證之心中悸而煩與調胃承氣證之心煩辨

陽明病，不吐不下，心煩者，則是煩之實者也，與調胃承氣湯下之。傷寒二三日，心中悸而煩者，則是煩之虛者也，與小建中湯補之。

煩而悸則為熱，悸甚而煩故為虛。大抵先煩而悸者，是為熱也。先悸而煩者，是為虛也。《內經》曰：治病必求其本。則此類也。

第八節
桂枝加芍藥生薑人參新加湯

● 一、用 量

仲景

桂枝湯原方芍藥、生薑各增一兩，加人參三兩。

● 二、定 義

此因表邪未盡，體虛過汗。為製祛邪補正，和榮助衛之方也。（凡素體虛而過汗者方可用）

● 三、病 狀

發汗後，身疼痛者。表未盡也。

● 四、脈 象

脈沉遲。

沉則不浮，不浮則非表邪矣。遲則不數緊，不數緊則非表邪之疼痛，乃氣虛已甚之現象矣。

（一）脈沉遲與脈沉微之區別

仲景於脈沉者，先敘其身疼痛。蓋痛屬血少，血生於心，由心管出而散為脈，故心火甚則動速，心火虛則動遲。沉遲云者，臟氣虛寒也，故用桂枝補心火以生血。加減建中湯證云：假令尺中遲者，營氣不足血少故也，又於沉微申之曰：身重無大熱者，蓋熱屬氣分，無熱則氣虛，氣虛不能鼓動，故脈微。所以主用附子者，補腎與膀胱之氣也。同一脈沉，而一遲一微，又有氣血之區別如此。

（二）《內經》言心主血，《脈經》言脈為血府，《醫林改錯》言脈動，皆是氣動，與西醫言脈辨

《脈經》言脈為血府。《內經》言食氣入胃，淫精於脈，脈氣流經。西醫言心臟跳動不休，故脈應之而動，此中西脈法相同之點也。《醫林改錯》言脈不能跳動，凡脈之動皆是氣動。

此說非也，使其是氣動，則氣一呼當應之一動，氣一吸亦當應之一動，何一呼動二至，一吸動二至，顯然與呼吸相左哉？以是知脈是血管應心而動無疑矣。

● 五、藥 解

本湯專任甘、棗以佐桂枝，則桂枝當入心養血之任，

復加人參以通血脈，邪未盡宜表，而氣虛不能勝散藥，故
用人參。則營衛調和，而身痛自瘳矣。

《醫宗金鑑》云：是方即桂枝湯倍芍藥、生薑加人參
也。汗後身疼痛，是營衛虛而不和，故以桂枝湯調和其營
衛。倍生薑者，以脈沉遲，營中寒也。倍芍藥者，以營不
足，血少故也。加人參者，補諸虛也。桂枝得人參，大氣
周流，氣血足而百骸理。人參得桂枝，通行內外，補營陰
而益衛陽，表虛身疼未有不癒者也。

● 六、煮服法

上六味，以水一斗二升，微火煮取三升，去滓，溫服
一升。此以多煎為妙，取其味厚入陰也。

● 七、本湯新加之命名

名曰新加者，見表邪未解，無補中法，今因脈沉遲而
始用之，且明非桂枝湯之舊法也。

● 八、本證非中寒證辨

身疼痛，脈沉遲，焉知非中寒證？然此證乃太陽傷
寒，發汗後身疼不止，脈變沉遲，非中寒比也。

● 九、本證因誤於藥

此本桂枝證，而誤服麻黃以發其汗，故加芍藥協桂以
和其榮，生薑、人參又以助衛也。

十、本湯與四逆湯身疼痛、脈沉遲之同點

彼湯在未汗前，而脈反沉，是內外皆寒，故用乾薑、生附，大辛大熱，協裡寒而表寒自解。此湯在發汗後，而脈沉遲，是內外皆虛，故用人參補中益氣，以助桂枝而通血脈，是調中發表之義也。要言之，一逐寒而表寒解，一和營氣而身疼自瘳，此其同點也。

十一、本證身疼、脈沉遲與他證身疼、脈浮緊之治法

仲景曰：脈浮緊者，法當身疼痛，宜以汗解之。又曰：發汗後，身疼痛，脈沉遲，新加湯主之。夫身疼痛皆係表邪不盡，故宜汗解。何以復加人參、生薑、芍藥以益血也？

曰：表邪盛則身疼，血虛則身亦痛，其脈浮緊者，邪盛也。其脈沉遲者，血虛也。盛者，宜損之則安，虛者，宜益之則癒。

十二、本湯與桂枝人參湯之異點

彼因妄下而胃中虛寒，故用薑、朮，表尚協熱故倍桂、甘。此因發汗不如法，亡津液而經絡空虛，故加人參。唯胃未傷，故不須白朮。胃不寒，故不用乾薑。

要言之，一因妄下，故胃虛而寒。一因發汗失法，致經絡空虛。此其異點矣。

● 十三、本湯加參之要點

李東垣曰：仲景於病人汗後身熱亡血，脈沉遲者，下利，身涼，脈微，血虛者，並加人參。

古人血脫者必益氣也。然人參味甘氣溫，溫固養氣，甘亦實能生血。汗下之後，血氣虛衰者，非此不為功矣。此要點也。

第九節　桂枝甘草湯

● 一、用　量

（一）仲景

桂枝四兩，去皮甘草二兩，炙

（二）洄溪

桂枝八分　甘草錢半

● 二、定　義

此因發汗過多，心液虛，心氣餒。為製甘溫補心之輕劑也。

● 三、病　狀

發汗過多，其人叉手自冒心，心下悸欲得按者。

心下悸欲得按者，謂氣液兩虛，中空無倚，惕惕然不能自主，所以叉手冒心，欲得自按，以護庇而求定也。其虛在膻中，故必須補陽氣生心液。

● 四、藥 解

汗為心液，汗出過多，則心液空而喜按，故用桂枝以保心氣，甘草助中土以防水逆，不令腎氣乘心。

● 五、煮服法

上二味，以水三升煮一升，頓服。此以一劑為一服者。

陶節庵用甘瀾水煮服。

汗多則心虛，欲得乎汗者，將水以物揚之千數遍，至水上有珠者是也。此取其揚之無力，不助腎邪而克心火也。

● 六、本證心悸之解釋

悸，心動也，怔怔忡忡不能自安也，但與驚不同。蓋有觸而動曰驚，不觸而動曰悸。驚從外起，悸從內生，皆不外心虛之故。但有三種區別如下：

（一）有氣虛而悸者。此陽氣內弱，心下空虛也。

（二）有停水飲而悸者。此以心為火而惡水，水既內停，心不自安也。

（三）有汗下後而悸者。汗為心液，汗去心虛，如魚離水也。

● 七、本證鑑別在望

汗多則心液虛，心氣餒，故心下悸，叉手自冒，則外

有所衛，得按，則內有所憑。如此不堪之狀，一望而知其虛矣。但與心中悸而煩，心下有水氣而悸者迥別。

八、本證心下悸與真武湯證心下悸之區別

本證心下悸，因發汗過多，氣液兩虛，故用甘溫以補之。彼證心下悸，係下焦腎水，因心液不足，隨陽而上犯，故用鎮伏以救之。要言之，發汗不誤，誤在過多，汗為心之液，多則心氣虛。二味扶陽補中，此乃陽虛之輕者，甚而振振欲擗地，則用真武湯。一症而輕重不同，用方迥異，其義精矣。

季雲按：心下悸，以扶陽抑陰，補土逐水為主法。誠是矣！但於逐水之後，如仍心下悸不寧，屬心虛，則少加補血藥亦可。何則？以心主血故也。

九、本證汗多不須附芍之理由

不須附子者，以汗雖多而未至於亡陽。不須芍藥者，以汗已止而嫌其斂陰也。

第十節 茯苓桂枝甘草大棗湯

一、用 量

（一）仲景

茯苓半斤　桂枝四兩，去皮　甘草二兩，炙　大棗十二枚，擘

（二）迴溪

茯苓三錢　桂枝六分　甘草三分　大棗三枚

● 二、定　義

此因發汗傷腎氣，腎水陰邪，乘虛上干於心。為製培土製水之方也。

● 三、病　狀

發汗後，其人臍下悸，動也。欲作奔豚者。

豚為水畜，奔則昂首疾馳，酷肖水勢上攻之象。欲作者，尚未發也，當先其時而治之。

● 四、藥　解

心陽不足，腎氣上逆，故臍下悸動，欲作奔豚。湯中君茯苓以伐腎邪，佐桂枝以保心氣，甘草、大棗，培土製水以平腎氣。

● 五、煮服法

上四味，以甘瀾水一斗，先煮茯苓。減二升，內諸藥煮取三升，去滓，溫服一升，日三服。

（一）甘瀾水作法

取水二斗置大盆內，以勺揚之，水上有珠子五六千顆相逐，取用之。

（二）甘瀾水釋義

瀾水名勞水，狀似奔豚，性則柔弱，揚之無力，取其

不助水邪，且取動極思靜之意也。

按：水味本鹹，揚之反甘，則不助腎水之邪，轉有益之之妙。水性本下，揚之則潤下之性益急，豈猶虛內泛之水與外來之水，相得而沖逆乎？從此可知大半夏湯與秫米湯之妙理矣。

（三）先煮茯苓法

先煮茯苓者，取其功專下伐腎邪耳。故仲景方中，凡專重之藥，法必先煮。

● 六、本證奔豚之原因及發動之部位

汗者，心之液。發汗後，臍下悸者，心氣虛而腎氣發動也。腎之積，曰奔豚。發則從少腹上至心下，為腎氣逆，欲上凌心。今臍下悸，為腎氣發動，故云欲作奔豚。

● 七、臍下悸與心下悸之區別

心下悸，是擾胸中之陽。臍下悸，則因發汗太過。上焦乾涸，腎水上犯，故重用茯苓以制腎水，桂枝以治奔豚。

● 八、本湯與苓桂朮甘湯有去、加、倍三種治法之區別

此方即苓桂朮甘湯去白朮加大棗、倍茯苓也。彼治心下逆滿，氣上衝胸。此治臍下悸，欲作奔豚。蓋以水停中焦，故去白朮，水停下焦，故倍茯苓。臍下悸是邪上干心，其病由汗而起，自不外桂枝之法，仍以桂枝、甘草補陽氣，生心液，更倍茯苓以伐腎邪，益大棗培中土，土強

水制，陽建陰抑，而欲作者自不作矣。要之，本湯欲作奔豚之治法，已作奔豚則係腎陰邪盛，又非此湯所能治，則當從事桂枝加桂湯法矣。

第十一節 桂枝麻黃各半湯

● 一、用 量

仲景

桂枝一兩十六銖，去皮 芍藥 生薑切 甘草炙 麻黃各一兩，去節 大棗四枚，擘 杏仁二十四枚，湯浸去皮及雙仁者

● 二、定 義

此餘邪怫鬱於表，戰惕面赤身癢。為製小發汗和營衛之輕劑溫方也。

● 三、病 狀

（一）太陽病，得之八九日，過如瘧狀。發熱惡寒，熱多寒少，邪已漸輕。其人不嘔，非少陽。圊便欲自可者，無裡熱。一日二三度發。非瘧象。

圊便自可者，謂小便清白，裡和不受邪也。太陽病已過，一候欲癒，則必交厥陰。厥陰中見少陽，故如瘧狀。且熱多厥少，為陽勝。其人苟脾胃氣和，自二三度發，邪氣已淺，故知其必癒。

（二）惡寒兼陰陽俱虛，不可更發汗，更下，更吐。

此三句，明承上文欲癒之故，蓋由病氣雖除，而正氣亦衰，當靜以養之。使胃氣漸充，則營衛自和。若更用汗吐下之法，益虛其氣，則病從藥增，醫者不審，誤人多矣。

（三）面色反有熱色者，未欲解也。其不得小汗出，身必癢。

微邪尸在皮膚中，欲自出不得故身癢，以此湯取其小汗足也。陽明篇云：身癢如蟲行皮中狀者，此以久虛故也。

● 四、脈 象

（一）脈微緩者

微緩云者，即不浮、不弦、不大之謂也。微則邪衰，緩則正復，故為欲癒。

（二）脈微者

但云微而不云緩者，邪衰而正亦衰也。

● 五、煮服法

上七味，以水五升，先煮麻黃一二沸，去上沫，欲去沫，故先煮。內諸藥，煮取一升八合，減去三之一。去滓，溫服六合。本云桂枝湯三合，麻黃湯三合，並為六合，頓服，將息如上法。

按：此湯分兩甚輕，汁共約六兩。古今之秤，僅一兩三四錢，分三服，只服四錢，乃治邪退後，至輕之劑，猶勿藥也。總之兩湯各煎而合服，猶水陸之師各有節制，兩軍相為表裡，異道夾攻之義也。

● 六、藥 解

　　此不專事桂枝，而兼合乎麻黃者，謂其面熱身癢，邪在輕虛浮淺之處，唯麻黃能達也。

● 七、本湯與桂枝二麻黃一湯之區別

　　彼方因汗不如法，雖不徹而已汗，故取桂枝二分，入麻黃一分，合為二升，分再服而緩汗之。本湯因未經發汗，而病日已深，故於二湯各服三合，並為六合，頓服而急汗之。一緩一急，於以見仲景用偶方之輕劑，而有大小反佐不同之區別。

● 八、本湯注意

　　治發熱自汗，或無汗。

第十二節　桂枝二麻黃一湯

● 一、用 量

仲景

　　桂枝一兩十七銖，去皮　芍藥一兩六銖　杏仁十六個，去皮尖　麻黃十六銖，去節　甘草一兩二銖，炙　生薑一兩六銖，切　大棗五枚，擘

● 二、定 義

　　此因大汗出，表邪仍在，並不煩渴，為製小發營衛之

溫方也。

三、病 狀

服桂枝湯大汗出，與桂枝湯如前法。此所謂邪不盡
行，復如法者也。若形如瘧，日再發者，汗出必解。

桂枝湯宜令微似汗，若大汗出，則為汗之太驟，表解
而肌未解也，仍宜與桂枝湯，形如瘧，日再發者，是肌邪
表邪未盡也。

四、脈 象

脈洪大。

脈洪大，若煩渴者，則為表邪已入陽明，是白虎湯證
也。今脈雖洪大而不煩渴，則為表邪仍在太陽，是汗雖出
而邪未盡，當與桂枝湯如前法。

五、藥 解

邪氣客於營衛之間，故與桂枝二以解肌邪，麻黃一以
解表邪也。

六、煮服法

上七味，以水五升，先煮麻黃一二沸，去上沫，內諸
藥，煮取二升，去滓，溫服一升，日再服。本云桂枝湯二
升，麻黃湯一升，合為三升，分再服。

成無己曰：經云，如服一劑，病症猶在者，故當復作
本湯服之。

● 七、本證與瘧疾相似之點

瘧因暑邪久留，而伏著於募原，故發作有時，日不再發。此因風邪泊於營衛，故一日再發，或三度發。一在發作有時，一在再發，或三度發，此其似同實異之點也。

● 八、本湯重解風邪

方有執曰：服桂枝證，轉大汗出，脈轉洪大者，乃風多寒少，風邪欲散，而以微寒持之，兩者均不得解，而寒熱如瘧也。用此湯重解風，而輕散寒也。

● 九、本湯重桂枝輕麻黃之意義

此與桂枝麻黃各半湯意略同，但此因大汗出之後。故桂枝略重而麻黃略輕。

第十三節　桂枝二越婢一湯

● 一、用　量

仲景

桂枝去皮　芍藥　甘草炙　麻黃各十八銖　大棗四枚，擘　生薑一兩二銖，切　石膏二十四銖，碎綿裹

此即桂枝湯加麻黃、石膏二味也。

附：越婢方

麻黃六兩　甘草二兩　石膏半斤　生薑三兩，切　大棗十二枚，擘

● 二、定 義

此因熱多寒少，表證未罷。為製發越痺氣，通行津液，清疏營衛之溫方也。

● 三、病 狀

太陽病，發熱惡寒，熱多寒少，此無陽也，不可更汗。

熱多云者，謂肌表之熱邪甚。越痺云者，謂發越之力如婢子之職，挾小其製，不似大青龍之張大也。

● 四、脈 象

脈微弱者。

此指「脈」不甚緊而言。然就脈而論，則與證反。蓋以證為太陽，其氣內陷於至陰之中，全隱其太陽真面目。

《全生集》云：尺脈微者，因無陽也。

● 五、藥 解

此即大青龍以芍藥易杏仁也。名雖越痺輔桂枝，實則大青龍之變劑也。去杏仁，惡其從陽而辛散。用芍藥，以其走陰而酸收。以此易彼，裁而用之，則主治不同矣。以桂枝二主之，則不發汗可知。越痺一者，乃麻黃、石膏二物，不過取其辛涼之性，佐桂枝二以和表而清肌熱，則是寓微汗於不發汗之中，亦可識也。非若大青龍以石膏佐麻黃，而為發汗祛肌熱之重劑也。

● 六、煮服法

上七味，以水五升，煮麻黃一二沸，去上沫，內諸藥，煮取二升，去渣，溫服一升。

本云當裁為越婢湯，桂枝湯，合飲一升，今合為一方，桂枝湯二分，越婢湯一分。

● 七、本湯加減法

自汗，去麻黃，加白朮、芍藥。小便不利，加茯苓。脈弱，加人參。

● 八、本湯兼治

溫病挾寒濕。

● 九、本證無陽與亡陽辨

此無陽與亡陽不同，並與他處之陽虛亦別。蓋其人本非壯盛，而邪氣亦輕，故身有寒熱，而脈微弱。若發其汗，必至有叉手冒心，臍下悸等症，故以此清疏營衛，令得似汗而解。況熱多寒少，熱在氣分，尤與石膏為宜。

● 十、本湯與麻黃一湯麻黃二湯之存考

徐洄溪曰：按以上三方，所謂一二各半之說，照方計算，並不對準，未知何說。或云：將本方各煎，或一分，或二分，相和服，此亦一法，但方中各藥又註明分兩，何也？故錄存考。

十一、本證之熱多寒少與金匱越婢證之無大熱辨

彼證無大熱者，因熱被水阻，不得外越，內已醞釀成大熱，故不用辛溫之桂枝。此因表證未罷，肌表熱甚，且無陽而脈微弱，故佐桂枝和表以清熱。二方藥味不同者只桂芍耳。唯一屬太陽病，故用桂、芍。一屬風水病，則去桂、芍。仲景用藥之嚴如此。

又柯韻伯云：熱多寒少而無汗者，猶白虎湯證。背微惡寒之義，不可以治脈弱無陽之證也。

十二、本湯與桂枝各半湯桂枝二麻黃一湯之功用

尤在涇曰：桂枝麻黃各半湯，助正之力，侔於散邪。桂枝二麻黃一湯則助正之力多，而散邪之力少，於法較為和矣。至本湯本無熱證，而加石膏者，以其人無陽，津液不足，不勝桂枝之任，故加甘、寒於內，少變辛溫之性。且滋津液之用，而其方劑之小，示微發於不發之中，則三方如一方也。

故桂枝湯不特散邪氣，亦能補助正氣。以其方甘酸辛合用，具生陽化陰之妙。與麻黃合劑，則能盡麻黃之力，而並去其悍。與石膏同用，則能資石膏之益，而不撓乎權。是雖麻石並行，而實以桂枝為主。蓋非滋養營衛，則無以為發汗散邪之地耳。

凡正氣不足，邪氣亦微，而仍須得汗而解者，是於此三方而取則焉。後人不能盡桂之用，而求之人參、歸地之屬，立意則同，而用藥懸殊矣。

第十四節 桂枝去桂加茯苓白朮湯

● 一、用 量

（一）仲景

芍藥三兩　甘草二兩，炙　生薑切　茯苓　白朮各三兩　大棗十二枚，擘

（二）洄溪

茯苓三錢　白芍錢半，酒炒　白朮錢半，炒　甘草五分　大棗三枚　生薑三片

● 二、定 義

此汗下後，表邪不解，心下有水氣。為製崇土調營，解肌製水之專方也。

● 三、病 狀

服桂枝湯，或下之，仍頭項強痛，翕翕發熱，無汗，心下滿，微痛，小便不利者。汗出不徹，而遽下之，心下之水氣凝結，故反無汗而外不解。然下藥想非大承氣，故變證僅牽太陽之氣，以陷於脾。心下，即脾部，脾不能轉輸，故心下滿而微痛，不輸於下，故小便不利。

此非急下證，唯病勢既趨於內，正可因勢利導之，故取桂枝湯去桂，則不取其解肌，令小便一利，則諸病霍然，蓋裡和而表自解也。況三焦膀胱，腠理毫毛其應，小便利，三焦得氣化而下出，膀胱亦得氣化而下通。利水法

中，大有旋轉之妙用。不必發汗而表病自解。

● 四、脈 象

脈緩。

● 五、藥 解

病不在經，不當發汗，病已入腑，法當利水。故君茯苓、薑、芍，為利水散邪之用，甘、棗、白朮，效培土製水之功。蓋水結中焦，可利而不可散，但得膀胱水出，而表裡之邪悉出。要言之，即以茯苓、白朮轉輸也。

廣東黎方佐每治此病，令病者多食茯苓煮粥，助其利水，得小便利，表熱自退。

● 六、煮服法

上六味，以水八升，煮取三升，去滓，溫服一升，小便利則癒。

● 七、本湯命名之疑點

徐洄溪云：凡方中有加減者，皆佐使之藥，若去其君藥，則另立方名。

今去桂枝，仍以桂枝為名，所不可解，殆以此方雖去桂枝，而意仍不離乎桂枝，故錄備考。

● 八、本湯之專長

徐洄溪云：此方專於利小便也。

● 九、本證頭痛項強不用汗下之法

經云：服桂枝湯，或下之，仍頭痛項強，翕翕發熱，無汗，心下滿，微痛，小便不利，桂枝去桂加茯苓白朮湯主之。

夫頭項強痛，為邪氣仍在表也，雖經汗下而未解，猶宜解之。何故去桂加茯苓、白朮，是無意於解表也。曰：此非桂枝證，乃屬飲家也。夫頭項強痛，既經汗下而不解，心下滿而微痛，小便不利，此為水飲內蓄，邪不在表，故去桂枝加茯苓、白朮。若得小便利，水消腹滿減而熱自除，則頭項強痛悉癒矣。

● 十、本湯治亡津液而有痰飲者

徐洄溪云：頭痛發熱，桂枝證仍在也。以其無汗則不宜更用桂枝，心下滿則用白朮，小便不利則用茯苓，此證乃亡津液而有停飲也。

● 十一、本湯桂枝去桂加苓朮與桂枝去芍藥湯之釋疑

《金鑑》謂去桂當是去芍之誤。若去桂枝，何以治頭痛等證？此未明表和裡自和之義也。又引論中下後，脈促胸悶，桂枝去芍藥以為證，不知彼之胸滿是陽虛於內，用桂枝扶太陽之氣以出入，又恐芍藥之苦寒，緩其甘入之勢，故去之。此心下滿，微痛，是邪陷於脾，不能轉輸，加苓、朮助其轉輸足矣。方中生薑、草、棗，辛甘化陽、芍藥、草、薑，苦甘化陰，既非陽衰於內，又何慮芍藥之

苦寒哉。芍藥味苦泄，《本草綱目》注其味酸斂，差矣！
此不能不辨也。

十二、本證心下有水氣與小青龍湯證心下有水氣
之異點

設未經汗下，則是表未解，而心下有水氣，當用小青
龍湯汗之。今已經汗下，表裡俱虛，小青龍非所宜也。故
用本湯解表裡諸證，此其異也。

十三、本證頭痛與十棗湯頭痛證之區別

十棗湯證頭痛，乃飲熱內蓄，表證已解，故雖頭痛，
只用逐飲，飲去則痛自安。本證頭項強痛，小便不利，此
為水飲內蓄，故加芩、朮，得小便利。此其區別也。

第十五節
桂枝去芍藥加蜀漆龍骨牡蠣救逆湯

一、用 量

仲景

桂枝湯原方去芍藥加蜀漆三兩，去腥　牡蠣五兩，熬
龍骨四兩

二、定 義

此火劫亡陽，津液大脫，神明失守。為製安神救逆之

方也。

● 三、病　狀

　　傷寒醫以火迫劫之，亡陽必驚狂，以火劫其胸中之陽。起臥不安者，謂亡其上焦之陽，神氣浮越也。

● 四、脈　象

　　脈浮。
　　病在太陽，故浮。

● 五、藥　解

　　汗因火迫，津液既亡，無液可斂。去芍加龍蠣者，取其鹹以補心，重以鎮怯，澀以固脫，故曰救逆。用桂與薑、棗者，資取中焦之氣也。

　　芍藥苦平，非亡陽所宜，故去之。亡陽證不勝蜀漆（蜀漆即常山苗，味辛，能去心腹邪結）之暴悍，宜代以茯苓，熱甚者尤宜代以白薇。

附：龍骨牡蠣，滋斂開通，在煅與不煅

　　二藥若取其收澀，可以煅用。若用以滋陰，用以斂火，或取其收斂，兼取其開通者，皆不可煅。若用於丸散中，微煅亦可，用者一概煅之，殊非所宜。

● 六、煮服法

　　上七味，以水一斗二升，先煮蜀漆，減二升，內諸藥，煮取三升，去滓，溫服一升。

七、本湯對舉合勘之點

（一）《傷寒》原文

如上述。

（二）《金匱》原文

火邪者，桂枝去芍藥加蜀漆牡蠣龍骨救逆湯主之。

八、本湯治亡陽與真武湯證亡陽辨

誤服大青龍湯，厥逆筋惕肉瞤而亡陽者，乃汗多所致，故用真武湯救之。此以火迫劫而亡陽者，乃方寸元陽之神，被火迫劫，而飛騰散亂，驚狂起臥不安。有如此者，少緩須臾，神丹莫救矣，故以本湯救之。

九、本湯兼治

肝虛欲脫之瘧，本湯可治。

十、本證火迫亡陽與四逆湯發汗亡陽辨

發汗者，動其腎則厥逆筋惕肉瞤，故當用四逆。而被火者，傷其心則驚狂起臥不安，故當用龍牡。兩方主治：一在心神被火迫，一在發汗動腎氣。要言之，此所謂陽者，乃心之陽，即神也。火氣通於心神，被迫而不收，故與發汗亡陽者異。

徐洄溪云：此與少陰汗出之亡陽迥別。蓋少陰之亡陽，乃亡陰中之陽，故用四逆輩回陽於腎中。今以火逼汗，亡其陽中之陽，故用安神之品鎮其陽於心中。各有至

理，不可易也，觀此解釋，足臻明晰。

● 十一、本湯蜀漆舛誤辨

本湯之用蜀漆，柯韻伯疑之。鄒潤安謂脈浮熱反灸之，此為實。實以虛治，因火而動，必咽燥吐血，可見脈浮被火，應主吐血，今更吐血，是速其血耳。

引《千金》《外台》兩書，非疫、非瘧不用是物，則是方之有舛誤勿疑。吳中行大章變則謂蜀漆乃蜀黍之誤，古漆無水旁，與黍相似故也。黍為水穀，用以救驚狂起臥不安者，取其溫中而澀腸，協龍牡成寧神鎮脫之功也。（說見《瘦吟醫贅》）

● 十二、本湯去芍之理由

此蓋欲辛甘急復心陽，而不須酸味更益營氣，與發汗其人叉手自冒心下悸，用桂枝甘草同。

第十六節　桂枝甘草龍骨牡蠣湯

● 一、用 量

仲景

桂枝一兩，去皮　甘草二兩，炙　牡蠣二兩，熬　龍骨二兩

● 二、定 義

此病因誤治，火劫取汗致逆，煩躁不寧。為治安神救

逆之方也。

● 三、病　狀

　　病因火灸，誤治。邪無從出，因火而盛，火反入內。病從腰以下，必重而痺，名火逆也。火氣在上，則陰氣獨治於下，故重而痺。火逆下之，又誤治。因燒針煩躁者。更誤下之，虛其陰，燒針又益其陽，則胸益煩躁不寧矣。

● 四、脈　象

　　脈浮。

　　脈浮宜以汗解。此治脈浮之總訣。

● 五、藥　解

　　用桂枝、甘草以安神，用龍骨、牡蠣以救逆，比前方簡而切當。

● 六、煮服法

　　上四味，以水五升，煮取二升半，去滓，溫服八合，日三服。

● 七、本湯與桂枝去芍加蜀漆加龍骨牡蠣救逆湯之　　區別

　　彼證驚狂，治重在心，故用蜀漆。此證無驚狂，故蜀漆不用，其證藥大段相同。要言之，鎮其陰氣，散其火邪，上下同治，是本方要點。

● 八、本證有屬實屬虛，陽盛陰虛之考辨

後世治傷寒者，無火熨之法。而病傷寒者，多煩躁驚狂之變，大抵用承氣白虎輩，作有餘治之。然此症屬實熱者固多，而屬虛寒者，亦復間有，則溫補安神之法，不可廢矣。更有陽盛陰虛而見此症者，當用炙甘草湯加減，用棗仁、遠志、茯苓、當歸等藥，是又不可不知也。

● 九、本湯兼治心陽上越腎陽下泄

肝寒魂怯，用辛溫鎮補之品，以扶肝而斂魂，故心陽上越，腎陽下泄，此方皆可用之。

用：桂枝三錢，甘草二錢，龍骨三錢，牡蠣三錢。

● 十、本湯與金匱桂枝龍骨牡蠣湯之區別

彼因陽虛不能收攝精血，故主用桂枝龍骨牡蠣湯。此因火劫致病，煩躁不寧，故主用桂枝甘草龍牡湯，此其區別也。

附：桂枝龍骨牡蠣湯

桂枝　芍藥　生薑　甘草　龍骨　牡蠣　大棗

第十七節　桂枝加葛根湯

● 一、用 量

（一）仲景

桂枝湯原方加葛根四兩，桂枝、芍藥各減一兩。

（二）洄溪

即桂枝湯加葛根。

● 二、定　義

此邪入太陽經輸，表虛汗出。為製解肌和表，宣通經脈之方也。

經脈直行，與肌絡橫行者異，太陽直行在背，外邪入經輸，故項背強。

● 三、病　狀

太陽病，項背強几几，反汗出惡風者。

几几，伸頸之象，邪氣漸深，故加葛根。

● 四、藥　解

桂枝湯解肌，加葛根以宣經脈之氣。蓋葛根入土最深，吸引土下黃泉之水氣，以上達於藤，如太陽經引膀胱水中之陽氣，以上達於經脈也。人必知水中之陽，化氣上行，而為太陽經。乃知葛根能引土下之水，上貫其藤，即與太陽化氣上行，其理更無以異。故仲景用葛根入走經脈，非走肌絡也。

● 五、煮服法

上六味，以水一斗，先煮葛根減二升，去上沫，內諸藥，煮取三升，去滓，溫服一升，覆取微似汗，不須啜粥，餘如桂枝將息及禁忌法。

● 六、本證之汗出惡風與桂枝湯之汗出惡風辨

彼證之汗出惡風，因有頭痛發熱，故用桂枝湯以解肌和表。

此證之汗出惡風，因有項背強，故用桂枝加葛根湯以直走經輸。經輸，是太陽經脈，專指項背而言。

● 七、本方與葛根湯證同藥異之點

太陽證，凡無汗者，當用麻黃。今曰汗出，恐不應加麻黃，但加葛根可也。本方與葛根湯，同一項背強，特以彼證無汗，本證反汗出，故無麻黃，此其證同藥異之點也。

陸九芝云：汗出用麻黃斷無此理，故可無麻黃也。

● 八、本證項背強汗出，因皮毛虛，非因經輸實

經輸者何？太陽經脈也。太陽經輸在背，故有邪在皮毛，而不入經輸者，為麻黃證。

若兼入經輸，則是葛根湯證也。有邪在肌肉而不入經輸者，為桂枝證。

若邪兼入經輸者，則是桂枝加葛根湯證也。

總之，皮毛肌肉是指周身而言，而太陽經輸，則專指項背而言。觀葛根湯證之經輸實，為皮毛不虛，則知桂枝加葛根證之皮毛虛，並非因經輸實所致矣。尤明甚。

第十八節　桂枝加芍藥湯

● 一、用 量

（一）仲景

桂枝湯原方芍藥加一倍。

（二）洄溪

白芍三錢，酒炒　桂枝錢半　甘草錢半　生薑三片
大棗三枚

● 二、定 義

此太陽誤下，陽邪陷入太陰，裡虛腹痛。為製升舉陽
邪，解表和裡之方也。

● 三、病 狀

本太陽病，醫反下之，誤治。因而腹滿時痛，屬太陰
也。

引邪入於太陰，故所現皆太陰之證，腹滿為裡證。腹
滿時痛者，即時痛時止也，與痛無已時者有別。腹滿，俗
謂肚脹。（成無己）

● 四、脈 象

脈弦。

● 五、藥 解

　　表邪誤下，陷入太陰，故腹滿時痛，而表仍不解，須倍白芍收太陰之陰，故桂枝解下陷之表，甘草緩中以止腹痛，生薑散邪以止腹滿。

　　徐洄溪云：雖見太陰證，而太陽之證尚未罷，故仍用桂枝湯加芍藥一倍，以斂太陰之證。

　　此即桂枝湯加芍藥一倍，即另成一方，而以治太陰證。分兩輕重之所關如此。又王晉三曰：將芍藥一味備加三兩，佐以甘草，酸甘化陰，恰合太陰之主藥。且加芍藥又能監桂枝深入陰分，升舉其陽，辟太陽陷入太陰之邪。

● 六、煮服法

　　上五味，以水七升，煮取三升，去滓，溫服一升，日三服。

● 七、本證之腹滿時痛與桂枝加大黃湯大實而痛之 　　區別

（一）痛屬並病

　　腹滿時痛，是太陽太陰並病，若大實而痛，謂痛無已時，大便堅實而痛者是。是太陽陽明並病，此皆因妄下而轉屬，非太陰陽明之本證。

（二）痛分脾胃

　　脾胃同處中宮，位同而職異。太陰主出，太陰病則穢腐之出不利，故腹痛時。陽明主納，陽明病則穢腐燥結而

不出，故大實而痛。

（三）痛療表裡

因表邪未罷，陽邪陷入太陰，故倍芍藥以滋脾陰而除滿痛，此用陰和陽法也。

若表邪未解，而陽邪陷入陽明，則加大黃以潤胃燥，而除其大實痛，此雙解表裡法也。

（四）痛由胃轉

凡妄下必傷胃氣，胃陽虛即陽邪襲陰，故轉屬太陰。胃液涸則兩陽相併，故轉屬陽明。屬太陰，則腹滿時痛而不實，陰道虛也。屬陽明，則腹大實而痛，陽道實也。故痛由胃轉者以此。

（五）痛之徵兆

滿而實痛，下利之兆。大實而痛，燥屎之徵。故桂枝加芍藥，小變建中之劑，桂枝加大黃，微示調胃之方。（柯韻伯）

第十九節　桂枝加大黃湯

● 一、用　量

（一）仲景

桂枝湯原方，加大黃一兩，芍藥一倍。

（二）洄溪

大黃三錢　桂枝錢半　芍藥錢半，酒炒　甘草八分大棗三枚　生薑三片

● 二、定 義

此因表邪誤下，實邪結於太陰。為製解表攻裡之溫清方也。

● 三、病 狀

誤下陽邪不解，因而腹大實痛者。大實痛者，即痛無已時，兼有不可按、不可揉之狀也。

● 四、脈 象

脈弦長。

● 五、藥 解

陽邪誤下，陷入陽明，是兩陽合併，故腹大實痛。用大黃攻陽明之實熱，以除腹痛，桂枝舉下陷之陽邪，以解肌表，白芍斂陰和裡，甘草緩中調胃，薑之辛散，棗之甘潤，務使營衛振發，則陽邪不自內陷，而腹大實痛自除。

徐洄溪云：此因誤下而見太陰之證。大實痛，則反成太陰之實邪，仍用大黃引之。即從太陰出，不因誤下而禁下，見證施治，無不盡然。

● 六、煮服法

上六味，以水七升，煮取三升，去滓，溫服一升，日三服。

七、舌苔現象

（一）舌上白苔，或左或右，餘見黃黑者

此證外現下利，痛引少腹者，熱結也。熱甚者，桂枝大黃湯下之，十中可救一二。

（二）舌上黃苔，舌尖獨白者

舌瓣黃根白尖，乃合病有之，是太陽表證，傳入陽明裡證，循經而傳也。如有表邪一分，必須解表，必待表盡，乃可攻裡，故宜本湯。

八、本證辨識之真諦

太陽之邪未解，誤下而邪陷於脾。以致臍上痛者，其人必先有發熱惡寒，頭項強痛之候，因下後，方見此痛者，便以桂枝大黃湯治之。

九、本湯精神在溫下

《傷寒》太陰全篇，無純用寒下法，用大黃與桂枝同下者，故謂之溫下，此其精神也。

十、本湯下法之精義

張季明謂太陰脾經溫燥不行，亦當溫利，自陽明出，如桂枝湯加大黃是也。

十一、本湯禁忌

傳經熱邪，陷入太陰，法當兼表兼下，本湯是也。若

以之治直中純寒之證，而用大黃，則寒邪益陷而下脫，其危可直待也。（徐洄溪）

● 十二、本湯與大柴胡湯同義

大實下滿，宜從急下，然陽分之邪，初陷大陰，未可峻攻。但於桂枝湯中，少加大黃，七表三里，以分殺其勢，故與大柴胡湯同義。

第二章
麻黃湯類

第一節　麻黃湯

● 一、用　量

（一）仲景

麻黃三兩，去節　桂枝二兩，去皮　甘草一兩，炙
杏仁七十個，去皮尖

（二）洄溪

麻黃一錢，去節　桂枝一錢　杏仁二錢，去皮　甘草
五分

● 二、定　義

此風寒表邪，犯及皮毛肌肉筋節，內壅為喘。為製開
表逐邪發汗之溫方峻劑也。

季按：此正傷寒治法。原麻黃湯為表劑之發汗第一
方，是初病時元氣未衰之猛劑也。

● 三、病　狀

（一）太陽病頭痛發熱，身疼腰痛，骨節疼痛，惡風
無汗而喘者。

（二）太陽與陽明合病，陽明之病象甚多，如身熱、

不惡寒、口苦、鼻乾之類，但見一症即是，不必悉具也。太陽病即上文所指者。喘而胸滿者，不可下，病俱在上焦。「宜麻黃湯主之」。

喘而胸滿，此麻黃證之太陽合陽明也。

● 四、本湯脈症合參

（一）太陽病，十日以去，過經。脈浮細，邪已退。而嗜臥者，正漸復。外已解也。設胸滿脅痛者，與小柴胡湯。胸滿脅疼，病延日久，邪留少陽，故與此湯。脈但浮者，與麻黃湯。若果邪在少陽，脈必帶弦，今但浮，則尚在太陽矣。故亦用麻黃湯。此亦從脈不從症之法。

（二）太陽病，脈浮緊，無汗，發熱，身疼痛，此乃太陽傷寒的證，經云：諸緊為寒。八九日不解，表證仍在。表證即上文數端。此當發其汗，宜麻黃湯。服藥已，微除，其人發煩，目瞑，陽鬱而不能外達。劇者必衄，衄乃解。經云：陽明病，口燥，但欲漱水，不欲咽者，此必衄。所以然者？陽氣重故也，風鬱故為熱，寒鬱亦為熱，《內經》云：熱病者，皆傷寒之類也。麻黃湯主之。

此言未衄之前，可用麻黃，非衄後更用麻黃也。

《傷寒指掌》云：此乃古人倒筆法，是申明致衄之由於失表，非謂衄後服麻黃也，與頭痛者必衄，宜桂枝湯義同。觀下文衄家不可發汗之義可知矣。

（三）脈浮者，病在表，可發汗，宜麻黃湯。此脈浮必帶緊。

（四）脈浮而數者，可發汗，宜麻黃湯。數為陽氣欲出。

（五）傷寒脈浮緊，不發汗，因致衄者，麻黃湯主之。前項衄後而解，則不必復用麻黃。衄後尚未解，則仍用此湯。

附：衄血忌汗與衄血宜麻黃湯辨

或問仲景云：鼻衄者不可發汗，復言脈浮緊者，當以麻黃湯發之，衄血自止，所說不同，其故何也？願聞其詳。羅謙甫曰：此議論正與瘡家概同。人身血之與汗，異名而同類，奪汗者無血，奪血者無汗。今衄血妄行，為熱所迫，更發其汗，反助邪熱，重竭津液，必變凶證，故不可汗。若脈浮則為在表，脈緊則為寒，寒邪鬱遏，陽不得伸，熱伏營中，迫血妄行，上出於鼻，則當麻黃湯散其寒邪，使陽氣得舒，其衄自止，又何疑焉。

（六）陽明病，脈浮無汗而喘者，陽明本脈大自汗，今乃脈浮無汗而喘，則為麻黃湯證矣。發汗則癒，宜麻黃湯。

● 五、藥 解

用甘草以助胃氣，使外達肌肉。即皮內肥肉。用杏仁利肺氣，使不內壅而出皮毛。用桂枝從肝之血分，外達筋節，筋與瘦肉為一體。宣之使出。麻黃直走皮毛，使各藥內托之性，透毛竅而為汗，則邪不能留，是但發其表，而由內及外，層層清澈矣。（唐容川）

附：杏仁治風寒不宜去皮尖

杏仁潤肺利氣，宜湯浸去皮尖，麩炒黃。若治風寒，則宜連皮尖生用，取其發散也。今人概去皮尖，殆未達此意耳。

● 六、煮服法

上四味，以水九升，先煮麻黃，減二升，去上沫，內諸藥，煮取二升半，去滓，溫服八合。覆取微似汗，餘如桂枝湯將息法。

覆取微似汗，不須啜粥者，以其易發汗也。且恐其逼留麻黃之性，發汗太過也。餘如桂枝將息者，即禁食生、冷、肉、麵、五辛、酒酪、臭惡等物也。先煮麻黃去沫，然後加餘藥同煎，此主藥當先煎之法也。

又張壽甫云：麻黃發汗力甚猛，先煮之去其浮沫，因其沫中含有發表之猛力，去之所以緩麻黃發表之性也。

● 七、本湯禁與

凡脈現浮弱，汗自出，或尺脈微遲者，是桂枝湯所主，非本湯所宜也。

● 八、本湯兼治

（一）柯韻伯云：予治冷風哮，與風寒濕三氣成痺等證，用此輒效，非傷寒一症所拘也。

（二）痘初出而忽現壯熱無汗者。

蓋痘之初出，全借太陽一點真氣鼓動運毒外出，今壯熱而痘忽現，是因其感受外寒閉束氣機，抑鬱生熱。麻黃湯能開腠理，袪寒外出，邪去則正安，痘自外出，而人自平安。

若壯熱太盛，煩躁飲冷者，又可於方內加石膏。

（三）肩背沉重，覺內冷者。

蓋肩背之沉重，寒之滯也。寒滯於內，故覺內冷，麻黃湯輕清屬陽，力能祛寒外出，肩背正屬太陽所主，故可治之癒。

（四）兩足彎，發起紅塊，痛甚。

腳彎地面，兩太陽經循行之道，全為寒邪閉束，阻其氣機，遏鬱而起紅塊痛甚，麻黃湯力能散太陽之寒，故可治之癒。

● 九、本湯之量加

《活人書》云：夏至後用麻黃湯，量加知母、石膏、黃芩。蓋麻黃性熱，恐有發黃出斑之慮。

嘔者加半夏、生薑一服之。

● 十、本證惡風與桂枝證惡寒辨

仲景言傷寒惡寒，傷風惡風，言其常也。桂枝治傷風，麻黃治傷寒，一定理也。

今桂枝湯下，反言惡寒，麻黃湯下，反言惡風，言其變也。然惡寒者必惡風，惡風者未必不惡寒也。是故守常者，眾人之見，知變者，智者之事，知常而不知變，奚以為醫。

● 十一、服本湯汗出不透

汗出不透者，謂邪氣留連於皮毛骨肉之間。蓋又有麻、桂合半，與桂枝二麻黃一之妙用。

● 十二、服本湯汗出不解

汗出不解者，宜以桂枝湯代之，汗多，又以溫粉撲救之。

第二節　麻黃杏仁甘草石膏湯

● 一、用　量

仲景

麻黃四兩，去節　杏仁五十個，去皮尖　甘草二兩，炙　石膏半斤，碎綿裹

此即越婢湯加杏仁。

● 二、定　義

此汗出而喘無甚大熱。為製解表清裡定喘之大辛涼方也。

● 三、病　狀

（一）發汗後，不可更行桂枝湯。既汗不可再汗，津液不得重傷。汗出而喘，尚有留邪在肺，故汗出而喘。無大熱者，邪已輕也。可與此湯。汗出故用石膏，喘故用麻、杏。

（二）發汗後，飲水多者必喘。以水灌之，亦喘。此二句明致喘之所由。蓋喘未必皆由於水，而飲水無有不喘者，戒之。

（三）下後，不可更行桂枝湯。既下不可復汗，津液不得再傷。若汗出而喘，無大熱者，可與此湯。

按：傷寒論中有言可與某湯，或言不可與某湯，或言不可與者，此設法禦病也。（《赤水玄珠》）

● 四、脈 象

陰陽俱浮。

陽浮，則強於衛外而閉氣，當開表逐邪。陰浮，不能藏精而汗出，當鎮陰清火。

● 五、藥 解

汗出而喘，無大熱者，其邪不在經腠，故非桂枝所能發。麻、杏辛甘，入肺散邪氣，肺被邪鬱而生熱。石膏辛寒，入肺除熱氣。

甘草甘溫安中氣，且以助其散邪清熱之用，乃肺藏邪氣發喘之的據也。（尤在涇）

● 六、煮服法

上四味，以水七升，先煮麻黃，減二升，去上沫，內諸藥，煮取二升，去滓，溫服一升。

● 七、本證無大熱之釋疑

柯韻伯曰：以本湯病狀二條，用石膏應有大熱，不應無大熱，故欲改之。

然按白虎加人參條中，傷寒無大熱，口燥渴，心煩，

背微惡寒者，此湯主之，則所謂無大熱者，正是熱鬱於內，外無大熱而裡則熱也。

● 八、本證無汗而喘之釋疑

原本汗出而喘，固犯麻黃之忌，然果無汗而喘，又不犯石膏之忌乎？不知原本汗出，乃承上發汗字來，正謂既汗出，後有此喘，仍是汗出不暢，故可與無汗而喘之青龍同一治法耳。

● 九、本湯治溫的當

柯韻伯以此治春溫病，用麻黃開表逐邪，石膏鎮陰清熱，亦可備一治法。

● 十、本湯與大青龍湯白虎湯同用石膏之區別

石膏為清火要藥，青龍、白虎皆賴以建功，然不當亦易招禍。故青龍以無汗煩躁，得薑、桂宣衛外之陽。白虎以有汗煩渴，須粳米保胃脘之陽。

此證但熱無寒，故不用薑、桂，喘不在胃，故不須粳米。且但熱不虛，如加參米，則食入於陰，氣長於陽，譫語腹脹矣。此三方之區別也。

● 十一、本湯與白虎湯加參米治溫虛實辨

凡外感汗下後，汗出而喘為實，重在存陰者，不必慮其亡陽也。然此為解表之劑，若無喘鼾，語言難出等症，則又白虎證治矣。

故本方為治溫病表裡之實，與白虎湯為治溫病表裡之虛，是又相須相濟者也。

● 十二、本湯兼治

（一）周鳳岐曰：咽喉腫痛，因於風火者，宜麻杏石甘湯。

（二）痧疹不透宜此湯。

1. 痧疹發於暴寒之時，肌表頭面不透。是外襲寒邪內蘊伏邪，宜兩解肺衛之邪。宜此湯加桔梗、薄荷、射干、牛蒡主之。

2. 若秋後涼風外襲，伏熱內蒸，以致咳嗽或喘者，宜此湯加桑皮、象貝、枯芩、蘇子之類。麻黃須蜜炙或水炒。

3. 痧閉。痧出於肺，閉則火毒內攻，多致喘悶而殆。此湯麻黃發肺邪，杏仁下肺氣，甘草緩肺急，石膏清肺熱，藥簡攻專，所以效速。可見仲景方不獨專治傷寒，兼能通治雜病。

季按：此語出於喻嘉言。而用治痧閉，則出於秦實璞也。

● 十三、本湯與大青龍湯麻黃石膏多少辨

大青龍主散表寒而兼清裡熱，故麻黃多於石膏。此湯清肺熱而兼散肺邪，故石膏多於麻黃。（尤在涇）

第三節 大青龍湯

● 一、用 量

（一）仲景

麻黃六兩，去節　桂枝二兩，去皮　甘草二兩，炙　杏仁四十枚，去皮尖　生薑三兩，切　大棗十二枚，擘　石膏一塊，碎如雞子大

此方麻黃六兩，以今法準之，當用一錢五分有零。然究不免太過，酌乎其中，增加麻黃至六分，亦已足矣。

（二）洄溪

麻黃錢半　桂枝錢半　杏仁二錢，去皮　甘草錢半　石膏五錢　生薑三片　大棗五枚

● 二、定 義

此風寒閉塞營衛，陽鬱煩躁。為製發汗泄熱，兩解表裡之溫清猛劑也。

● 三、病 狀

（一）太陽中風，發熱惡寒，非惡風。身疼痛，不汗出而煩躁者，大青龍湯主之。

若脈微弱，汗出惡風者不可服，服之則厥逆，筋惕肉，此為逆也。惡風乃桂枝證，誤服此則汗不止而有亡陽之象矣。立此方即垂此戒。

按：《傷寒論》中，言某湯主之者，乃對病施藥也。

（二）傷寒，脈浮緩，身不疼但重，乍有輕時，無少陰證者，大青龍湯發之。

脈不沉緊，身有輕時，為無少陰外證。不厥利吐逆，為無少陰裡證。此邪氣俱在外也，故以大青龍發其汗。

大青龍湯，專重在無少陰證，脈微弱，則近於少陰證矣，故不可與。尤重在「汗出」二字，汗出者，雖同是太陽證，而斷不可用麻黃矣。

● 四、脈　象

脈浮緊。

汗出脈緩，是中於鼓動之陽風，不汗出而脈緊，乃中於凜冽之寒風。寒令脈浮，浮緊，而沉不緊，與傷寒脈陰陽俱緊有別。徐洄溪曰：緊為陰脈，故汗不易出。

按：脈浮緊或浮數者，乃大青龍湯之的據。

● 五、藥　解

煩躁是熱傷其氣，無津不能作汗，故發熱惡寒，身疼不解，特加石膏之泄熱生津，以除煩躁，然其性沉而大寒，恐內熱頓除，表寒不解，變為寒中協熱下利，故必倍麻黃以發表，又倍甘草以和中，更用薑、棗調和營衛，一汗而表裡俱解，風熱兩除，何患諸證不平。此大青龍清內攘外之功，所以佐麻、桂二方之不及。要言之，大青龍立方之旨，因煩躁而獨加石膏。王文祿所謂風寒並重，而閉熱於經，故加石膏於發散藥中者是也。若不過風寒併發，則麻黃、桂枝已足勝其任矣，何必更加石膏哉。

● 六、煮服法

上七味，以水九升，先煮麻黃，減二升，去上沫，內諸藥，煮取三升，去滓，溫服一升，取微似汗。汗出多者，溫粉撲之。一服汗者，停後服，汗多亡陽，遂虛，惡風煩躁，不得眠也。

● 七、本湯與桂枝麻黃湯同異點

桂枝湯狀載頭痛發熱惡寒，麻黃湯論列發熱惡寒，本湯論列頭痛發熱惡寒，身疼，不汗出而煩躁。蓋發熱惡寒同桂枝證，身疼痛不汗出同麻黃證，唯煩躁是本證所獨，此其異也。

● 八、本證煩躁與少陰煩躁虛實辨

太陽證云者，即胃脘之陽，內郁胸中而煩，外擾四肢而躁是也。

故證在太陽而煩躁者為實，在少陰而煩躁者為虛；不汗出而煩躁者為實，汗出多而煩躁者為虛。

實者可服本湯，虛者便不可服。故大青龍之點睛，在無汗而煩躁。

● 九、本湯煩躁與白虎湯真武湯煩躁之異同

同一煩躁也，太陽之煩躁用青龍，陽明之煩躁用白虎，少陰之煩躁用真武。所貴乎分經者，知其異，尤其知其同也。

● 十、本證煩躁與白虎加人參湯煩躁先後辨

本證煩躁，在未汗先是為陽盛，彼證煩躁，在發汗後是為陰虛。陰虛則陽無所附，故用白虎加人參湯。若用桂附以回陽，其不殺人者，鮮矣。然則未汗前之煩躁，與既汗後之煩躁，虛實懸殊，顧可不問乎！

● 十一、本湯用石膏如雞子大之意義

徐洄溪云：按此方合麻桂而用石膏，何以發汗如是之烈？蓋麻黃湯麻黃用二兩，此用六兩，越婢湯石膏用半斤，而此湯用雞子大一塊，一劑之藥，除大棗約共十六兩，以今秤計之亦重三兩有餘，則汗之重劑矣。雖少加石膏，終不足以相制也。

● 十二、本湯禁用

（一）脈弱汗出
（二）脈不浮緊數，無惡風、惡寒、身疼者
《赤水玄珠》載：傷寒邪熱在表，不得汗出，其人則躁亂不安，身心如無奈何。如脈浮緊或浮數者，急用此藥發汗則癒，乃仲景之妙法也。譬如亢熱已極，一雨而涼，其理可見也。若不曉此理，見其燥熱，投以寒涼之藥，為害豈勝言哉。若不浮緊數，無惡風、惡寒、身疼者，亦不可用之也，如誤用，其害亦不淺也。所以脈症之不明者，多不敢用。

（三）症在少陽

（四）溫病

傷寒一發病，而外邪即解，溫病一發汗，而裡邪愈熾。麻黃、青龍用治傷寒，未有不生者，用治溫病，未有不死者。

第四節　小青龍湯

● 一、用　量

（一）仲景

桂枝去皮　麻黃去節　芍藥　細辛　乾薑　甘草各三兩，炙　五味子半升　半夏半升，湯洗

（二）洄溪

桂枝一錢　芍藥錢半，酒炒　甘草五分　半夏錢半，製麻黃一錢　細辛三分　乾薑五分　五味子五分

● 二、定　義

此風寒挾水氣，浸漬胸中及肺胃間，發熱乾嘔而咳。為製發汗利水之溫方也。

胸為太陽出入之表，又為肺經安居之所。皮毛者，肺經之所主，太陽之所行，故能治水氣浸入胸中乾嘔而咳。

● 三、病　狀

（一）傷寒表不解，發汗未透。心下有水氣，即未出之汗。乾嘔發熱而咳，或渴，或利，或噎，或小便不利少

腹滿，或喘者，小青龍湯主之。以上皆水停心下現症，其各症治法，皆在加減中。

本湯專證，只乾嘔發熱而咳，餘皆或然之證，然表證僅一發熱，以下皆水氣為患耳。

凡有或然之病者，皆樞機之劑，柯韻伯言之最詳。

（二）傷寒心下有水氣，咳而微喘，發熱不渴。凡水停心下者，喘而不渴。服湯已，即小青龍湯也。渴者，此寒去欲解也，寒飲欲去。小青龍湯主之。此倒筆法，即指「服湯已」三字，非謂欲解之後，更服小青龍也。

● 四、脈　象

脈緊弦細。

● 五、藥　解

於桂枝湯去大棗之甘泥，加麻黃以開玄府，半夏除嘔，細辛逐水，乾薑、五味以除咳，既用麻黃發表，故不須生薑之橫散。水與邪結則用細辛。

● 六、本湯加減

（一）若微利者，去麻黃，加蕘花如雞子大，熬令赤色。

利屬下焦陰分，不可更發其陽。蕘花，明理論作芫花，恐誤。

本草蕘花、芫花，花葉相近，而蕘花不常用，當時已不可得，故改用芫花，以其皆有去水之功也。

（二）若渴者，去半夏，加瓜蔞根三兩。本草瓜蔞根主消渴。

（三）若噎者，噎古作饐。論云：寒氣相搏則為腸鳴。醫乃不知，而反飲冷水，令汗大出，水得寒氣，冷必相搏，其人即饐。按《內經》無噎字，疑即是呃逆之輕者。去麻黃，加附子一枚（炮）。本草附子溫中。

一人咳嗽而兼呃逆自丹田來，用此湯加附子，甚效。

（四）若小便不利，少腹滿，去麻黃加茯苓四兩。小便不利，而少腹滿，則水不在上，而在下矣，故加茯苓。

（五）若喘者，去麻黃，加杏仁半升，去皮尖。杏仁見前。

按：此方專治水氣。蓋汗為水類，肺為水源，邪汗未盡，必停於肺胃之間，病屬於有形，非一味發散所能除，此方無微不利，真神劑也。

喘者，去麻黃，恐汗多而再汗亡陽也。如無汗而喘，則麻黃又為要藥也。

● 七、煮服法

上八味，以水一斗，先煮麻黃減二升，去上沫，內諸藥，煮去三升，去滓，溫服一升。

● 八、本湯設或然五證與小柴胡湯設或為七證之精義

小青龍設或然五證，加減法內即備五方，小柴胡設或為七證，即具加減七方，此仲景法中之法，方外之方，何可以三百九十七，一百一十三拘之。（柯韻伯）

● 九、本湯與大青龍同異之點

大、小青龍湯，俱是兩解表裡之劑，似甚同也。唯大青龍治裡熱，小青龍治裡寒，此其異也。是故發表之藥雖同，而治裡之藥則異。

● 十、本湯與小柴胡證皆治嘔而發熱辨

二證表裡之病，大概彷彿，何以二方用藥不同？

曰：治病之要，當究病源。夫傷寒表不解，裡熱未甚，而渴欲飲水，飲不能多，不當與之。以腹中熱尚少而不解消，水欲停蓄，故作諸證。然水寒作病，非溫熱不能解，故用小青龍湯發汗散水，其水氣內漬，則所搏不一，故有或為之病，因隨症增損以解化之，原其理初無裡證，由水寒而然也。

其小柴胡證，係傷寒發熱之邪傳裡，在乎半裡間，熱氣內盛，故生或為諸證。緣二證雖曰表裡俱病，其中寒熱不同，故用藥有薑、桂、柴、芩之異，苟能循理以推之，其事之異同自然明矣，更復何疑。

● 十一、本湯治喘與腎氣丸、杏葶湯治喘之區別

小青龍治風寒挾飲之實喘，腎氣丸治下部水泛之虛喘，杏葶湯治根蒂虛於下，痰飲阻於上之虛痰熱喘。同一喘也，有虛、實、寒、熱之別，故用藥亦因之而異。

附：杏葶湯

杏仁　葶藶　紫菀　白前　瓜蔞此開氣行痰治上實。

肉蓯蓉胡桃仁此攝納下焦治陽虛。

本湯主治案脈現虛弦軟滑，尺中小數，顴紅微汗，吸氣不能至腹，小便短數，大便甚艱，舌紅微有黃苔，渴不多飲，胸中痞悶不舒。

王孟英云：是證下雖虛而肺不清肅，溫補反助其壅塞，上雖實而非寒飲，溫散徒耗其氣液，須開氣行痰，以治上實，兼攝納下焦虛陽，終以便暢溺長，去紫菀、白前，加枸杞、寸冬、白石英。填補而安。宜熟地、當歸、薏苡、巴戟之類。

● 十二、本湯治伏飲於內與大青龍湯治熱閉於經辨

夫熱鬱於經而不用石膏，汗為熱隔，寧有能發之者乎？飲伏於內而不用薑夏，邪與飲搏，寧有能散之者乎？其芍藥五味，不特靖逆氣而安肺氣，抑且制麻、桂、薑辛之勢，使不相鶩而相就，以成內外協濟之功。

● 十三、本湯治水與五苓散治水異同辨

五苓散治表不解，而心下有水氣，與本湯同。唯五苓治水之留而不行，與本湯治水之動而不居，則異矣。故五苓大利其水，微發其汗，是為水鬱折之也。本湯備舉辛溫散水，並用酸苦安肺，是為培其化源也。

● 十四、本湯兼治

（一）凡咳嗽費力而又咳痰不出者，均宜小青龍湯或加白尤亦可。

（二）凡腹脹及水寒射肺冷哮，久咳肺虛等證，用之最效。

十五、本湯與《金匱》對舉合勘之點

（一）《傷寒》原文

如上述。

（二）《金匱》原文

1. 治病溢飲者，當發其汗，大青龍湯主之；小青龍湯亦主之。

飲水流行，歸於四肢，當汗而不汗出，身疼重，謂之溢飲。

2. 咳逆倚息不得臥，此方主之。

3. 婦女吐涎沫，醫反下之，心下即痞，當先治其吐涎沫，小青龍湯主之。涎沫止，乃治痞，瀉心湯主之。

4. 治肺脹，咳而上氣，煩躁而喘，脈浮者，心下有水，此湯主之。

此湯即小青龍加石膏二兩，因有外邪，而復有內熱，故加石膏一法，不令成肺痿也。

第五節　麻黃附子細辛湯

一、用　量

（一）仲景

麻黃二兩，去節　細辛二兩　附子一枚，炮去皮破八片

（二）洄溪

麻黃八分　細辛五分　附子錢半，炮

● 二、定 義

此少陰陽虛傷寒。為製溫經助陽，托裡解外之兩感方也。

● 三、病 狀

少陰病，始得之，無汗惡寒反發熱。

少陰病，謂但欲寐也，今始得之當不發熱，而反發熱者，是為少陰之裡寒，兼有太陽之表熱也。要言之，少陰傷寒，一陽無蔽，故假太陽之面目，而反發熱也。陰證無發熱之理，間有寒極似陽，而外現熱證，其內證必現種種寒象。然亦當祛其寒，如本證之類，亦無補寒之法也。

● 四、脈 象

脈沉。

沉者，謂不微細而沉也。尤其人腎經素寒，裡陽不能協應，故沉而不能浮也。是故傳邪與陰寒，皆有沉脈，但沉可為病之在裡，未可專以沉為寒也。夫少陰證中，微細而沉與細數而沉，其為寒熱之殊，蓋大有別矣。

● 五、藥 解

附子、細辛為少陰溫經之藥，人皆知之。用麻黃者，以其發熱則邪猶連太陽，未盡入陰，猶可引之外達，不用

桂枝而用麻黃者，蓋桂枝表裡通用，亦能溫裡，故陰經諸
藥皆用之。

麻黃則專於發表，今欲散少陰始入之邪，非麻黃不
可，況已有附子，足以溫少陰之經矣。（徐洄溪）

● 六、煮服法

上三味，以水一斗先煮麻黃，減二升，去上沫，內諸
藥，煮取三升，去滓，溫服一升，日三服。

按：仲景用麻黃先煮一二沸去上沫者，取其發表迅速
也。先煮減水二升者，殺其輕揚之性，欲其徐緩與諸藥和
合同行也。此方附子、細辛皆少陰裡藥，欲使麻黃和合，
由裡祛邪出表，故麻黃先煮減水二升，則與後之葛根湯先
煮麻葛，同一義也。

● 七、本湯與麻黃附子甘草湯均主微發汗辨

仲景治少陰傷寒，未見吐利之裡證者，用麻黃附子細
辛湯、麻黃附子甘草湯微發汗。蓋寒邪乘少陰之虛而欲
入，急以附子保坎中之陽，而以麻黃散外感之寒。用藥雖
異，而微發汗則一也。（沈堯封）

● 八、本證辨識在無頭痛

脈沉發熱以無頭疼，故名少陰病。陰證當無熱，今反
熱，是寒邪在表，未傳於裡，但皮膚鬱閉而為熱，如在裡
則無熱，則宜用本湯。

● 九、本湯兼治

脊椎上連巔頂綿綿作痛者，乃房後寒邪直中腎經之故，投本湯其效如響，若服填補督脈之品，則如水投石矣。

第六節 麻黃附子甘草湯

● 一、用 量

（一）仲景

麻黃二兩，去節　附子一枚，炮去皮破八片　炙甘草二兩

（二）洄溪

麻黃八分　附子錢半，炮　甘草八分

● 二、定 義

此少陰傷寒，微發熱惡寒，致坎陽無蔽，不能鼓邪外出。為製緩中和陽，微發汗之輕劑也。

● 三、病 狀

少陰病，得之二三日，麻黃附子甘草湯微發汗，以二三日無裡證，故微發汗也。

三陰證，唯少陰與太陽為表裡，而位最近，故猶有汗解之理。況二三日而無裡證，則其邪未深入，此方較麻黃附子細辛湯少輕，以其無裡證也。

此條注重「微發汗，微發熱，微惡寒」九字。

● 四、脈 象

脈沉。

● 五、藥 解

麻黃開腠理，附子固元陽，故以甘草易細辛，微發其汗，甘以緩之，與辛以散之者，又少有間矣。

● 六、煮服法

上三味，以水七升，先煮麻黃一兩沸，此當少煮。去上沫，內諸藥，煮取三升，去滓，溫服一升，日三服。

● 七、本湯與麻黃附子細辛湯煮法辨

彼湯細辛微發少陰裡邪，故久煮麻黃，欲其緩行同細辛袪邪出表。

此湯甘草和中，合附子固其陽氣，故麻黃煮一兩沸，欲其迅速開泄，則附子助少陰之陽，而寒邪外出。若麻黃久煮，又有甘草緩之，其力不足以出邪矣。於是更可見用麻黃之法也。

● 八、本湯辨證用藥之的據

證無發熱，亦以麻黃取汗，病自外來，必達外始解也。用甘草者，附得甘而溫及中焦，預防其吐利，麻黃得甘而緩其表邪，但微微作汗，然唯二三日無吐利、躁煩、

嘔渴裡證者，乃可用此。

　　溫經散寒之方，若有吐利，麻黃非所宜矣。

● 九、本湯兼治

（一）腎臟咳

　　咳則肩背相引而痛，甚則咳涎，此風邪傷腎也，故宜之。

（二）寒犯腦齒

　　宜急用之，緩則不救。（薛己）

● 十、本湯與麻黃附子細辛湯緩急用藥辨

　　麻黃附子細辛湯，反發熱脈沉，本湯亦反發熱脈沉。但彼證言始得之為急，此證言得之二三日為緩，病勢稍緩，治法亦緩。

● 十一、本湯脈沉與四逆湯脈沉用藥辨

　　彼太陽而脈反沉，便用四逆湯，急救其裡，是裡寒陰盛也。此少陰脈沉，而表反熱，便於表劑中加附子，預固其陽，是表熱陽衰也。

　　夫以發熱無汗，太陽之表，脈沉，但欲寐，少陰之裡，設用麻黃開腠理，細辛散浮熱，而無附子以固元陽，則太陽之微陽必外亡矣。唯附子與麻黃並用，則寒邪散而陽不亡，此裡病及表，脈沉而當發汗者，與病在表，脈浮而當發汗者，實相逕庭也。

第三章
葛根湯類

第一節　葛根湯

● 一、用 量

（一）仲景

葛根四兩　麻黃三兩，去節　芍藥二兩　生薑三兩，切　甘草二兩，炙　桂枝二兩，去皮　大棗十二枚，擘

（二）泂溪

葛根錢半　麻黃八分　芍藥錢半，酒炒　生薑三片　甘草錢半，炙　桂枝錢半　大棗三枚

● 二、定 義

此開表逐邪之輕劑，專治風寒在表兼自利者之溫清合法方也。

● 三、病 狀

（一）太陽病，項背強，無汗惡風

其症身不疼，腰與骨節不痛，不喘，不煩躁，是無內證。陽明證，汗出而惡熱，今無汗而惡風，則未全入陽明，故曰太陽病。

（二）太陽病與陽明合病者，必自不利

合病全在下利一症上審出。蓋風邪入胃，則下利矣。兩經合病下利，而曰必。必陽並於表，表實而裡虛也。（必，定然之詞）

凡二陽合病多利，三陽合病多汗。寒毒藏於肌膚，胃所主也，胃熱不宣，氣阻而飲積，辨脈法所謂晚發水停者也。合病則氣並於陽，蓄飲內動，尋路而山，故利。

主以葛根湯，升其清陽，則兩陽之熱，從皮毛而解，不治利而利自止矣。故太陽與陽明合病，必下利者，亦以此治之癒。

● 四、脈　象

脈浮。

脈浮不緊數，是中鼓動之陽風。

● 五、藥　解

此湯以桂枝湯為主。加麻黃以攻其表實，葛根味甘氣涼，能起陰氣而生津液，滋筋脈而舒牽引，麻黃、生薑開玄府腠理閉塞，袪風而出汗，故以為臣。寒熱俱輕，故少佐桂、芍同甘、棗以和裡。此於麻、桂二方之間，衡其輕重，而為調和表裡之劑也。

徐洄溪云：按葛根本草治身大熱，大熱，乃陽明之證也。以太陽將入陽明之經，故加此藥。

● 六、煮服法

上七味，以水一斗，先煮麻黃葛根，二味主藥，先煮。減二升，去白沫，內諸藥，煮取三升，去滓，溫服一升，覆取微似汗，不須啜粥，已能發汗矣。餘如桂枝法將息及禁忌。

● 七、本證合病與並病之區別

傷寒有合病，有並病，本太陽病不解，並於陽明病，謂之並病。二經俱受邪相合病者，謂之合病。合病者，邪氣盛也。太陽陽明合病者，與太陽少陽合病，陽明少陽合病，皆言必自下利者，以邪氣並於陰，則陰實而陽虛，邪氣並於陽，則陽實而陰虛。寒邪氣甚，客於二陽，二陽方外實而不主裡，則裡氣虛，故必下利。與葛根湯以散經中甚邪。（成無己）

● 八、本湯對舉合勘之點

（一）《傷寒》原文
如上述。

（二）《金匱》原文
太陽病，無汗而小便反少，氣上衝胸，口噤不得語，欲作剛痙，葛根湯主之。

二方藥劑分兩皆同，但在《傷寒》，則治邪從膚表，而涉於經輸者，在《金匱》則治剛痙之將成未成者，則異矣。

● 九、本湯兼治

（一）周身發熱，發現斑點，嘔吐

夫周身肌肉皆屬陽明，陽明主發熱不惡寒。今為外邪抑鬱，壅於陽明，故發熱而現斑點。嘔吐者，皆邪毒上壅外出之故。葛根湯力能祛邪外出，隨其邪之所向而祛之，故癒。

（二）兩眼皮紅腫痛甚

眼皮上下皆陽明所主。今為風熱所閉，抑鬱而為紅腫痛甚。葛根湯力能解陽明風熱，故可治而癒。

（三）兩乳紅腫發熱

兩乳乃陽明所主。今外感之邪，伏於兩乳間，故見紅腫痛甚。葛根湯專祛陽明之邪，故可治癒。

（四）小兒痘初現點

夫痘毒自內出外，既已現點，此刻毒邪盡在肌肉之間。肌肉屬陽明，葛根湯力能宣通肌肉之邪，不使痘毒遺留於內，發透為佳，然後另行養漿之法，若已發透，即不可用此。

按：此方功用頗多，加減亦多，書中言之甚詳，茲不多贅。

● 十、本湯忌與

此湯治表、實、裡、虛者甚宜，而胃家實非所宜也。又與大青龍湯治表裡俱實者異矣。

● 十一、本湯精義

　　太陽病汗不出，從陽明內陷，故用麻黃發表。葛根升津，則一汗表裡雙解，方重麻黃，不可畏而去之也。

第二節　葛根黃芩黃連湯

● 一、用 量

（一）仲景
葛根半斤　甘草二兩，炙　黃芩三兩　黃連三兩
（二）洄溪
葛根三錢　黃連錢半　甘草錢半　黃芩錢半

● 二、定 義

　　此誤下虛其腸胃，為熱所乘。為製解表清裡之清方也。

● 三、病 狀

　　太陽病，桂枝證，桂枝證即太陽傷風之正病也。醫反下之，大誤。利遂不止，邪下陷則利無止時。喘而汗出者，此湯主之。邪束於外，喘而汗出，利遂不止，是暴注下迫皆屬於熱也。

● 四、脈 象

　　脈促者，表未解也。

促與結對，遲而一止為結，遲為寒，結則寒之極矣。
數而一止為促，數為熱，促則熱之極矣。故促宜泄熱除
蒸，誤用溫補，立見危殆。要言之，熱邪內陷，脈數而歇
止，與寒邪內陷之脈不同也。

● 五、藥 解

風邪初中，病為在表，一入於裡，則變為熱。治表以
葛根之辛，治裡以芩、連之苦。蓋其病為表裡並受之病，
故其法亦為表裡兩解之法。（尤在涇）

因表未解，故用葛根。因喘汗而利，故用芩、連之
苦，以泄之、堅之。芩、連、甘草為治痢之主藥。（徐洄
溪）

● 六、煮服法

上四味，以水八升，先煮葛根，減二升，內諸藥，煮
取二升，去滓，分溫再服。

● 七、本湯與人參湯先煮後煮之區別

桂枝人參湯，先煮四味，後內桂枝，和中之力饒，而
解肌之氣銳，是於兩解中權宜法也。葛根黃芩黃連湯，先
煮葛根，後內諸藥，解肌之力純，而清中之氣銳，又與補
中逐邪法異矣。

● 八、本湯與桂枝人參湯誤下致病之同異點

（一）外熱不除，是表不解。下利不止，是裡未和。

是兩證之誤下致利，病因則同也。

（二）彼證脈微弱，心下痞硬，是脈不足而證有餘也。此證脈促而喘，反汗自出，是脈有餘而證不足也。表、裡、虛、實當從脈辨，況弱脈見於數下後，則痞硬，為虛可知。故用理中之辛甘溫補，止下利，化痞硬，又加桂枝以解表。桂枝證本脈緩。誤下後而反促，陽氣內盛，邪蒸於外，故汗出。熱暴於內，火迫上衝，故為喘。暴注下迫，故為利。故用葛根黃芩黃連以治之。

● 九、本湯與麻杏石甘湯治喘汗不同之點

經曰：喘而汗出者，與葛根黃芩黃連湯以利之。汗出而喘者，與麻杏石甘湯發之。二者如何而然也？蓋以邪氣內攻，氣逆不利而喘者，見其邪氣在裡也。雖表未解，未可和之，故主葛根芩連湯。

若邪氣外盛壅遏，使氣不利而喘者，雖汗而喘不已，見其邪氣在表也。雖經汗下亦可發之，故主麻杏石甘湯。此古人之奧義也。（成無己）

● 十、本湯與桂枝去芍湯之區別

病在陽而反下之，邪氣被抑而未復，正氣方虛而不振，是以其脈多促，然當辨其仍在表者，則純以辛甘發之，桂枝去芍湯是也。

辨其兼入裡者，則並以苦寒清之，葛根黃芩黃連湯是也。是二湯之區別也。

● 十一、本湯兼治

（一）外感發熱惡寒之下痢

唐容川曰：痢症初起，而發熱惡寒者，乃內有鬱熱，外感風寒，風能煽熱，互相蒸發，是生寒熱，宜兼疏其表，故宜葛根黃芩黃連湯。

如有宿食，加枳殼厚朴。

（二）病疹

疹之原出於胃，治疹者當治胃，以清涼為主，而少佐以升達。

痧之原出於肺，治痧者當治肺，以升達為主，而稍佐以清涼。痧於當主表散時，不可早用寒瀉，疹於當主苦瀉時，不可更從辛散。大旨升達主升，葛、柴之屬。清涼主降，芩、梔、桑、丹之屬。唯宗仲景葛根芩連一法，出入增減，而得治痧疹之要道焉。（世補齋）

（三）不惡寒之溫熱病

此溫病辛涼之輕劑，為陽明主方，不專為下利設也。尤重在芩、連之苦，不獨可升降，且合苦以堅之之義。堅毛竅可以止汗，堅腸胃可以止利。所以此湯又有下利不止之治。（世補齋）

（四）病疫

廣東羅哲初，以葛根黃芩黃連湯加甘草、半夏，治時疫甚效。肢冷脈伏者，亦莫不起死回生。（周鳳岐）

季按：本湯原有炙甘草，此加甘草者，或係生甘草。

● 十二、本湯與太陽、少陽解表清裡之法同辨

陽明之有葛根芩連湯也，猶太陽之有大青龍，少陽之有小柴胡也。太陽以麻、桂解表，石膏清裡。少陽以柴胡解表，黃芩清裡。陽明則以葛根解表，芩、連清裡。表裡各不同，而解表清裡之法則一也。（世補齋）

● 十三、本湯治陽明成實之證

凡由太少陽陷入陽明者，為陽邪成實之證。不論有無下利，皆以此方為去實之用。

● 十四、本湯隨症之加法

如芎、芷、羌、獨、荊芥、藁、蔓、薄荷、桑葉、藿香、香薷、赤芍、丹皮、黑梔等藥，皆可隨症加入。（世補齋）

● 十五、本湯與三承氣湯主治之區別

本湯主陽明之表，三承氣主陽明之裡，此其區別也。

● 十六、本湯治利非協熱辨

今人每以本湯證之利為協熱利，實則本湯之利雖屬熱性，仲景並未稱之為協熱利。至桂枝人參湯證之寒性利，反稱之為協熱而利。蓋熱者，猶言挾表邪也，不可不知。（姜佐景）

第三節 葛根加半夏湯

● 一、用 量

（一）仲景

葛根湯原方加半夏半升，洗。

（二）洄溪

即葛根湯（見前）加半夏。

● 二、定 義

此太陽與陽明合病，不利但嘔。為製因勢利導宣通逆氣之方也。

● 三、病 狀

太陽與陽明合病，不下利但嘔者，葛根加半夏湯主之。

太陽陽明合病，太陽少陽合病，陽明少陽合病，必自下利，則下利似乎合病當然之理。今不下利而嘔，又似乎與少陽合病矣。但嘔者，便合少陽。（柯韻伯）

● 四、藥 解

邪氣外甚，陽不主裡，裡氣不和，氣下而不上者，但下利而不嘔。裡氣上逆而不下者，但嘔而不下利，與葛根湯以救其邪，加半夏以下逆氣。（成無己）

五、煮服法

煮服法同前葛根湯。

六、本湯與葛根芩連湯之區別

前條誤下而成利，則用芩連治痢，因其本屬桂枝證而脈促，故只加葛根一味，以解陽明初入之邪。此條乃太陽陽明合病，故用葛根湯全方，因其但嘔，加半夏一味以止嘔。隨病立方，各有法度。（徐洄溪）

七、本湯之治嘔利與理中湯之治嘔利辨

陰邪內合陽明，陷於大腸，則自下利。逆於胃中，則但嘔。理中湯之治嘔利，以寒單在裡，故以溫裡為急。葛根湯之治嘔利，則以寒自外來，故仍以發表為主，使寒仍從外解，然用此方亦無汗可知。

季按：此方在「無汗」二字，須切記。

第四章
柴胡湯類

第一節　小柴胡湯

● 一、用量

（一）仲景

柴胡半斤　黃芩人參　甘草炙　生薑各三兩，切　半夏半升，洗　大棗十二枚，擘

（二）洄溪

柴胡八分　人參八分　半夏錢半，製　黃芩錢半　甘草五分　生薑三片　大棗三枚

● 二、定義

此表寒裡熱，兩鬱不得升順。為製和解表裡之溫清方也。

● 三、病狀

（一）傷寒五六日，正當傳少陽之期。中風往來寒熱，太陽之寒熱，寒時亦熱，熱時亦寒。往來者，寒已而熱，熱已而寒也。胸脅苦滿，胸脅為少陽之位。默默不欲飲食，心煩，喜嘔，或胸中煩而不嘔，或渴，少陽火邪。或腹中痛，木剋土。或脅下痞硬，木氣填鬱。或心下悸，

有痰飲。小便不利，或不渴，有蓄飲，身有微熱，太陽未盡。或咳者，此湯主之。少陽所現之症甚多，柴胡湯所治之症亦不一。加減法具載方末。

季按：寒熱往來，是寒已而熱，熱已而寒，往來不斷而無止期。故曰往來。

（二）血弱氣盡腠理開，邪氣因入，與正氣相搏結於脅下，正邪分爭，往來寒熱，休作有時，默默不欲食，臟腑相連，其痛必下。邪高痛下，故使嘔也。邪在上焦水穀不得入，而痛在下焦，逆氣上行，故使水穀嘔出也。小柴胡湯主之。服柴胡湯已，渴者，屬陽明也，以法治之。渴者是雖水已得下，而三焦油膜中火仍不已，薰灼其油乾燥，遂為轉屬陽明之燥氣矣。邪在上焦為邪高，邪在下焦為痛下。

（三）傷寒四五日，身熱惡風，頸項強，此是太陽所同。脅下滿，此是少陽所獨。手足溫而渴者，前條之渴者屬陽明，此因脅下滿則雖似陽明，不作陽明治矣。小柴胡湯主之。

（四）凡柴胡湯病證而下之。誤治。若柴胡證不罷者，復與柴胡湯，凡誤治而本證未罷，仍用本證之方。他經盡同，不獨柴胡證也。必蒸蒸而振卻，發熱汗出而解。邪已陷下，故必振動，而後能達於外。辨脈法篇云：戰而汗出者，其人本虛，是以發戰。發熱汗出，邪仍從少陽而出。

（五）傷寒十三日不解，過經二候。胸脅滿而嘔，此少陽的證。日晡所發潮熱，此似陽明。已而微利，又現裡

證，藥亂則證亦亂。此本柴胡證。下之而不得利，今反利者，知醫以丸藥下之，非其治也。以湯劑，利之不應，復以丸藥利之，是謂重傷。潮熱者，實也。先宜小柴胡湯以解外，雖潮熱本屬少陽之邪，故仍以柴胡解外。後以柴胡加芒硝湯主之。解在後，加芒硝湯下。

（六）陽明病，發潮熱，大便溏，小便自可，胸脅滿而不去者，小柴胡湯主之。

陽明潮熱，乃當下之症。因大便溏，小便自可，則裡證未具，又胸脅常滿，則邪留少陽無疑，故用此湯和解之。

（七）陽明病，脅下硬滿，少陽證。不大便，可下。而嘔，亦少陽證。舌上白苔者，邪未結於陽明，故舌苔白。雖不大便，不可下，此要訣也。可與小柴胡湯。上焦得通，津液得下，胃氣因和，身濈然汗出而解也。此四句申明小柴胡之功效如此，所以諸症得之皆癒也。

按：少陽之外為太陽，裡為陽明，而少陽居其間。故少陽之證，有兼太陽者，有兼陽明者。內中見少陽一症，即可用小柴胡湯，必能兩顧得效，仲景所以獨重此方也。（徐洄溪）

（八）嘔而發熱者，小柴胡湯主之。

但發熱而非往來寒熱，則與太陽陽明同。唯嘔則少陽所獨，故亦用此湯。

附：少陽與太陽、陽明之嘔辨

同一嘔也。發熱仍惡寒而嘔者，屬太陽。寒熱而嘔者，屬少陽。惡熱屬陽明，當分三陽而治之。具無寒不熱

之嘔，則專取諸中焦。

（九）傷寒中風有柴胡證，但見一症便是，不必悉具。

少陽與太陽、陽明相為出入，一症可據，雖有他症可兼治矣。

● 四、脈 象

（一）傷寒五六日，頭汗出，微惡寒，手足冷，心下滿，口不欲食，大便硬，脈細者，此為陽微結，陽氣不能隨經而散，故鬱結不舒。非藥誤即遷延所致，亦壞症之輕者。必有表，復有裡也。以上諸症，有表有裡，柴胡湯兼治表裡。脈沉，亦在裡也。脈細者必沉。汗出為陽微，假令純陰結，不得復有外證，陰則無汗。此為半在裡半在表也。脈沉為裡，汗出為表。脈雖沉緊，細即有緊象。不得為少陰病。所以然者，陰不得有汗，此為要訣。今頭汗出，故知非少陰也。可與小柴胡湯，設不了了者，得屎而解。得湯而不了了者，以其有裡證。故大便硬，必通其大便，而後其病可癒。其通便之法，即加芒硝及大柴胡等方是也。

（二）太陽病十日以去，脈浮細而嗜臥者，外已解也。設胸滿脅痛者，與小柴胡湯。脈但浮者，與麻黃湯。解見麻黃湯。

（三）陽明中風，脈弦浮大，弦屬少陽，浮大屬陽明。而短氣，腹部滿，脅下及心痛，此少陽證。久按之氣不通，鼻乾不得汗，嗜臥，此症又似少陰。一身及面目悉黃，小便難，此二症則以太陰。有潮熱，此似陽明。耳前

後腫，刺之小差。外不解，病過十日，脈續浮者，與小柴胡湯。脈浮雖有裡證，邪仍欲外出。脈但浮，無餘症者，與麻黃湯。但浮無餘症，則裡證全無，必從汗解，故用麻黃湯，若不屎，膀胱氣絕。腹滿，加噦者，不治。

　　此二條說明陽明中風之證，有裡邪，用小柴胡湯。無裡邪，則用麻黃湯。以脈症為憑，無一定法也。

　　論中陽明篇云：陽明病不能食，攻其熱必噦，所以然者，胃中虛冷故也。「虛、冷」二字尤明，蓋陽微欲盡也。又云：大吐，大下，汗出怫鬱，復與之水，以發其汗，因得噦。《靈樞》云：真邪相攻，氣並相逆，故為噦，即呃逆也。《素問》云：病深者，其聲噦，乃肺胃之氣隔絕所致，兼以腹滿，故不治。（徐洄溪）

　　（四）傷寒，陽脈濇，陰脈弦，法當腹中急痛，先與小建中湯。不差者，與小柴胡湯主之。（詳見桂枝類中）

　　（五）本太陽病，轉入少陽者，此為傳經之邪也。脅下硬滿，乾嘔，不能食，往來寒熱，以上皆少陽證。尚未攻下，脈沉緊者，未吐下，不經誤治也，少陽已漸入裡，故不浮而沉緊，則弦之甚者，亦少陽本脈。與小柴胡湯。

　　（六）傷寒差以後更發者，小柴胡湯主之。此復症也。非勞復，非女勞復，乃正氣不充，餘邪未盡，留在半表、半裡之間，故亦用小柴胡。復病治法明著於此，後世議論不一，皆非正治。脈浮者，以汗解之。脈沉者，以下解之。復症之中更當考此二脈。

　　如果脈見浮象，則邪留太陽，當用汗法。如脈見沉實，則裡邪未盡，當用下法。但汗之，不著方名者，因汗

下之法不一，醫者於麻黃、桂枝及承氣、大柴胡等方，對症之輕重擇而用之，則無不中症矣。

● 五、藥 解

柴胡疏木，使半表之邪得以外宣。黃芩清火，使半裡之邪得以內徹。半夏豁痰飲，降裡氣之逆。人參補久虛，助生發之氣。甘草助柴芩，調和內外。薑、棗助參、夏，通達營衛。相需相濟，使邪無內向，而直從外解也。

本方注重柴胡。

唐容川曰：仲景所用柴胡，是今四川產者，一莖直上，中通有白瓤，非別省紅軟銀白等柴胡也。各省各柴胡性烈，非少陽之性也，用之傷人，比羌獨活更烈，決不可用。讀仲景書者，若見四川柴胡，則知仲景用藥之妙。

● 六、本湯加減法

徐洄溪曰：本方加減須細審。

（一）若胸中煩而不嘔者，去半夏、人參，加瓜蔞實一枚

胸中煩者，邪氣內侵君主，故去半夏之燥。不嘔者，胃中和而不虛，故去人參之補，加瓜蔞實之苦寒，導大熱以下降也。瓜蔞實除胸痺，此小陷胸之法也。

（二）若渴者去半夏，加人參，合前成四兩半，瓜蔞根四兩

半夏燥津液，非渴者所宜。人參甘而潤，瓜蔞根苦而涼，徹熱生津，二物為當。徐洄溪云：半夏能滌痰濕，即

能耗津液。

（三）若腹中痛者，去黃芩，加芍藥三兩

腹中痛者，邪干中土，胃陽受困，故去黃芩之苦寒，加芍藥以通脾絡也。

（四）若脅下痞硬，去大棗，加牡蠣四兩

甘者，令人中滿。痞者，去大棗之甘，鹹以軟之。痞硬者，加牡蠣之鹹，故別錄云治脅下痞熱。

（五）若心下悸，小便不利者，去黃芩，加茯苓四兩

飲而水蓄不行為悸，小便不利。《內經》曰：腎欲堅，急食苦以堅之，堅腎則水益堅，故去黃芩之苦寒，淡味滲泄為陽、茯苓甘淡以泄伏水。又齊有堂曰：無口苦咽乾者，不可用黃芩。

（六）若不渴，外有微熱者，去人參，加桂枝三兩，溫覆取微似汗癒

此病仍在太陽，故不用生液之人參。宜加解外之桂枝，溫取微汗也。

（七）若咳者，去人參、大棗、生薑，加五味子半升，乾薑二兩

咳者，肺氣逆也。甘則壅氣，故去人參、大棗。《內經》曰：肺欲收，急食酸以收之。肺氣上逆，故加乾薑之熱以溫肺，五味之斂以降逆。凡咳皆去人參，長沙之密旨：既有乾薑之溫，不用生薑之散。既用五味之斂，不用大棗之緩也。

論中凡可通用之方，必有加減法。

七、煮服法

上七味，以水一斗二升，煮取六升，去滓，再煎取三升，溫服一升，日三服。

（一）去滓再煎之異義

少陽經用藥，有汗、吐、下三禁，故但取小柴胡湯以和之。然一藥之中，柴胡欲出表，黃芩欲入裡，半夏欲祛痰，紛紛而動，不和甚矣。故去滓再煎，使其藥性合而為一，漫無異同，俾其不致僨事耳。

徐洄溪曰：去滓再煎者，此乃和解之劑。再煎則藥性合和，能使經氣相融，不復往來出入，古聖不但用藥之妙，其煎法俱有精義。

季按：再煎各煎之義，分辨清晰，宜深思熟記。

（二）日三服之意義

古方一劑必分三服，一日服三次，並有日服三次者。蓋藥味入口，即行於經絡，祛邪養正，性過即已，豈容間斷。今人則每日服一次，病久藥暫，此一曝十寒之道也。

徐洄溪云：此湯除大棗共二十八兩，較今秤亦五兩六錢零。雖分三服，已為重劑。蓋少陽介於兩陽之間，須兼顧三經，故藥不宜輕。

八、本湯按古準今之分兩

王孟英謂小柴胡湯柴、半各八兩。以今準之，各得六錢零八釐。參、草、芩、薑各三兩，準今各得二錢二分八釐。大棗十二枚，以水一斗二升，準今則八合零四抄。煮

至減半，去滓，再煮至減半。夫煎而又煎，僅四分之一，其湯之濃郁甘柔可知矣。喻氏謂和劑取其各藥氣味之相和。余謂取其氣緩味厚，斯為補正托邪之用。故唯風寒正瘧，可以按法而投，則參、甘、薑、棗，補胃滋營，半夏利其樞，柴芩解其熱，病無不癒矣。

● 九、本湯用人參之理由

和解藥中，有人參之大力居間，外邪遇正，自不爭而退舍。設無大力者當之，則正氣不足以勝邪氣，其猛悍縱恣，安肯聽命和解耶？小柴胡湯之人參者，在藉人參之力，領出在外之邪不使久留，乃得速癒為快。所以虛弱患感之體，必用人參三五七分入表藥中，少助元氣，以為祛邪之主。李東垣治內傷外感者，用補中益氣，加表藥一二味熱服最效。

● 十、本湯柴胡發汗之原理

病之用柴胡而汗出者，上焦得通，津液得下，胃氣因和，故汗自作耳，非柴胡發其汗也。升葛亦然，即荊防亦然。

● 十一、本湯治半表半裡證與五苓散理中湯治半表半裡證辨

邪在營衛之間，謂之半表半裡，太陽陽明之間，少陽居身之半表半裡，五苓散分陰陽膀胱經之半表裡，理中湯治吐瀉上下之半表裡。

● 十二、本湯兼治

（一）兩脅脹痛

兩脅乃少陽所主，今見脹痛，是少陽之氣抑鬱不舒也。柴胡力能舒太陽之氣，故治之癒。

（二）頭響兩側脹

頭之兩側，乃少陽所主，今見脹而響，是少陽之火浮於上也。柴胡湯力能治少陽之經，倍黃芩力能清少陽之火，故治之癒。

（三）兩耳紅腫痛甚

兩耳前後，俱屬少陽所主，今見紅腫痛甚，是風熱之邪，聚於少陽也。小柴胡湯力能治少陽之風熱，故治之癒。

（四）瘧疾

瘧之為病，多緣外邪伏於少陽，不能從轉輸而出。少陽居半表半裡，邪慾從陽明而出則熱，欲從太陰而入則寒。諸書云瘧不離少陽，皆是明少陽之經氣不舒，轉輸失職，邪故伏而不出。小柴胡湯力能伸少陽之氣，少陽之氣伸，轉樞復運，邪自從此而出，病自癒而人自安也。

（五）吐酸不食

不食而吐之症屬於太陰，理宜溫中、健脾。今見不食吐酸，明是木氣不舒，上剋脾土，土畏木剋，故不食。酸屬木，乃是稟少陽熱氣所化，土木相凌故見以上症形。小柴胡湯力能舒少陽之氣，少陽之氣伸，即不克制脾土，兩經氣平，而病自不作矣。

（六）婦女熱入血室

肝為藏血之所，肝與膽相為表裡，膽移熱於肝，熱入血室，故見譫語。小柴胡湯力能治肝膽邪熱，故治之癒。

（七）鼻淵

鼻流濁涕，名曰鼻淵，此膽熱移於腦也。宜小柴胡湯，外用吹藥。

按：此方功用頗多，加減變化亦無窮，傷寒書言之甚詳，茲不多贅。

● 十三、驗舌參證宜本湯

（一）白苔中紅舌

白苔舌中輪紅，舌尖白，此太陽經初傳寒邪之舌，乃元津內虧，亦有少陽受寒，經血素虛，而鬱熱俱不解者，均宜本方去半夏加淡豉。

（二）白苔尖紅舌

滿舌白苔而尖色鮮紅，此乃熱邪內盛，而後感客寒入少陽經也。宜小柴胡加淡豆豉。

（三）白尖紅根舌

此邪在半表半裡也。其證寒熱往來，耳聾口苦，腳痛，脈浮弦。宜小柴胡加淡豆豉和之。

（四）白苔薄白沿紅舌

在表證為邪初入裡，丹田有熱，胸中有寒，乃少陽半表半裡證。宜小柴胡加梔子豉湯。

（五）全舌淡紅，薄白苔，右邊中截至根，白苔偏厚者

此舌病在肌肉，邪在半表半裡，必往來寒熱，故宜小

柴胡和解之。

（六）苔色微白舌

小柴胡治瘧，認證在「嘔吐脅痛，畏寒不渴，苔色微白」十二字。若苔黃微燥或絳，大渴思涼，寒微熱甚，則此湯不可與也。

（七）舌上白苔者

陽明病，脅下硬滿，不大便而嘔，舌上白苔者，予以小柴胡，上焦得通，津液得下，胃氣因和，身濈然汗出而解也。

● 十四、小柴胡湯去人參、生薑、大棗加乾薑、五味治咳之發明

咳嗽初由風寒，久久不癒，則聲啞羸瘦，痰中帶血，氣喘偏睡，變成虛勞。時醫或謂外邪失表所致，或謂內傷及酒色過度所致，既已成瘵，即戒用辛熱之品，取甘潤之劑，靜以養陰，令真陰復而陽不亢，金水相滋，則咳嗽諸病除矣。然此說一行，誤人無算。南醫六味地黃丸、黑歸脾湯等料，加麥門冬、五味、淡菜膠、海參膠、阿膠、人乳粉、秋石霜、紫河車、八旦杏仁、川貝母、豬脊髓之類，百服百死，誠可痛恨。

余讀《金匱》書中，隱寓有大手眼，喻嘉言亦悟其妙，俱隱而不發者，難與俗人言也。余臨證以來，每見咳嗽百藥不效者，屏去雜書之條緒紛繁，而覓出一條生路，止於《傷寒論》得之。《傷寒論》云：上焦得通，津液得下，胃氣因和三句，是金針之度。蓋寒熱之邪，挾津液而

上聚於膈中，以致咳嗽不癒。若風寒不解，其津液何以得下耶？若誤行發散，不唯津液不下，而且轉增其上逆勢矣！此所以通其上即和其中，和其中愈通其上矣。至於風寒纏綿不已，積而成癆及一切痰火哮喘，咳嗽瘰癧等證，皆緣火勢燻蒸日久，頑痰膠結經隧，所以火不熄，則津液不能下灌靈根，而精華盡化為敗濁耳。且人全賴水穀之氣生此津液，津液結則病，津液枯則死。

《傷寒論》小柴胡湯謂咳者去人參、生薑、大棗加乾薑、五味子，此為傷寒言而不盡為傷寒言也。余取三焦得通三句，借治癆傷咳嗽。往往獲效。

季云按：取上焦得通，津液得下，胃氣因和三句，治癆傷咳嗽甚效。

● 十五、本湯人參柴胡袪邪健中之精義

瘧之寒熱往來，乃邪在少陽，木邪侮土，中宮無主，故寒熱無定。於是用柴胡以袪少陽之邪，柴胡必不犯脾胃，用人參以健中宮之氣，人參必不入肝膽，則少陽之邪自去，而中土之氣自旺，二藥亦各歸本經。

● 十六、本證之往來寒熱與瘧相似之異點

本證之往來寒熱與瘧相似，而實不同。瘧當病來之時，汗出之後，動作飲啖如平人，有寒熱往來不能也。

● 十七、本湯治風寒入足少陽之正瘧

王孟英曰：果係足少陽風寒正瘧，則參、甘、薑、棗

補胃和營，半夏利其樞，柴芩解其熱，無不立癒。蓋風寒
自表而受，胃腑空虛，自能納穀。治必先助胃氣，托邪外
出。即禦外邪，杜其內入，誠一舉兩全之策也。故以小柴
胡湯為適宜。

● 十八、本湯不適於陽明暑瘧

　　《潛齋醫學叢書》載論軒岐長沙之書，論瘧不止少陽
一經，治瘧不僅柴胡一方，何以今人患瘧，必以柴胡為不
祧之藥耶？夫風寒之瘧，可以升散。暑濕之瘧，必須清
解。嘗見誤用小柴胡湯於暑瘧者，將熱邪肝火，一併提
升，遂嘔逆頭眩，汗出熱壯，脅痛耳聾，神昏欲絕。醫者
不察病因，但泥嘔逆耳。耳聾脅痛為少陽的證，更不辨其
邪之為寒為暑，而小柴胡之錯遂成鐵鑄。

　　今人因《傷寒》少陽篇有耳聾一症，遂以小柴胡湯為
外感耳聾之專方。若溫熱暑濕諸感見耳聾者，皆熱邪上薰
金受火剋之故也，豈小柴胡之可投哉？往往初不耳聾，而
柴胡一進，其耳遂聾者，柴胡提其熱邪上升使然耳。

　　又徐洄溪治瘧概用柴胡，是其一短。

　　又醫者執此和解之法，謂不犯汗吐下之險，病者見其
參、胡並用，謂補正祛邪，具一舉兩全之美，最為上策。
孰知和解是少陽傳經傷寒之劑，不可以概和各經各氣之各
病，徒使參、胡升提熱邪上逆，致一身之治節，無以清肅
下行。而薑、棗溫膩濕濁於中焦，致運化之樞機，失其灌
溉之敷布，氣機愈窒，津液愈乾，和解之湯愈進，而氣愈
不和，病愈不解，往往以此誤人多矣。

● 十九、本湯為濕熱暑溫諸瘧所忌

本方乃正瘧之主方，古人謂為和劑。凡溫熱暑濕諸瘧，邪從口鼻而受，肺胃之氣，先已窒滯，病發即不飢惡谷，脘悶苔黃。苟不分別，但執此湯為聖法，則參、甘、薑、棗，溫補助邪，驟則津涸神昏，緩則邪留結痞。且有耗散陰液而成瘧癆者，即不用全方，而專以柴胡為治瘧主藥，亦唯榮陰充裕，或溫熱暑濕之邪，本不甚重，及兼感風寒之表邪者，乃可見功。古云柴胡劫肝陰，良有以也。

● 二十、本湯與《金匱》對舉合勘之點

（一）《傷寒》原文

如上述。

（二）《金匱》原文

1. 諸黃腹痛而嘔者，宜柴胡湯。（見黃疸篇）

2. 嘔而發熱者，小柴胡湯主之。（見嘔吐篇）

3. 產婦鬱冒，其脈微弱，嘔不能食，大便反堅，但頭汗出。所以然者，血虛而厥，厥而必冒，冒家欲解，必大汗出。以血虛下厥，孤陽上出，故頭汗出。所以產婦喜汗出者，亡陰血虛，陽氣獨盛，故當汗出，陰陽乃復，大便堅，嘔不能食，小柴胡湯主之。（見產後篇）

● 二十一、本湯不能解熱之點

（一）太陽經表熱。

（二）陽明經標熱。

以上二熱，皆不能解，誤用之，害立至。

● 二十二、本湯禁用

（一）夾陰傷寒，面赤發熱，脈沉足冷者——服之，立至危殆。

（二）內虛有寒。

（三）大便不實。

（四）脈息小弱。

（五）婦人新產發熱。

● 二十三、本湯治熱入血室有三而其旨不同

所謂熱入血室者，乃經水方至，遇熱不行，故用清涼解之也。

（一）婦人中風七八日，續得寒熱，發作有時，此即如下文所謂瘧也。經水適斷者，此為熱入血室，其血必結，血因熱結而成瘀矣。故使如瘧狀，發作有時，小柴胡湯主之。即以治瘧之法治之。（見《金匱》婦人雜病篇）

按：室者，屋室也，謂可以停止之處。人身之血室者，榮血停止之所，經脈留會之處，即衝脈是也。王冰曰：衝為血海，言諸經之血，朝會於此。男子則上行生津，女子則上為乳汁，下為月水。（成無己）

（二）婦人中風發熱惡寒，經水適來，彼雲斷此雲來。得之七八日，熱除而脈遲身涼，外邪內伏。胸脅下滿如結胸狀。譫語者，此為熱入血室也，血室為中焦榮氣之所聚。肝藏血，心主血，榮血結滯，則肝氣與心經之氣亦

凝，故脅滿而神昏譫語。當刺期門，隨其實而瀉之。

釋引：期門在乳下第二肋端，去乳頭約四寸。肝募也，厥陰、陰維之會，刺入四分，血結則為有形之證，湯劑一時難效，故刺期門以泄厥陰有餘之熱，則尤親切而易散。

此是血全空而熱乃入者。空則熱不得聚而游其部，故脅滿疼。小柴胡加赤芍生地亦已。衝脈為血海即血室也，男女皆有之。（王宇泰）

「血室」二字，或主於衝，或主於肝，一就源頭言之，一就藏聚言之，兩說雖異，其理則同。（沈芊綠）

（三）婦人傷寒發熱，經水適來，晝日明了，暮則譫語如見鬼狀者，此為熱入血室，晝清而夜昏者，血室屬陰，病在陰經也。無犯胃氣及上二焦，必自癒。此為中焦營氣之疾，汗下二法皆非所宜，小柴胡湯刺期門則其治也。

按：熱入血室之狀，此二條為最詳。婦人傷寒，此證最多，前條證稍輕，後二條尤重，男子亦有之。

陸九芝云：大柴胡及桃仁承氣、犀角地黃湯，俱為熱入血室的對之方。婦人經水適來適斷，表邪乘血之虛，入於血室。若晝日譫語，為邪客於腑與陽爭也。此晝日明了，暮則譫語如見鬼狀，是邪不入腑，而入於血室，與陰爭也。（成無己）

● 二十四、本證由問而得之一般

本證大半由問而得。如口苦，咽乾，目眩，往來寒熱，胸脅苦滿，默默不欲飲食，心煩喜嘔等，皆因問而

知。此孫真人所以有未診先問也。

第二節 大柴胡湯

● 一、用 量

（一）仲景

柴胡半斤　黃芩三兩　半夏半升，洗　芍藥三兩　枳實四枚，炙　生薑五兩，切　大棗十二枚，擘　大黃二兩

此即小柴胡去人參、甘草加枳實、芍藥、大黃，乃少陽陽明合治之方也。

（二）洄溪

柴胡八分　白芍錢半，炒　黃芩錢半　枳實錢半　半夏錢半，製　生薑五片

徐洄溪曰：熱結胸中，少陽不解，故心下急，鬱鬱微煩，而嘔不止者，為大柴胡證。因往來寒熱，故倍生薑佐柴胡以解表。結熱在裡，故去參、甘之補益，加枳、芍以舒急也。後人因「下之」二字妄加大黃，要知條中並無大便硬，更有下利證，則不得妄用大黃以傷胃氣也。

● 二、定 義

此少陽表裡未解，熱結在裡。為製攻裡解表之溫清合法方也。

● 三、病 狀

（一）太陽病經過十餘日，反二三下之，一誤再誤。

後四五日柴胡證仍在者，如寒熱嘔逆之類。先與小柴胡湯。嘔不止，心下急，鬱鬱微煩者，猶有裡證。為未解也，與大柴胡下之則癒。前雖已下，非下法也，以大柴胡湯兩解之。

經過與壞病同，不知何逆而二三下之，適所以致逆，故曰反也。下而又下，陽明雖未傷，而少陽亦未除，故曰柴胡證仍在也。

嘔不止，鬱鬱微煩，乃邪擾三陽，必中有燥屎，非下除之不可，故以大柴胡湯兼治之。

（二）傷寒十餘日，熱結在裡，此大黃之對症。復往來寒熱，此柴胡之對症。與大柴胡湯。此攻裡結熱以解表邪也。

（三）傷寒發熱，汗出不解，當用柴胡。心下痞硬，嘔吐而下利者，邪內陷，故用枳實、半夏、大黃。此湯主之。

● 四、脈 象

（一）傷寒後，後者過經之後諸症見輕而未痊癒也。脈沉者，內實也，沉為在裡。下解之，宜大柴胡湯。

按：《傷寒論》中，言宜某湯者，此臨證審決也。

（二）弦數。

● 五、藥 解

大柴胡為下劑之緩也。柴胡味苦平微寒，傷寒至於可下，則為熱氣有餘，應火而歸心，苦先入心，折熱之劑，

必以苦為主，故以柴胡為君。黃芩味苦寒。王冰曰：大熱之氣，寒以除之，推除邪熱，必以寒為助。故以黃芩為臣。芍藥味酸苦微寒，枳實味苦寒，《內經》云：酸苦湧泄為陰，泄實折熱，必以酸苦。故以枳實芍藥為佐。

半夏味辛溫，生薑味辛溫，大棗味甘溫。辛者，散也，散逆氣者，必以辛。甘者，緩也。緩正氣者必以甘。故半夏、生薑、大棗為之使也。

一方加大黃，以大黃有將軍之號，而功專於蕩滌，不加大黃，恐難攻下，必應以大黃為使也。用湯者審而行之，則十全之功可得矣。（成無己）

● 六、煮服法

上七味，以水一斗二升，煮取六升，去滓再煎，取三升，溫服一升，日三服。

● 七、本湯辨正

許叔微曰：大柴胡湯，一方無大黃，一方有大黃，此方用大黃者，以大黃有蕩滌蘊熱之功，為傷寒中要藥。王叔和云：若不用大黃，恐不名大柴胡湯。且經文明言下之則癒，若無大黃將何以下心下之急乎？就此而論，應從許叔微為近是。

● 八、本湯與《金匱》對舉合勘之點

（一）《傷寒》原文

如上述。

（二）《金匱》原文

按之心下滿痛者，此為實也，當下之，宜大柴胡湯。

此方藥味分兩皆同，唯條列病證異耳。

● 九、本湯舌辨

（一）舌現白苔，中夾變黃者

此陽明裡證夾溫舌也。邪熱上薰，土色上溢，故令白苔中夾兩條黃色。若脈長，煩躁惡熱，轉矢氣者，宜大柴胡湯。或調胃承氣湯。

別證見此舌，是病在脾胃而諸經無病。宜用生大黃、枳殼、厚朴等藥治之。

（二）久病舌微黃者

舌微黃不甚燥，此表邪失汗，初傳於裡，用大柴胡湯。

（三）舌苔白中滿乾黑芒刺者

此乃少陽不解，熱鬱陽明腑也。其證不惡寒反惡熱。脈實者，有宿食。

大柴胡湯加芒硝急下之，然多危證。

附：白苔黑刺舌刮之淨否辨

刮之黑刺即淨，光潤不乾，口渴而消水不多，身灼熱，欲剝衣滾地，在雜病為真寒假熱之裡證。法宜甘溫除大熱加減，甘溫救補湯治之癒。若刮之不淨，乾燥粗澀，乃十二經皆熱極，不獨傷寒傳陽明裡證始有此舌，故用大柴胡湯加芒硝下之為適宜。

（四）舌尖苔黃，中根紅，脈浮惡寒者

黃尖舌者，此邪熱初傳胃腑也。如脈浮惡寒者，係表邪未解也。故用大柴胡湯兩解之。

（五）黃尖白根舌者

此傷寒少陽膽經傳陽明腑病也。若陽明病多者，宜大柴胡湯。

（六）中間一路舌質潤，苔黑燥，兩邊白者

此因素有蓄血，正氣內虛，邪氣外實，兩邊獨白者，故宜大柴胡湯。

● 十、本湯升降同劑之妙用

按：柴胡、大黃之藥，升降同用，正是仲景處方之妙。柴胡升而散外邪，大黃降而泄內實，使病者熱退氣和而自癒。

● 十一、本證嘔不止應急下與陽明證嘔多不可下辨

陽明證嘔在上，而邪亦在膈之上，未入腑，故不可下。本證嘔不止，心下急，乃邪在膈之下，已屬胃，乃可下也。可下不可下，最不容誤。

● 十二、本湯與小柴胡湯主攻主和之異點

大小柴胡湯俱是兩解表裡之劑，而有主攻主和之殊。所以大柴胡主降氣，小柴胡主調氣，調氣無定法，故小柴胡除柴胡、甘草外，皆可進退。降氣有定局，故大柴胡無加減法。此其異點也。

十三、本證與調胃承氣、生薑瀉心、桂枝人參三證之區別

汗出不解，蒸蒸發熱者，是調胃承氣湯證。汗出解後，心下痞硬下利者，是生薑瀉心證。本證心下痞硬，協熱而利，表裡不解，似桂枝人參證，然彼在妄下而不嘔，此則未經下而嘔。

夫嘔而發熱，小柴胡湯主之矣。然痞硬在心下而不在脅下，斯虛實補瀉之所由異也，故去參甘之甘溫益氣，而加枳實之酸苦湧泄耳。此四證之區別也。

十四、本湯加石膏、花粉治噤口痢

唐容川曰：噤口痢者，胃為邪熱濁氣所攻，踞其清和之氣，盡化而為濁滯，下注於大腸則為痢。停聚胃中，則拒而不納，用大柴胡湯加石膏、花粉、人參，則攻逆生津，開胃進食，面面俱到。治噤口痢者，從無此論。吾今悟出切實之理，為斯人大聲疾呼：予謂此能化生胃津，得進食之本。

十三、本湯兼治

（一）表有寒熱脅痛諸證。

（二）小兒挾熱瀉利。

第三節 柴胡加桂枝湯

● 一、用 量

（一）仲景

柴胡四兩　黃芩　人參　桂枝去皮　芍藥　生薑各一兩半，切　半夏二合半，洗　甘草　兩，炙　大棗六枚，擘

（二）洄溪

柴胡七分　白芍錢半，酒炒　桂枝八分　人參八分　黃芩錢半，酒炒　甘草五分　半夏錢半，製　生薑三片　大棗三枚

此小柴胡與桂枝湯並為一方，乃太陽少陽合病之方。

● 二、定 義

此太少兩陽合病。為製和解少陽，發散太陽之溫清合法方也。

● 三、病 狀

傷寒六七日，發熱微惡寒，支節疼煩，以上太陽證。微嘔，心下支結，以上少陽證。外證未去者，太陽證為外證。柴胡桂枝湯主之。

此邪入少陽而太陽證未去也，發熱惡寒，支節煩疼，太陽證也，乃惡寒而微，但支節煩疼而不頭項強痛，則太陽證亦稍減矣。嘔而支結，支者，側也、小也。支結者，

即心下側之小結也。少陽證也，乃嘔逆而微，但結於心下之偏旁，而不結於兩脅之間，則少陽亦淺也。故合柴胡桂枝二湯兩解表裡之邪。

● 四、脈 象

脈弦浮數。

● 五、藥 解

以桂枝解太陽未盡之邪，柴胡解心下之微結微嘔，合兩方為一，則兩陽表裡之邪，無不盡解矣。凡口不渴，身有微熱者，當去人參。此以六七日來，邪雖不解，而正氣已虛，故用人參以和之。

柯韻伯曰：桂枝、甘草得桂枝之半，柴、參、芩、夏得柴胡之半，薑、棗得二方之半，是二方合半，非各半也。與麻黃桂枝各半湯又不同。

● 六、煮服法

上九味，以水七升，煮取三升，去滓，溫服一升。

● 七、本湯與《外台》對舉合勘之點

（一）《傷寒》原文
如上述。
（二）《外台》原文
治心腹卒中痛者，謂從表入者，從半表治也。

八、本湯兼治

（一）心腹卒痛，肝木乘脾土者。

（二）傷風，發熱自汗，或鼻鳴乾嘔，或痰氣上攻等症。（薛立齋）

第四節 柴胡加龍骨牡蠣湯

一、用 量

（一）仲景

柴胡 龍骨 生薑 人參 茯苓 鉛丹 黃芩 牡蠣 桂枝各一兩半 半夏二合 大棗六枚 大黃二兩

（二）洄溪

柴胡八分 龍骨三錢 生薑三片 人參八分 茯苓二錢 鉛丹錢半 黃芩錢半 牡蠣三錢 桂枝八分 半夏錢半，製 大棗三枚 大黃錢半

二、定 義

此妄下後，正氣虛耗入裡，而復外擾三陽。為製和解鎮固，攻補兼施之雜療方也。

三、病 狀

傷寒八九日，下之。即陷入裡。胸滿，柴胡、黃芩。煩驚，龍骨、鉛丹、牡蠣。小便不利，譫語，大黃。一身盡重，不能轉側者，茯苓。此湯主之。

現症錯雜，藥亦隨症施治，真神化無方者也。

● 四、脈 象

脈細數。

● 五、藥 解

是證也，本陰陽錯雜之邪。是方也。亦攻補錯雜之藥。柴、桂解未盡之表邪，大黃攻已陷之裡熱，人參、薑、棗補虛而和胃，茯苓、半夏利水而降逆，龍骨、牡蠣、鉛丹之澀重、鎮驚、收心而安神明。此以錯雜之藥，而治錯雜之病也。

別錄：鉛丹即黃丹。生於鉛，出蜀郡平澤，氣味辛，微寒無毒。主治驚癇癲疾，除熱下氣，久服通神明。

附錄發明如下：

1. 成無己曰：仲景龍骨牡蠣中用鉛丹，乃收斂神氣以鎮驚也。

2. 王好古曰：澀可去脫而固氣。

3. 李時珍曰：鉛丹體重而性沉，味兼鹽礬，走血分，能墜痰去怯，故治驚癇癲狂吐逆反胃有奇功。能消積殺蟲，故治疳疾下痢有實績。能解熱拔毒，長肉去瘀，故治惡瘡腫毒，及入膏藥，為外科必用之物也。

● 六、煮服法

上十二味，以水八升，煮取四升，內大黃，切如棋子，更煮一二沸，去滓，溫服一升。

此煎藥成而後內大黃也。大黃只煮一二沸，取其生而流利也。（徐洄溪）

附：多煎少煎之法

大抵發散之藥及芳香之藥，不宜多煎，取其生而疏蕩。補益滋膩之藥，宜多煎，取其熟而停蓄。此其總訣也。

● 七、本湯攻補同用之意義

本湯大黃與人參同用。大黃自能逐去堅積，決不反傷正氣。人參自能充益正氣，決不反補邪氣。蓋古人製方之法，分經別臟，有神明之道焉。

● 八、本證身重不能轉側與風濕證身疼不能轉側辨

身重不能轉側者，下後血虛，津液不榮於外也。身疼不能轉側者，風濕相搏於經，而裡無邪也。經曰：傷寒八九日，下之胸滿煩驚，小便不利，譫語，一身盡重，不能轉側者，柴胡加龍骨牡蠣湯主之。又曰：傷寒八九日，風濕相搏，身體疼煩，不能自轉側，不嘔不渴，脈浮虛而濇者，桂枝附子湯主之。二者身體皆係不能轉側，頗相類似，但有差殊耳。

● 九、本湯熱濕身重與真武、桂附二湯寒濕身重辨

寒濕身重，用真武湯、桂枝附子湯，以不渴裡不熱也。而熱濕身重，用白虎湯與柴胡加龍骨牡蠣湯，以譫語胃有熱也。其風溫風濕身重，亦不外兼寒兼熱，故本湯用

芩、半、大黃為佐也。

● 十、本湯下後胸滿煩驚與各湯下後現象治法辨

下後心煩腹滿，治以梔朴，為邪入腹也。下後胸滿煩驚，治以龍牡，為邪入心也。

因火結而致煩驚，治以桂枝、龍、牡，挽心陽之外越也。因下而致煩驚，治以柴胡、龍骨、牡蠣，解心陽之內塞也。

大小陷胸，以高、下、緩、急別之。諸瀉心湯，以寒、熱、虛、實辨之。

半、芩治痰，芩、連降逆，梔、豉湧虛煩，參、附回陽虛，下後大法，於斯備矣。

● 十一、本湯兼治驚痰癲癇

徐洄溪云：此方能下肝膽之驚痰，以之治癲癇必效。

第五節　柴胡桂枝乾薑湯

● 一、用　量

（一）仲景

柴胡半斤　桂枝三兩，去皮　乾薑　牡蠣熬　甘草各二兩，炙　黃芩三兩　瓜蔞根四兩

（二）洄溪

柴胡八分　黃芩錢半　桂枝八分　瓜蔞三錢　乾薑八分　甘草五分　牡蠣三錢

二、定　義

此汗下後，胃虛邪陷，熱鬱於半表半裡，無陽明症狀。為製解表裡而復津液之溫清方也。

三、病　狀

傷寒五六日，已發汗而復下之，一誤再誤。胸脅滿用牡蠣。微結，小便不利，渴，以上皆少陽證，渴故用瓜蔞。而不嘔，故去半夏、生薑。但頭汗出，陽氣上逆用牡蠣。往來寒熱，用柴芩。心下煩者，黃芩、牡蠣。此為未解也，柴胡桂枝乾薑湯主之。

若邪陷入陽明之表，則必作結胸痞硬，協熱下利等證。今邪陷入少陽之裡，故令胸脅滿微結也。小便不利，渴而不嘔者，非停水之故，乃汗下損其津液也。論中有身無汗，獨頭汗出，發熱不惡寒，心煩者，乃陽明之表熱鬱而不得外越之頭汗也。今但頭汗出，往來寒熱，心煩者，無陽明證，知為少陽表熱，鬱而不和，上蒸之頭汗也。此為少陽表裡未解之證。故用本湯以專解半表之邪兼散半裡之結也。

頭汗解：頭為諸陽之首，陽氣不得降，故但頭汗出，半表半裡之寒邪未解，是上、下二焦之邪熱已甚，故往來寒熱，心煩耳。易言之，傷寒頭汗出，乃陽鬱於表，非陽虛於上也。又張壽頤云：頭乃諸陽之會，手足六陽經皆上於頭，會於巔頂。故頭汗出者，無非陽盛於上也。季雲每治小兒頭汗出，用白虎湯加味，其效如神。

　　如治司徒弟弟，年五歲，頭汗出，夜枕皆濕。用：

　　生石膏二錢，肥知母一錢，炙草一錢，粳米五錢，淡竹葉一錢，烏梅二枚，鮮白茅根三錢，鮮竹茹三錢，茵陳蒿二錢。服二劑頭汗全止。即遵陽盛於上而兼血熱治之之效也。

● 四、脈　象

　　脈數緊細。

　　緊與散對，乃得緊之真象。緊如轉索，散似飛花，緊散相反，形容如生。易言之，緊即聚之極也。其象左右彈人手指，而妖嬌剛勁之狀可掬。本證因寒水閉塞故現緊，因火鬱於內故現數，因發汗傷陰故現細。

● 五、藥　解

　　少陽表裡未解，故以柴胡桂枝合劑而主之，即小柴胡湯之變法也。去人參者，因其正氣不虛。減半夏者，以其不嘔恐助燥也。加瓜蔞根者，以其止渴兼生津液也。倍柴胡加桂枝，以主少陽之表。加牡蠣，以軟少陽之結。乾薑佐桂枝，以散往來之寒。黃芩佐柴胡，以除往來之熱，且可制乾薑，不益心煩。諸藥寒溫不一，故和則必須甘草焉。

● 六、煮服法

　　上七味，以水一斗二升，煮取六升，去滓，再煮取三升，溫服一升，日三服。初服微煩，復服汗出便癒。分解如下：

（一）初服微煩，藥力未及，復服汗出即癒者，可知此證非汗出不解也。

（二）初服煩即微者，是黃芩、瓜蔞之效。繼服汗出周身而癒者，是又薑、桂之功也。

（三）邪氣已深，一時不能即出，如蒸蒸而振，發熱汗出而解之類。

● 七、本湯與《外台秘要》對舉合勘之點

（一）《傷寒》原文

如上述。

（二）《外台秘要》原文

治瘧病寒多，微有熱，或但寒不熱，服一劑如神。

此方條文雖異，而藥味分兩煮服法皆同，可見一方不僅治一病也。

● 八、本湯與五苓散之同義

已發汗則陽氣外泄矣。又復下之，則陽氣下陷，水飲內動，逆於胸膈，故胸脅滿微結。小便不利，水結則津不升，故渴。所謂與五苓散同一義者以此。

● 九、本證微結與陽微結之異點

陽微結，係對純陰結而言，是指大便硬結實在胃。此微結，係對大結胸而言，是指心下痞，此異點也。其病在胸脅，與心下硬、心下支結同義，是又異中見同也。（柯韻伯）

● 十、本湯與小柴胡湯之同義

陽遏於外，不能四散，但能上冒為頭汗出，而通身陽氣，欲出不能，則往來寒熱，所謂與小柴胡證同一義者以此。（唐容川）

● 十一、本證頭汗出與遍身汗出辨

邪熱內蓄，蒸發腠理，遍身汗出者，謂之熱越。若身無汗，則熱不得越，熱蒸於陽，故但頭汗出也。要言之，頭者，諸陽之會也。邪傳諸陽，津液上湊，則汗見於頭也。

● 十二、本湯治瘧之神效

《金匱》以此湯治瘧，寒多微有熱及但寒不熱者，一劑如神。

第六節　柴胡加芒硝湯

● 一、用 量

（一）仲景

柴胡二兩　十六銖　黃芩　甘草炙　人參　生薑各一兩，切　半夏二十銖，洗　大棗四枚，擘　芒硝二兩

（二）洄溪

柴胡八分　黃芩錢半　半夏錢半，製　人參錢半　甘草六分　生薑三片　大棗三枚　芒硝三錢

● 二、定　義

此因誤服丸藥，致少陽、陽明並病，潮熱而利。為製解表除裡之溫清合法方也。

同起者為合病。一經未罷，一經復起者，為並病。合病者何？謂兩經各半，並勢相持而不移易也。並病之義有二：一曰兼併，一曰吞併。例如太陽證未罷，而陽明少陽之證即兼見者，為兼併也。所謂吞併者，如太陽證罷，而盡歸併於陽明也。（參舒馳遠）

● 三、病　狀

傷寒十三日不解，胸脅滿而嘔，日晡所發潮熱，已而微痢，此本柴胡證，下之而不得利，今反利者，知醫以丸藥下之，非其治也。

潮熱者，實也。先宜小柴胡湯以解外，後以柴胡加芒硝湯主之。

● 四、藥　解

先服小柴胡以解少陽之表，後加芒硝以除陽明之裡，不加大黃者，以地道原通，不用大柴胡者，以中氣已虛也。

徐洄溪曰：本草芒硝，治六腑積聚，因其利而復下之，所謂通因通用之法也。潮熱而利，則邪不停結，故較之大柴胡證用藥稍輕。

● 五、煮服法

上八味，以水四升，煮取二升，去滓，內芒硝，更煮微沸，分溫再服，不解更作。

釋：不解，不大便也。

此藥劑之最輕者，以今秤計之約二兩，分二服，則一服止一兩耳。

● 六、本湯加芒硝與大柴胡湯加大黃枳實之治法

大柴胡湯加大黃、枳實，乃合用小承氣也。此湯加芒硝，乃合用調胃承氣也。皆少陽、陽明同治之方。

● 七、本證標本互見之真象及先後治法之準繩

先得之證為本，後得之證為標。此證滿而嘔吐，明是小柴胡本證，而標病又見潮熱者，是陽明大腸之實熱也。其治法先用小柴胡以解外，使少陽嘔滿之本證得上達而解，後用加芒硝湯以泄大腸之實熱，則潮熱並癒矣。所謂先後準繩者以此。

● 八、本證十三日及日晡所之詮釋

十三日，經盡一週，既來復於太陽，當解而不能解，又交陽明主氣之期，病氣亦隨經氣而涉之。陽明主胸，少陽主脅，胸脅滿而嘔者，陽明之闔，不得少陽之樞以外出也。日晡所者，申、酉、戌之際也，陽明旺於申、酉、戌，故應其時而發潮熱。（陳古愚）

第五章
梔子湯類

第一節　梔子豉湯

● 一、用　量

　　（一）仲景
　　梔子十四枚，擘　香豉四合，綿裹
　　（二）洄溪
　　梔子三錢　淡豉三錢

● 二、定　義

　　此因汗吐下餘邪未淨，胸膈壅滯，煩擾不寧。為製泄
熱除煩之小辛涼之清方也。

● 三、病　狀

　　（一）發汗吐下後，諸法俱用，未必皆誤，而正氣已
傷矣。虛煩不得眠，虛為正氣虛，煩為邪氣擾，發汗吐
下，實邪雖去，而其餘邪因正氣不充，留於上焦，故陽氣
擾動而不得眠。

　　若劇者，必反覆顛倒，心中懊憹，反覆顛倒，身不得
寧也。心中懊憹，心不得安也。梔子豉湯主之。此非汗下
之所能除者，吐之而痰涎結氣，無不出矣。

按：汗吐下之後而邪未盡，則不在經而在肺胃之間，為有形之物，故必吐而出之。反覆顛倒，心中懊憹，摩寫病狀何等詳切。凡醫者之於病人，必事事體貼如身受之，而後用藥無誤。

心中懊憹，即是陽氣內陷。懊憹者，鬱悶不舒之象。故煩則懊憹不眠，躁則揚手擲足。蓋煩輕而躁重也。

（二）發汗若下之，而煩熱胸中窒者，煩熱且窒，較前虛煩等象為稍實。梔子豉湯主之。

按：胸中窒結痛，何以不用小陷胸？蓋小陷胸證，乃心下痛，胸中在心之上，故不得用陷胸。何以不用瀉心諸法？蓋瀉心證乃心下痞，痞為無形，痛為有象，故不得用瀉心。古人治病，非但內外不失毫釐，即上下亦不逾分寸也。

（三）傷寒五六日，大下之後，誤治。身熱不去，心中結痛者，未欲解也，外內之邪俱未解，結痛更甚於窒矣。梔子豉湯主之。

（四）陽明病下之，其外有熱，表邪未盡。手足溫，不結胸，無實邪。心中懊憹，飢不能食，痰飲停結。但頭汗出，陽邪在上，欲泄不泄。梔子豉湯主之。

身無汗，則熱不得越，而上蒸陽分，故但頭汗出。（張介賓）

頭者，諸陽之會，邪搏諸陽，津液上湊，則汗見於頭。（劉守真）

（五）下利後更煩，按之心下濡者，濡者，濕滯之象，非窒非痛也。為虛煩也，宜梔子豉湯。

● 四、脈象

陽明病，脈浮而緊，咽燥口苦，胸滿而喘，發熱，汗出，不惡寒反惡熱，身重。以上陽明本證，非因誤治而得者。若發汗則躁，心憒憒，反譫語，汗多陽虛。若加燒針，必怵惕煩躁不得眠。即前以火逼汗，亡陽驚狂之意。若下之，則胃中空虛，客氣動膈，心中懊憹，以前因用三法未必合度，故病不解，各有現症如此。舌上胎者，此句乃要訣。舌上有白苔，則胸中有物，而可用吐法。否則邪尚未結，恐無物可吐也。梔子豉湯主之。

按：難知載，煩者，氣也。躁者，血也。氣主肺，血主腎，故用梔子以治肺煩，用香豉以治腎躁。煩躁者，懊憹不得眠也。

● 五、藥解

梔子苦能泄熱，寒能勝熱，主治心中上下一切證。豆製而為豉，輕浮上行，化濁為清。

王孟英云：豆豉鹹平和胃，解魚腥毒，入藥和中，治溫熱諸證。

● 六、煮服法

上二味，以水四升，先煮梔子，得二升半，內豉，煮取一升半，去滓，分為二服，溫進一服，得吐者止後服。

此劑分兩最小，凡治上焦之藥皆然。

● 七、本湯梔子宜炒黑

本草謂梔子生用瀉火，炒黑止血。《臨證指南》治外感證，多用黑山梔。黃退庵云：近多炒用，用生者絕少。

按：本湯有病人舊微溏，不可與服，蓋以其苦寒，若炒黑，則寒性減，無論舊溏與否，皆可服矣。此所以用生者少歟。

● 八、本湯驗舌參證

（一）舌苔微黃不滑者——火初入胃，宜清解。

（二）微黃不滑，及舌苔不滑而澀者——微黃不滑者，火初入胃也。不滑而澀者，胃中有熱也。皆陽明傳裡，宜清解，故主梔子豉湯。

● 九、本湯表裡施治

病仍在表者，即不可下，病已入裡者，又不可汗，故梔子豉湯為表裡兼治。（魏荔彤）

● 十、本湯兼治

（一）陰虛勞復

吳歸安曰：熱病傷寒，腎氣已虧，稍加勞動，微挾風寒，其病復作。證仍頭痛，發熱惡風，舌燥口渴，六脈浮數者，此陰虛勞復也。

凡復證必挾風寒外邪，仍宜梔子豉湯加蔥白、薄荷、鮮生地、淡竹葉、麥冬、地骨皮之類，微汗之。如兼太

陽，加羌活。陽明加葛根。少陽加柴胡。

（二）出痘煩躁者

東垣云：火入於心則煩，入於腎則躁，皆心火為之。蓋火旺則金燥水虧，故心腎合而為煩躁也，宜梔子豉湯。

（三）痰涎滯氣者

凡汗下之後，正氣已虛，尚有痰涎滯氣，凝結上焦，以此引吐，宜梔子豉湯。（《辨舌指南》）

（四）暑熱霍亂者

王孟英謂此方治暑熱霍亂，兼解暑證，誤服桂附而致殆者。又云為宜解穢毒惡氣之聖藥。

論曰：余之治熱霍亂，獨推以為主劑者，蓋梔子苦寒，善泄鬱熱，故肘後方以之治乾霍亂矣。豉經蒸腐，性極和平，凡霍亂多由濕鬱化熱，挾穢濁惡氣擾攘中宮，唯此二物最為對證良藥，奈昔人皆不知察也。且二物之奇，匪可言罄，如偶以銀花、竹葉清暑風，配以白蔻、菖蒲宣穢惡。濕勝者，臣以滑、朴，熱勝者，佐以芩、連，同木瓜、扁豆則和平，合甘草、鼠黏而化毒。其有誤投熱藥而致燥亂昏沉者，亦必藉以為解，厥功茂矣，而古今之治霍亂者，從不引用，豈非一大缺點耶！

（五）卒然發呃者

周鳳岐曰：卒然發呃不止，用梔子豉湯一啜即安，如呃而兼嘔者，加生薑立效。

● 十一、本證心之反覆顛倒與三陰證身之反覆顛倒辨

身之反覆顛倒，則謂之躁無寧時，三陰死證也。心之

反覆顛倒，則謂之懊憹，三陽熱證也。故煩屬心，躁屬腎。懊憹者，即心中欲吐不吐，煩擾不寧之象也。

● 十二、本證虛煩與實煩辨

未經汗吐下之煩，多屬熱，謂之熱煩。已經汗吐下之煩，多屬虛，謂之虛煩。不得眠者煩，不能臥，若劇者，較煩尤甚。

● 十三、本湯祛邪救誤

陽明梔豉湯，猶太陽桂枝湯，既可祛邪，亦可救誤。（吳綬）

● 十四、溫病陰陽當行解散者宜本湯加生地、寸冬

溫病之發，陰氣先傷，設有當行解散者，必兼滋陰清熱之品參其間，昔賢於本湯加生地、寸冬是也。又蔥豉湯加童便亦可。

● 十五、本湯與《金匱》對舉合勘之點

（一）《傷寒》原文
如上述。
（二）《金匱》原文
下利後，更煩，按之心下濡者，為虛煩也，梔子豉湯主之。
此條與《傷寒》原文同。

● 十六、本湯服後吐與不吐之辨證

陳元犀謂此湯舊本有「得吐止後服」等字，故相傳為湧吐之方，柯韻伯亦因其說。唯張隱庵、張令韶極辯其訛曰：瓜蒂散二條，本經必曰吐之，梔子湯六節，並不言一「吐」字，且吐下後虛煩，豈有復吐之理？此因瓜蒂散內用香豉二合而誤傳之也。

愚每用此方，服之不吐者多，抑或有時而吐。要之，吐與不吐，皆藥力勝病之效也。其不吐者，所過者化，即雨露之用也。

一服即吐者，戰則必勝，即雷霆之用也。方非吐劑，而病間有因吐而癒者，所以為方之神妙歟。

季雲按：此說獨出心裁，極表贊同，徐洄溪尚不能辨，何況其他。

● 十七、本證邪熱與白虎、豬苓二證邪熱辨

邪熱客於上焦，虛煩與梔豉湯。邪熱客於中焦，乾燥煩渴與白虎湯。邪熱客於下焦為三焦俱熱，與豬苓湯。（成無己）

● 十八、本湯治喘與承氣湯治喘辨

陽明病，發熱汗出，不惡寒，胸滿而喘，用梔子豉湯者，此陽明內熱出表，非治外感也。陽明病，直視微喘，用承氣者，此陽明壞病也。

第二節 梔子甘草豉湯

● 一、用 量

（一）仲景

梔子湯原方加甘草二兩，炙

（二）迴溪

梔子、淡豉、甘草各一錢半

● 二、定 義

此熱乘心膈傷氣，而現陽明裡之表證。為製和中益氣之方也。

● 三、病 狀

凡用梔子湯，病人舊微溏者，不可與服之。此服梔子湯之戒。

若少氣者，梔子甘草豉湯主之。甘草能補中氣。苦寒之性，卻與虛寒之體不宜。

● 四、脈 象

脈浮數。

● 五、藥 解

熱傷氣者少氣，故用甘草以補中益氣，而氣自調耳。

● 六、煮服法

上三味，以水四升，先煮梔子、甘草取二升半，內豉，煮取升半，分二服，溫進一服，得吐便止。

● 七、醫 案

薛生白治某病，本濕溫，元氣不能載邪外出，有直犯中焦之勢。仿梔子甘草豉湯以梔子上下分開之，薑、芩左右升降之，芳香之草橫解之，以翼廓清諸邪，未識得奏膚功否。用：黑山梔、炒香豉、甘草，加淡芩、川鬱金、生薑、生香附、鮮石菖蒲。

第三節 梔子生薑豉湯

● 一、用 量

（一）仲景
梔子湯原方加生薑五兩
（二）洄溪
梔子、淡豉各一錢半　生薑五分

● 二、定 義

此虛熱相搏，胃氣不順，頻作嘔吐，為欲止其嘔，反令其吐而出之，妙方也。

無物為嘔，有物為吐，止嘔令吐，而嘔反止，匪夷所思也。

● 三、病　狀

凡用梔子湯，病人舊微溏者，不可與服之。若嘔者，梔子生薑豉湯主之。

● 四、脈　象

脈浮數弦。浮為在表，多主寒。弦脈從中直過，挺然指下，多主肝膽經病，與弱脈對勘，更為顯露。數為陰不勝陽，脈流薄疾，一息常六，此病寒熱錯雜，故現浮數之象。弦屬少陽，嘔病亦多屬少陽。

● 五、藥　解

虛熱相搏者多嘔，生薑散逆止嘔，梔、豉泄熱化濁，而虛熱自平，胃氣自調，嘔無不止。

● 六、煮服法

先煮梔子、生薑，餘俱加前法，得吐止後服。

● 七、本湯兼治

《漢藥神效》方載：本湯治噎膈食不下者，應如桴鼓。用：梔子八分，甘草一錢，豉二錢，先用水一盞六分，煎梔子至一盞，去滓，入豉、甘草煎至六分。

按：噎膈即食道麻痺，食道狹窄，食道隔等之謂。盞，即指通常茶杯。

● 八、醫 案

葉天士治張五，七脈小弦，納穀脘中哽噎。自述因平素抑鬱強飲。則知木火犯土，胃氣不得下行。

議苦辛泄降法：梔子、香淡豆豉、生薑汁，加黃連、鬱金、竹茹、半夏、丹皮。

第四節 梔子乾薑湯

● 一、用 量

（一）仲景
梔子十四枚，擘　乾薑二兩

（二）迴溪
梔子錢半　乾薑二錢

● 二、定 義

此下後虛煩，寒氣留中，上焦留熱。為製溫脾散熱之溫清方也。

● 三、病 狀

傷寒，醫以丸藥大下之，下未必誤，以丸藥大下則誤矣。身熱不去，外有微邪。微煩者，下後而煩，即虛煩也。此湯主之。下後故用乾薑。

身熱不去，是傷寒原有之證。故但曰不去，非因下後傷脾而身始熱也，亦非因下所致，是因熱不去而煩也。

（唐容川）

● 四、藥 解

　　梔子導陽熱以下行，乾薑溫中土以上達，上下交，煩熱止矣。

● 五、煮服法

　　上二味，以水三升半，煮取一升半，去滓，分二服，溫進一服，得吐者止後服。

● 六、本湯用乾薑要點

　　乾薑為溫脾之藥，是治大下之後，利尚未止，蓋與煩熱兩歧也。此用乾薑者，正是大下微溏瀉，藉以為急救藥也。

　　不廢梔子者，以原有熱微煩之證尚在，其瀉特暫時病，用乾薑足矣，不似病人舊有微溏之禁用梔子也。故仍寒熱並用，以見施治之精。

　　注意：如煩熱重者，仍宜去薑。

第五節 梔子厚朴枳實湯

● 一、用 量

（一）仲景

　　梔子十四枚，擘　厚朴四兩，薑炙，去皮　枳實四枚，水浸，去麩炒

（二）迴溪

梔子三錢　厚朴錢半，製　枳實錢半，炒

● 二、定　義

此妄下邪熱內乘，中氣不化，證關太陰、陽明。為製除煩泄滿，兩解心腹之清劑也。

● 三、病　狀

傷寒下後，心煩即微煩。腹滿，臥起不安者，梔子厚朴枳實湯主之。煩而加之腹滿，則臥起俱不寧矣。

心煩則難臥，腹滿則難起，起臥難安，是心熱移於胃，與反覆顛倒之虛煩不同。

● 四、脈　象

脈弦。

● 五、藥　解

梔子除心煩，枳實泄腹滿，此兩解心腹之妙劑也。

● 六、煮服法

煮服法同前。

● 七、本湯之既煩且滿與滿而不煩、煩而不滿辨

熱氣入胃之實滿，以承氣湯下之，寒氣上逆之虛滿，以厚朴生薑甘草半夏人參湯溫之，然皆下後滿而不煩也。

熱邪入胃之虛煩，以竹葉石膏湯清之，懊憹欲吐之心煩，以梔子豉湯吐之，然皆下後煩而不滿也。

今因妄下既煩且滿，既無三陽之實證，又非三陰之虛證，唯熱與氣結壅於胸腹之間，故用梔子厚朴枳實湯，湧其熱氣，則胸腹和而煩自去、滿自消矣，此亦吐中寓和之意也。

第六節 梔子柏皮湯

● 一、用 量

（一）仲景
梔子十五枚，擘　黃柏二兩　甘草一兩，炙

（二）洄溪
梔子三錢　柏皮一錢半　甘草五分

● 二、定 義

此內熱蒸騰，濕熱發外。為製清熱和中之清方也。

● 三、病 狀

傷寒身黃發熱者，梔子柏皮湯主之。
胃火蒸騰於經脈，黃色外見於皮膚。
張令韶曰：陽明病濕熱相薰，最易發黃。

● 四、脈 象

脈數。

● 五、藥 解

梔子治內煩，柏皮泄外熱，本草柏皮散臟腑結熱黃疸。甘草和中，則熱解氣調，而黃自退矣。（然須已黃方可用）

梔子柏皮之用，專以清熱為主。

按：《醫宗金鑑》云，此方之甘草，當是茵陳蒿，必傳寫之誤也。

柏皮，謂黃柏連皮用。

黃坤載云：黃柏清臟腑之濕熱，柏皮清經絡之濕熱，故發熱身黃用柏皮。

● 六、煮服法

上三味，以水四升，煮取升半，去滓，分溫再服。

● 七、本證身熱發黃與麻黃連軺赤小豆、茵陳蒿二湯清、汗、下三法辨

設有無汗之表，宜用麻黃連軺赤小豆湯汗之。若有成實之裡，以茵陳蒿湯下之。今外無可汗之表，內無可下之裡，唯有黃熱，宜用梔子柏皮湯清之。同一發黃也。而清與汗下不同如此。

● 八、本湯與茵陳蒿湯同治陽黃之點

茵陳蒿湯，治濕熱也。梔子柏皮湯，治燥熱也。如苗澇則濕黃，旱則燥黃，濕則泄之，燥則潤之，故二湯為治

陽黃藥。

九、本湯與梔子豉湯治黃之要訣

柯韻伯曰：未發黃宜梔子豉湯，已發黃宜梔子柏皮湯。

十、本湯與梔黃、茵陳蒿、大黃硝石三湯皆標見陽明而治分經腑辨

發熱汗出懊憹，皆經證也。腹滿，小便不利，皆腑證也。梔子大黃湯證，經多而腑少。茵陳蒿湯證，有腑而無經。大黃硝石湯證，經少而腑多。梔子柏皮湯證，有經而無腑。（鄒潤安）

十一、本湯兼治急驚

小兒口噤齘齒，背反張，腳攣急，臥不著席者，宜梔子柏皮湯。

急驚風者，病之熱也，病之實也。宜用清法也，即瀉也。故風之一動，竄入筋中則攣急，流入絡脈則反張，要言之，即燥病與痙病也。

十二、本湯假形色以治病之原理

梔、柏、甘草，皆色黃而質潤。梔子以治內煩，柏皮以治外熱，甘氣以和中氣，形色之病，仍假形色以通之，神乎神矣。

第七節 枳實梔子湯

● 一、用 量

仲景

枳實三枚，炙梔子十四枚，擘　豉一升，綿裹

● 二、定 義

此因病後氣虛，熱氣浮越，邪結上焦。為治清肺除煩散表之清方也。

● 三、病 狀

大病瘥後勞復者，勞復乃病後之餘症，不在吐法，故取微汗。枳實梔子湯主之。傷寒新瘥，血氣未平，餘熱未盡，早作勞動者，名曰勞復。若有宿食者，加大黃如博棋子大五六枚。病熱少癒，而強食之，熱有所藏，因其穀氣留搏，兩陽相合而病者，名曰食復。

傷寒瘥後，元氣未復，餘邪未清，稍加勞動，其熱復作。即多語、梳頭、洗面、更衣之類，皆能致復。既經復熱，必有餘火餘邪，所以仲景主以枳實梔子湯。

● 四、藥 解

勞則熱氣浮越，與枳實梔子豉以解之。食則胃有宿積，加大黃以下之。緣豆豉撒表邪，梔子清裡熱，枳實開胸中餘邪之結，凡治勞復，當以此方為主。

● 五、煮服法

上三味，以清漿水七升，空煮，又一煮法。取四升，內枳實、梔子，煮取二升，下豉，更煮五六沸，去滓，分溫再服，覆令微似汗。此不取吐而取汗。

歸安陳氏曰：陽明旺於申、酉、戌，宿食在胃，故日暮非微煩，當小下之，以損宿穀，枳實梔子湯主之。

《傷寒論》注云：妙在空煮酢漿，使酸味先入厥陰而後三物從之，以達三焦則陰陽調和，水火交濟，而汗自出矣。有宿食加大黃，欲其急下也。漿水，古人煮以解渴者，以炊米漬經三宿，令水微酸。本方云：酢漿水，取酸味之稍重，煮蓄豉，令人吐，得此則不吐，又含米性，可養中也。

（一）漿水考

漿水，即淘米之泔，釋名酸漿。嘉謨曰：漿，酢也。炊粟米熟，投冷水中，浸五六日，味酢生白花，色類漿故名。若浸至敗者害人。

氣味甘酸微溫無毒，主治調中引氣，解煩消食，通關開胃，久貯味酸為佳。

（二）覆令微似汗之義

枳實梔子豉湯則應吐劑，此云覆令微似汗出者，以其熱聚於上，苦則吐之，熱散於表者，苦則發之。《內經》曰：火淫所勝，以苦發之。此之謂也。

● 六、本湯之加減

（一）文獻記載

1.《廣劑》：加蔥白、粟米、雄鼠糞。

2. 范汪：加桂枝、大黃、麻黃。

3.《千金》：加石膏、鼠糞。

4. 崔氏：單加鼠糞一味。

5.《古今錄驗》：加麻黃、大黃。一加鼠糞、大黃，一去梔豉，一加鼠糞、麻黃，一去梔子加甘草、大黃、芒硝。

6. 許仁則：又加蔥白、生薑、乾葛、麥冬、生地。

（二）按症狀各異

1. 兼嘔惡痞滿：加半夏、竹茹。

2. 舌黃口渴：加黃芩、連翹。

3. 兼飽悶挾食：加楂肉、麥芽。

4. 兼頭痛惡寒：加薄荷、蔥白。

5. 兼寒熱：寒多加桂枝、紫蘇，熱多加黃芩、知母。

觀上加減，或主表，或主裡，或兼養，或兼滋，或表裡與滋養並施，凡十餘變，而梔豉之法盡矣。用一二劑後，必復汗而解，此屢試屢驗者，不可妄投補中，以致閉邪增病。

第六章
承氣湯類

第一節　大承氣湯

● 一、用　量

（一）仲景

大黃四兩，酒洗　厚朴半斤，去皮炙　枳實五枚，炙
芒硝三合

（二）洄溪

大黃三錢　厚朴錢半，製　枳實錢半　芒硝三錢

● 二、定　義

此治陽明實熱，地道不通，燥屎為患。為製通滯泄
邪，利塞通閉之盪滌清方也。

此方專指大腸而言。大腸與胃秉燥氣，故用潤燥疏泄
以治之。

諸病皆因於氣，穢物之不去，由氣之不順也，故攻堅
之劑，必用氣分之藥，因以承氣名湯。

● 三、病　狀

（一）汗出譫語者，以有燥屎在胃中，此為風也。陽
明本自汗出，然亦有不汗出者，此指明汗出為風，則知汗

出乃表邪尚在，不汗出者為火邪內結也。須下之，過經乃可下之，此下之之時。下之若早，語言必亂，輕者譫語。以表虛裡實故也，下早則引表邪入裡，故表虛而裡實。下之則癒，宜大承氣湯。雖已誤下，然見譫語等症，則更下之，亦不因誤下而遂不復下也。

譫語為燥屎確據，此以風木之邪，燥其津液，而為譫語也。

胃中非存燥屎之所，此言胃中者，指陽明而言，即所謂胃中實是也，乃腸胃之總名。

（二）二陽並病，同起者為合病。一經未罷，一經又病者為並病。太陽證罷，但發潮熱，手足漐漐汗出，大便難而譫語者，以上皆陽明現症。下之則癒，宜大承氣湯。

柯韻伯曰：發汗是胃燥之因，便難是譫語之根。

胃實諸證，以手足汗出為可據，而觀其潮熱，尤為親切，以其為陽明主時也。仲景書中有單言潮熱者，有單言譫語者，至潮熱譫語並見，為熱之極矣。四肢為諸陽之本，津液足而熱蒸之，則周身汗出，津液不足而熱蒸之，則手足濈然。

方中行曰：申、酉、戌間獨熱，餘時不熱者，為潮熱。

二陽並病者，太陽病氣俱已歸併於陽明，無復有惡寒頭痛之表證也。（陳修園）

附：陽明譫語與少陰鄭聲之區別

譫語一症，原有陰陽虛實不同。經曰：實則譫語，虛則鄭聲也。鄭聲譫語，胃熱不實，則神明不至甚亂，而口

語亦不甚糊塗，但說了又說，繁言絮語，失其常度。

在陽明為實證，為譫語。乃陽明胃實燥結不通，陽火亢極，真陰立亡，而神明內亂，狂譫無倫。法主大承氣湯，急驅其陽以救其陰。

在少陰為虛證，為鄭聲。乃少陰中寒，魄汗出而下利，氣虛陽脫，神魂無主，細語呢喃，錯亂顛倒。法當急回其陽以固脫。方用：耆、尤、薑、附、參、苓、益智、故紙等藥。（《齊氏醫案》）

附：俞東扶所述之譫語有三路

1. 邪傳陽明：此熱邪與燥屎搏結而譫語，三承氣合白虎之一路也。此自是三承氣證，不必合白虎。

2. 內屬虛寒：此外象實熱而譫語。王宇泰所述丹溪治盧兄呂仲陶明節三案俱見《名醫類案》江選內傷門。之一路也。

3. 病本虛寒：恰挾宿食，因發熱熯為燥屎而譫語。慎柔案與陽旦證之一路也。

附：王孟英所述溫熱病之譫語有四路

1. 心陽素擾之神不安者。

2. 熱邪爍營之慾逆傳者。徐亞枝云：此即三陽合病之譫語。

3. 痰因熱動而蒙閉其清明者。據上所述，殆不止俞氏所云之三路也。

4. 憑脈審舌按胸腹，詰二便——查虛實寒熱之的據。古人成案皆以脈為憑，然傷寒溫熱，不比內傷雜證，脈難全持，必須詳審舌苔，按其胸腹，詰其二便，匯而參

之，庶可得其真諦也。此古人隱而未露之秘，學者尤宜究心焉。（以上見《王氏古今醫案》）

（三）陽明病下之，心中懊憹而煩，此乃下之未盡，故有此實煩。胃中有燥屎者，可攻。胃中燥屎，必別有現症。腹微滿，初頭硬，後必溏，不可下也。僅微滿則無燥屎，故不可攻。若有燥屎者，宜大承氣湯。

（四）陽明病，譫語，有潮熱，反不能食者，客熱不能消穀。胃中必有燥屎五六枚，若能食者，但硬耳，能食非真欲食，不過粥飲猶可入口耳。不能食，則穀氣全不可進，腸胃實極故也。宜大承氣湯下之。硬即可下。

按：燥屎當在腸中，今云胃中何也？蓋邪氣結成糟粕，未下則在胃中，欲下則在腸中。已結者，即謂之燥屎，言胃，則膈已該矣。

魏荔彤曰：燥屎者胃中宿食，因胃熱而腸結燥丸之屎也。

此以能食不能食，以驗譫語，有便硬燥屎之不同，而又明腸胃更虛，更滿之義。胃主納穀，胃滿則不能納穀，故不能食。腸滿則難以變化，故但硬。然腸雖滿而胃則虛，故又能食，譫語潮熱畢具，故宜大承氣湯下之。

萬密齋曰：潮熱發作有時，如水之潮過即退，次日依時每發於申、酉、戌，故知是宿食發熱也。

附：各種潮熱

馮楚瞻曰：潮熱之症，有陰陽之分，試列如下：

1. 平旦潮熱

此自寅至申，行陽二十五度，諸陽用事，熱在行陽之

分，肺氣主之，宜清肺。

2. 日晡潮熱

此自申至寅，行陰二十五度，諸陰用事，熱在行陰之分，腎氣主之，宜滋腎。

3. 氣虛潮熱

宜參、耆、朮、附，所謂甘溫能除大熱也。

4. 血虛潮熱

宜歸、芍、地骨皮，所謂養陰退陽也。

以上所謂潮熱頗詳，如《傷寒》所云：曰晡潮熱，以陽明王於申、酉、戌之故。則所謂行陽主肺氣，行陰主腎氣，乃渾舉之辭，不可執一。

（五）病人不大便五六日，繞臍痛，正在燥屎之位。煩躁發作有時者，故令不大便也。

不大便五六日，則邪熱在裡。臍者，腹之中央，內居大腸。繞臍而痛，乃燥屎結於腸中，欲出不出之狀。發作有時，謂日晡潮熱之時，當下之。

柯韻伯曰：二腸附臍而繞痛，痛則不通矣。

張隱庵云：病人不大便五六日，則邪熱在裡，繞臍痛者，入於胃下，近於大腸也。

（六）病人小便不利，大便乍難乍易，時有微熱，喘冒不能臥者，有燥屎也，喘冒不能臥，燥屎現症，宜大便有難無易，所以乍易者，以小便不利之故，燥屎不以易便而去也。宜大承氣湯。此以喘滿不能臥，辨燥屎也。

汪有芩云：大便為燥為壅塞其未堅結者，或有時而並出，故乍易。其極堅結者，終滯於大腸之中，故乍難。

（七）大下後，六七日不大便，煩不解，腹滿痛者，此有燥屎也。所以然者，本有宿食故也。唯宿食故雖大下而燥屎終未盡。

此言未病時，本有宿食，宜先消導，乃不先消導而劇下之，則宿食仍不隨利減，過六七日，當復結，所以煩滿亦不除也。

病源云：被下後，六七日不大便，其煩不解，腹滿而痛，此為胃內有乾糞挾宿食故也。或先患寒癖，因有宿食，又感於寒熱氣相搏，故宿食不消。

附：傷食及外感試驗法

1. 傷食者，舌根色黃而濁。

2. 傷食者，往往發熱而渴，有似外感。辨之之法，以皮硝用紙，紙須厚而堅。包固縛置胃脘，靜臥數刻，啟紙視之，皮硝若濕，便是傷食。傷之輕者，此亦可以消化，傷之重者，其濕必甚，乃服消食藥可也。

（八）腹滿不減，減不足言，當下之，宜大承氣湯。

「減不足言」四字，形容腹滿如繪，見滿至十分，即減去一二分，不足殺其勢也。又下之而腹滿如故，減去一二分，算不得減，下之無妨，再下必當以減盡為度也。

（九）發汗不解，腹滿痛者，急下之，宜大承氣湯。

表雖不解，邪甚於裡，急當攻裡，故宜大承氣裡和而表自解矣。

「不解」二字，必兼有陽明證，加以腹滿且痛，則實邪有微矣。

王樸莊曰：發汗不解，知汗已誤，腹仍滿痛，知下已

急。急下云者，急引大熱從大腸出，庶津液不致盡劫——此陽明急下者一。

（十）陽明病，此三字包括陽明諸證。發熱汗多者，急下之。此重在汗多，恐內熱甚而逼陽於外，以致亡陽。

發熱汗多，恐其亡陽，當急下以存津液，宜大承氣湯，則裡和而熱解，汗自止矣。

喻嘉言曰：汗多則津液外滲，加以發熱，則津液盡隨熱勢蒸蒸騰達於外，更無他法以止其汗，唯有急下一法，引熱從大腸出，庶津液不致盡越於外耳——此陽明急下者二。

（十一）傷寒六七日，目中不了了，睛不和，皆陽盛之象。無表裡證，邪已結在裡。大便難，身微熱者，此為實也，邪結為實。急下之，宜大承氣湯。

燥熱之氣，從膜網縫隙之中而上入腦，而直衝目系。目中不了了，睛不和者，是腦髓瞳神，有立時敗壞之勢，危之極矣。急宜釜底抽薪，故當急下之。無表裡證，何故下之？以外不惡寒，內無譫語，而但七、八日發熱，燥其津液，正是陽盛陰虛之時，苟不攻之，其勢不已而變生焉。急下之，則濁陰出下竅，清陽走上竅矣。

成無己曰：大抵傷寒必先觀兩目，目中不了了，尚為可治之候，直視，則為不治之疾——此陽明急下者三。

（十二）少陰病得之二三日，陽邪初轉入陰。不大便，口燥咽乾者，急下之，陽邪傳陰，腎水欲涸，故當急去其邪，以保津液。宜大承氣湯。

邪至三陰，二三日即口燥咽乾者，必其人胃火素盛，

腎水素虧，是當急瀉胃火，以救腎水。若復遷延時日，一到腎水告竭，雖下無及，水乾則土燥，土燥則水愈乾，所以急於下也——此少陰急下法者一。

少陰邪熱，已轉屬於胃腑，實熱消爍腎水，故口燥咽乾，用大承氣以瀉腑，而實熱自除，蓋瀉土乃所以救水也。

（十三）病腹中滿痛者，此為實也，當下之，宜大承氣湯。

（十四）少陰病自利清水，色純青，心下必痛，口乾燥者，急下之，宜大承氣湯。

陽邪熱結，口必乾燥，設係陰邪，則口中和而不乾燥矣。故宜急下之以伐陽，即所以救陰也。認證在此。

自利清水，謂所下無糟粕也。色純青，謂所下皆污水也。此屬少陰實熱。所以心下必痛，為少陰必下之症無疑，此亦通因通用之法也，不可不知。青，即黑也。故徐洄溪曰：純青則非寒邪，乃肝邪入腎也。《難經》曰：從前來者為實邪——此少陰急下法者二。

附：少陰下利清水及虛寒、虛熱、濕熱三種下利辨

少陰自利最多，如虛寒則下利清穀，虛熱則下利膿血，濕熱病則自利煩渴，此則傳經熱邪則自利純清水，並宜下專清熱。

蓋其邪熱轉歸陽明，而為胃實之證，乃挾熱而下利，非完穀而不化者比也。

（十五）下利不欲食者，以有宿食故也。傷食誤食，凡噫口瘡，亦因宿食之故。當須下之，宜大承氣湯。

（十六）少陰病六七日，腹脹不大便者，急下之，宜大承氣湯。

不便而久，為日又久，是以當下。

《醫宗金鑑》云：腹脹不大便者，陽氣素盛，胃有宿食可知。所以復轉陽明而成胃實——此少陰急下法者三。（此時少緩須臾甕乾杯罄）

附：合解陽明急下法三法與少陰急下三法

陽明經有急下三法，少陰經亦有急下三法，但陽明主津液所生病，急下以存胃液，腎主水所生病，急下以生腎水。

附：少陰不可執精傷從麻辛治法

觀少陰急下三法，即使其邪伏在少陰，而出路總在陽明，故有用黃芩湯不解，而即現承氣證者。

況口燥咽乾，心下痞痛，其為少陽陽明合病，尤屬顯然，豈可執少陰精傷而謂當從麻辛治乎？喻嘉言溫病篇中，誤人不少。

（十七）下利差後，至其年月日復發者，以病不盡故也，當下之，宜大承氣湯。

● 四、本湯症脈並見

（一）傷寒若吐若下後，壞症。不大便五六日，上至十餘日，日晡時潮熱，不惡寒，獨語如見鬼狀，若劇者，發則不識人，循衣摸床，惕而不安，微喘直視。以上皆陽明危證。因吐下之後，竭其中氣，津液已耗，孤陽獨存，胃中乾燥，或有燥屎，故現此等惡症。脈弦者生，澀者

死。弦則陰氣尚存，且能克制胃實，澀則氣血已枯矣。然弦則尚有可生之理，未必盡生，澀則斷無不死者也。微者，但發熱潮熱。譫語者，惡症皆無。大承氣湯主之。若一服利，止後服。中病即止。

成無己曰：直視者，謂視物而目睛不轉動者是也。若目睛轉者，非直視也。獨語如見鬼狀便是狂，即心之神氣虛，而病合於少陰，少陰之神機樞轉，時出時入，發則神氣昏憒而不識人。

附：陽明直視與少陰直視之區別

直視一症，有陰陽之分。若陽明胃實，火亢火虧，外見口臭惡熱等症，最患亡陰直視，直視者，腎水垂絕之微也，法當急奪其土以救腎水。若少陰中寒，真陽遭其埋沒，津液不上騰而直視者，此津不榮目也，外見身重惡寒等症，此則不患水絕，最患亡陽，法當補火植土，以回其陽。

試將頸間兩人迎脈按住，即壅遏不識人。人迎者，胃脈也。故《金匱》云：邪入於腑，即不識人。

病人循衣縫譫語者，不可治。撮衣撮空妄言者，死。

不識人，循衣摸床，心欲絕也。動惕不安，肝欲絕也。微喘，肺欲絕也。直視，腎欲絕也。

脈滑者通，澀者死。凡物理皆以通為生，塞為死。澀脈象短，是正氣不勝，更下，故死。

微者，無以上之劇證，而但發熱譫語，則尚可救，故以大承氣主之。止後服者，不必盡劑。

蓋用之當，則大承氣可以養陰，用之不當，則大承氣

亦可亡陰也，可不慎歟！

附：陸士諤厥陰譫語與陽明譫語辨

厥陰心包之譫語，昏不識人，雖喚之不醒也。此是神明已蔽之鐵證，以通經透絡犀角開透為主。

陽明之譫語，呼之即醒，呼過仍譫語如舊，足證神明未盡蔽也，以專主陽明，硝黃蕩滌為主。

（二）病人煩熱汗出則解，又如瘧狀，日晡所發熱者，屬陽明也。脈實者，宜下之。脈虛浮者，宜發汗。下之與大承氣湯，發汗宜桂枝湯。

如瘧者，發作有時，或日再發，或日二三發，邪氣微也。

（三）得病二三日，脈弱者，無太陽柴胡證，煩躁，心下硬。邪熱入裡。至四五日，又隔二日。雖能食，以小承氣湯少少與微和之，不必用全方，只通其胃氣而已，又用藥之一法。令小安。至六日，又隔一日而病未除。與大承氣湯一升，亦不必用全方，古人用藥雖現症鑿鑿而輕方小試，謹慎小心如此。若不大便六七日，小便少者，雖不能食，但初頭硬，後必溏，未定成硬，小便不利，則水穀不盡分，大便猶濕也。攻之必溏，須小便利，屎更硬，乃可攻之，以小便之利否，定宜下不宜下，又一法。宜大承氣湯。

（四）陽明、少陽合病，必下利，其脈不負者，順也，負者，失也。少陽屬木，脈當弦緊，陽明屬土，脈當洪緩。若少陽脈勝為負，陽明脈勝為不負也。厥陰篇云：少陰負趺陽者為順也。少陰屬水，趺陽屬土，土能勝水，

則胃氣尚強，故為順，即此意。但彼處乃手足厥陰之利，故屬少陰，此則屬少陽為異耳。互相克賊，名為負也，脈滑而數者，有宿食也，滑數則陽明之脈獨見而過盛，此為實邪故知有宿食。當下之，宜此湯。

翁奄沈名曰：滑，陰陽和合，故令脈滑。今脈滑而數，則非陰陽和合之比，必胃腑實熱，而有宿食也。（張隱庵）

（五）寸口脈浮而大，按之反澀，尺中亦微而澀，有食而反微澀，此氣結不通之故。當下之，宜大承氣湯。

（六）下利，三部脈皆平，無外邪症。按之，心下硬者，實邪有形。急下之，宜大承氣湯。

（七）下利，脈遲而滑者，內實也。利未欲止，當下之，宜大承氣湯。

（八）下利，脈反滑，當有所去，下之乃癒，宜大承氣湯。

（九）脈雙弦而遲者，必心下硬，脈大而緊者，可下之，宜大承氣湯。

● 五、藥 解

枳實苦寒，潰堅破積，則以苦寒為之主，是以枳實為君。厚朴味苦溫，《內經》曰：燥淫於內，治以苦溫，泄滿除燥，則以苦溫為輔。是以厚朴為臣。

芒硝味鹹寒，《內經》曰：熱淫於內，治以鹹寒，人傷於寒，則必病熱，熱氣聚於胃，則謂之實，鹹寒之物，以除消熱實。故芒硝為佐。

大黃味苦寒，《內經》曰：燥淫所勝，以苦下之，熱氣內勝，則津液消而腸胃燥，苦寒之物，以蕩滌燥熱，故以大黃為使。

● 六、煮服法

上四味，以水一斗，先煮厚朴、枳實取五升，去滓，內大黃煮取二升，去滓，內硝，更上微火一兩沸，分溫再服，得下餘勿服。

● 七、本湯試用法

（一）先和後攻

陽明病潮熱，大便微硬者，可與承氣湯。不硬者，不可與之。若不大便六七日，恐有燥屎，欲知之，法少與小承氣湯，湯入腹中轉矢氣者，此有燥屎，此以藥探之又一法。乃可攻之。若不轉矢氣者，此但初頭硬，後必溏，不可攻之。攻之，必脹滿不能食也，欲飲水者，飲水則噦，其後發熱者，必大便復硬而少也，以小承氣湯和之。不轉矢氣者，慎不可攻也。

此必因脈之遲弱，即潮熱尚不足據，又立試法。如無燥屎而攻之，則胃家虛脹而不能食，雖復潮熱便硬而少者，以攻後不能食故也。

轉矢氣，則知腸胃燥熱之甚，故氣不外宣，待轉而下。若不轉矢氣，則腸胃雖熱，而滲孔未至於燥，即渴欲飲水尚不可與，況攻下乎？以小承氣為和，即以小承氣為試，仍與小承氣為和，總是慎用大承氣耳。

（二）裡虛慎攻

陽明病，譫語，發潮熱，脈滑而疾者，小承氣湯主之。因與小承氣湯一升，腹中轉矢氣者，更服一升，若不轉矢氣者，勿更與之。明日不大便，脈反微澀者，裡虛也，為難治。攻之不應，是為難治。不可更與承氣湯。

脈滑而疾，為有宿食，譫語潮熱，下證已具，仍與小承氣試之。不轉矢氣，宜為易動，明日仍不大便，乃胃家似實，而脈反微澀，是陽證反見陰脈，元氣衰而邪不易制也，故為難治。此脈症之假有餘，小試而即見真不足，憑脈辨證，可不慎哉。

宜蜜煎導而通之，虛甚者，與四逆湯，陰得陽則解矣。（柯韻伯）

季按：凡見胃實脈弱者，只好先和而後下，至於一見陰脈，並和不能矣，故曰難治。

● 八、驗舌參證宜本湯

（一）全舌變黃而苔澀者

（二）舌根灰色，中尖黃滑，兼煩躁直視者

（三）黃苔生瓣，舌苔黃而澀，中有花瓣形兼心火煩渴者

此熱入胃腑，心火煩渴，邪毒深矣。

（四）舌灰黑者

此厥陰肝木相承，速用大承氣下之，可保五死一生。

（五）舌全變黃而苔澀者

此必初白苔而變黃，正陽陽明也，故宜大承氣湯下

之。

（六）白滑舌苔，尖微黃，有灰刺者

傷寒見此舌而乾厚者，係邪熱入裡，熱逼心肺矣。不必論脈之長短，即用大承氣湯，不次即下，以灰刺退淨為止。

（七）黃變沉香色者

舌苔老黃而兼灰焦燥之狀，似沉香之色，若胸滿熱甚，則全舌將變黑生芒刺，宜大承氣，下後酌用養營諸湯。

（八）白苔變灰色者

全色白苔，雙路灰色，如乾無津，刮不淨者，乃傷寒化火鬱熱攻裡也，宜大承氣，急下，灰色退淨乃癒。

（九）白苔燥裂色者

舌苔白厚，甚燥而裂，多因誤服溫補，灼傷真陰所致，非傷寒過汗所致也。

無黃黑色者，真陰將枯竭，舌上無津，苔已乾燥，故不能變現他色，臟腑有逼壞處，故舌形罅裂也，治宜大承氣，合增液湯，急下以救其陰。

（十）孕婦現捲短舌而黑乾捲短，或黃黑刺裂者

此傷寒化火，傳足厥陰也，宜本方加元明粉急瀉之則愈。

● 九、本湯兼治

（一）咳嗽聲如洪鐘

咳嗽之病，似不可與此方，其所以必用此方者，誠以

咳嗽聲如洪鐘，乃邪火旺極之徵。火刑於肺，若不亟用此方，以撲滅其火，肺有立壞之勢，故不得不用之。

（二）食入即吐

食入而出，亦非可下之候，其所以可下者，蓋以吐則為逆，非寒即火。今食入而出，是胃中之火逆行於上，其食故不得下降也。但寒與火會須辨明，方可用此。

（三）頭暈昏亂無主，三五日一發者

頭暈之證，原非應下之候，其所以應下者，蓋以氣血虛極，不能制其亢龍。龍奔於上，則濁火亂其神明，故昏昏無主，大承氣湯力能制其亢龍，故治之癒。

（四）痢證喉痛、氣嗆、喘逆者

唐容川曰：痢證喉痛，氣嗆喘逆，名奇恆痢，以其異於常痢也。是火逆攻肺，有立時敗絕之虞。仲景云：急下之，宜大承氣湯。然病此者，多死少生。

（五）濕溫證發痙撮空

證現神昏笑妄，舌苔乾黃起刺或轉黑色，大便不通者，熱邪閉結胃腑，宜本方。

（六）熱結旁流之溫邪

熱結旁流者，溫邪傳裡將糞結住不下，只能於糞旁流出臭水，並所進湯藥，全然無糞，宜大承氣。得結糞而利自止，不得結糞邪仍在也，病必不減，宜更下之。

● 十、本湯與《金匱》對舉合勘之點

（一）《傷寒》原文

如上所述。

（二）《金匱》原文

1. 痙病胸滿口噤，臥不著席，腳攣急，必齘齒，可與大承氣湯。

2. 腹滿不減，減不足言，當須下之，宜大承氣湯。

3. 病解能食七八日更發熱者，此為胃實，大承氣湯主之。

4. 產後七八日，無太陽證，少腹堅痛，此惡露不盡，不大便，煩躁發熱，切脈微實，再倍發熱，日晡時煩躁者，不食，食則譫語，至夜即癒，宜大承氣湯主之。熱在裡，結在膀胱也。

● 十一、本證有急下當下緩下三種

下法之輕重，總以見證為主。若緩下者不下，則必漸重而為當下證。

當下者緩下，則必加重而為急下證。急下者失下，則雖下之亦不通，而結熱自下逆上，脹滿直至心下，上透膈膜，至胸滿如石，咽喉鋸響，目直視反白，或睛盲瞳散耳聾，九竅不通，雖有神丹，莫能救矣。

（一）緩下證之現狀

舌淡黃苔，微渴，大便閉，小便黃赤，潮熱齒燥。

（二）當下證之現狀

舌黃，譫語，多言，善忘，協熱利，頭脹痛，煩躁。

（三）急下證之現狀

舌乾，舌捲短，舌生芒刺，舌黑，齒燥，鼻如煙煤，胸腹滿痛，狂，昏沉，發熱多汗，身冷，呃逆。

第二節 小承氣湯

● 一、用 量

（一）仲景

大黃四兩，酒洗　厚朴二兩，炙去皮　枳實三枚大者，炙

（二）洄溪

大黃三錢　厚朴錢半，製　枳實錢半，炒

● 二、定 義

此太陽壞病轉屬陽明，胃雖實非大實。為製潤燥和胃，勿令大攻之清方也。

● 三、病 狀

（一）太陽病，若吐若下，若發汗後過治。微煩，小便數，大便因硬者，因字當著眼。大便硬，由小便數之所致。蓋吐下汗已傷津液，而又小便太多，故爾微硬，非實邪也。小承氣湯和之癒。

吐下後，而見煩症，徵之於大便硬，固非虛煩者比。然煩既微而小便數，當由胃家失潤，燥氣客之使然，胃雖實，尚非大實也。以此湯取其和也，非大攻也。

（二）陽明病，其人多汗，以津液外出，胃中燥，大便必硬，硬則譫語，譫語由便硬，便硬由胃燥，胃燥由汗出津液少，層層相因，病情顯著。小承氣湯主之。若一服

讝語止，更莫復服。

王樸莊曰：胃家者，上脘至中脘兩穴處。

（三）下利讝語者，有燥屎也。

燥屎者，胃中宿食，因胃熱而腸結燥丸之屎也。唯利而仍讝語，邪火不因利而息，則必有燥屎不因下利而去也。後醫見利則不復下，豈知燥屎之不能自去乎。

燥屎堅結，怕手按腹，若竟膿血黏稠而痛，亦不喜手按。

● 四、本湯脈證互見

（一）陽明病，脈遲，雖汗出不惡寒者，凡汗出者皆惡寒。其身必重，短氣腹滿而喘，有潮熱者，以上皆內實之症。此外欲解，不惡寒。可攻裡也。手足濈然汗出者，此大便已硬也，四肢為諸陽之本，濈然汗出，陽氣已盛於土中矣。以此驗大便之硬，又一法。大承氣湯主之，若汗多，微發熱惡寒者，外未解也，其熱未潮，未可與承氣湯。若腹大滿不通者，可與小承氣湯微和胃氣，勿令大泄下。腹滿不通，雖外未解，亦可與小承氣者，乃和胃之品，非大下之峻劑也。

手足濈然而汗出者，脾主四肢，而胃為之合，胃中燥實，而蒸蒸騰達於四肢，故曰大便已硬也。潮者，如潮汐有信，於申、酉時獨熱，故以潮熱有無為下證可否之的據。

（二）弦實數。

● 五、藥　解

大黃通地道，枳實消痞實，厚朴除脹滿。名之曰小，味少力緩，制小其服耳。

● 六、煮服法

上三味，以水四升，煮取一升二合，去滓，分溫二服，初服湯當更衣，不爾者盡飲之，若更衣勿服。

小承氣三物同煮，不分次第，只服四合，但求地道之通，不用芒硝之峻，自遠於大黃之銳，故稱微和之劑。

● 七、本證發汗吐下後之微煩與梔子豉證發汗吐下　後之虛煩辨

太陽病，若吐若下，若發汗後不解，入裡虛煩者，乃梔子豉證也。今微煩而見小便數，大便因硬，是津液下奪也，當與小承氣湯和之，以其結熱未甚，入裡未深也。

● 八、本證微煩與大煩辨

大煩者，邪在表也。微煩者，邪在裡也。

● 九、驗舌參證宜本湯者

（一）舌苔黃，腹滿脹痛者

舌苔黃甚，如現沉香色、灰黃色、老黃色，或中有斷紋，其腹或滿，或脹，或痛者，此邪已入裡，表證必無或十之一二，宜小承氣加檳榔、青皮、元明粉等。

（二）碎舌

紅舌中有紅點，如蟲碎之狀者，宜小承氣，此熱毒熾盛也。不退，宜大承氣。

● 十、本湯大黃宜生用

大黃生者走後陰，熟者但走前陰，亦非生者重而熟者輕也。承氣法加芒硝以助之，是欲其舉重若輕也。

第三節　調胃承氣湯

● 一、用 量

（一）仲景
大黃四兩，去皮，清酒洗　甘草二兩，炙　芒硝半升
（二）迴溪
大黃三錢　炙草錢半　芒硝半升

● 二、定 義

此兩陽合病，邪熱實裡。為製苦寒鹹寒，而存津液之調停和劑之清方也。

● 三、病 狀

（一）陽明病，不吐不下，心煩者，未經吐下而心煩，中氣實也。可與調胃承氣湯。

吐後心煩，謂之內煩。下後心煩，謂之虛煩。今陽明病不吐不下，心煩，則是胃有鬱熱也，下其鬱熱自癒。

本湯揭出心煩，以見胃絡通於心，而調胃承氣，是注意在治胃燥，去胃熱也。

（二）太陽病三日，發汗不解，頭不痛，項不強，不惡寒，反惡熱。蒸蒸發熱者，屬胃也，外邪已解，內熱未清。此湯主之。

此言裡熱不同於表熱也。表熱之熱曰翕翕。裡熱之熱曰蒸蒸。熱蒸於內，已在汗後，非發汗所能解矣，故宜調其胃。

（三）傷寒吐後，腹脹滿者，已吐而胃中仍滿，則非上越所能癒，復當下行矣。與調胃承氣湯。

去邪已盡，胃中壅熱故也。

（四）發汗後惡寒者，虛故也。不惡寒但熱者，實也。當和胃氣，與調胃承氣湯。此必發汗後無他症，但現微寒微熱者，故止作虛實觀，否則，安知非更有餘邪將復變他症耶。

不惡寒乃外邪已盡，方可下，此仲景之要法。

（五）太陽病，過經十餘日，心下溫溫欲吐，而胸中痛，大便反溏，腹微滿，鬱鬱微煩，以上皆類少陽證。先其時自極吐下者，邪氣乘虛陷入。與調胃承氣湯。以滌胃邪。若不爾者，不可與。未經吐下，則邪在半表半裡，不得用下法。但欲嘔，胸中痛，微溏者，此非柴胡證，以嘔故知極吐下也。此段疑有誤字。

● 四、本湯脈證互見

（一）傷寒脈浮，自汗出，小便數，心煩，微惡寒，

腳攣急，反與桂枝湯攻其表，此誤也。得之便厥，咽中
乾，煩躁吐逆者，作甘草乾薑湯與之，以復其陽。若厥愈
足溫者，更作芍藥甘草湯與之，其腳即伸。若胃氣不和譫
語者，少與調胃承氣湯。陰陽錯雜之症，多方以救之，必
有餘邪在胃，故少與以和之，餘詳雜方條。

　　譫語，是胃熱所發，調胃承氣，下其熱而譫語自止，
少與者，即調之之法。

　　（二）太陽病未解，脈陰陽俱停，脈法無停字，疑似
沉滯不起，即下微字之義，寸為陽，尺為陰。先振栗汗出
乃解。陰陽爭而復和。但陽脈微者，先汗出而解。當發其
陽。但陰脈微者，下之而解。當和其陰。若欲下之，宜調
胃承氣湯。按：此「微」字，即上「停」字之意，與微弱
不同，微弱則不當復汗下也。

　　（三）傷寒十三日不解，二候。過經譫語者，以有熱
也，當以湯下之。即大小承氣之類。若小便利者，大便當
硬，而反下利，脈調和者，此言下後之症。以丸藥下之，
非其法也。下非誤，誤下之法誤。若自下利者，脈當微
厥，今反和者，知為內實也，調胃承氣湯主之。當下，而
下非其法，餘邪未盡，仍宜更下。

● 五、藥 解

　　經曰：熱淫於內，治以鹹寒，火淫於內，治以苦寒。
君大黃之苦寒，臣芒硝之鹹寒，二味並舉，攻熱瀉火之力
備矣。更佐甘草之緩，調停於大黃、芒硝之間，胃調則諸
氣皆順，故亦以承氣名之。

六、煮服法

上三味，以水三升，先煮大黃、甘草取一升，去滓，內芒硝，更上火微煮令沸，少少溫服之。

少少服之，是不取勢之銳，而欲其味之留中，以潤濡胃腑而存津液也。

七、本湯與大承氣解熱辨

芒硝善解結熱之邪，大承氣用之，解已結之熱邪。此湯用之，解將結之熱邪。其能調胃，則全賴甘草也。（徐洄溪）

八、陽明病心煩可下與陽明病心下硬滿不可下之疑義

心下，正胸膈之間而兼太陽，故硬滿為太陽陽明之候，不可攻下，攻之利遂不止者，死。至於心煩一症，乃津液內耗，大率當調其胃，然尚有重傷津液之慮，若不由吐下所致，是津液未虧，反見心煩者，其為邪熱灼胃，審矣，當用調胃承氣，夫復何疑。然曰可，亦是少少和胃，以安津液之法，非下法也。

九、本湯診脈定燥屎

凡右關尺遲緩有力者，即知有燥屎也，承氣加減用之。

十、本湯驗舌參證

（一）白苔黑點舌

全舌白苔中見黑點者，此少陽陽明證也。有表者，涼膈散合小柴胡。裡證已具，謂胃承氣湯。身有斑者，從斑治，用化斑湯。

附：涼膈散

連翹、焦梔、桃仁、大黃、甘草、朴硝、條芩、竹葉、薄荷、白蜜。

（二）舌苔白燥而厚者

（三）中間一路，舌質潤，苔黑燥，兩邊黃者

（四）舌苔焦黃，土燥火炎，津液告竭者

黃苔者，裡證也。傷寒初病無此舌，邪傳少陽，亦無此舌，直至陽明腑實，胃中火盛，故邪遏胃虛，土氣洋溢，乃見此舌。

（五）黃尖舌者

舌尖黃苔，此熱邪傳入胃腑，而元陰素虧也。調胃承氣加人參、生地。如脈浮惡寒，表證未解，則宜大柴胡湯和解之。

十一、本湯不用氣藥之理由

此方專為燥屎而設，故芒硝分兩多於大承氣，因病不在氣分，故不用氣藥。前輩見條中無燥屎字，便云未燥堅者用之，是未之審耳。

● 十二、本湯兼治休息痢

唐容川曰：休息痢者，謂逾時踰年而又復發，即已休止，而又復生息也。此瘀熱伏於油膜隱匿之地，仲景立承氣湯下之。

● 十三、本湯與大小承氣立名之意義

三承氣之立名，而曰大者，制大其服，欲急下其邪也。小者，制小其服，欲緩下其邪也。曰調胃者，則有調胃承順胃氣之義，非若大小承氣專取攻下也。

第四節　桃仁承氣湯

● 一、用　量

（一）仲景

桃仁五十個，去皮尖　大黃四兩　甘草二兩，炙　桂枝二兩，去皮　芒硝二兩

（二）洄溪

桃仁三錢　大黃錢半　甘草六分　桂枝六分　芒硝錢半

● 二、定　義

此治熱結膀胱，小腹急結，陰血蓄而不行。為制下熱行血，輕表重裡之溫清方也。此湯重在治表攻裡。

● 三、病 狀

（一）太陽病不解，熱結膀胱，太陽之邪，由經入腑。其人如狂，血自下，下者癒。膀胱多氣多血，熱甚而血凝上干心包，故神昏而如狂，血得熱而行，故能自下，則邪從血出，與陽明之下燥屎同。其外不解者，尚未可攻，外不解而攻之，外解則邪反陷入矣。當先解外，宜桂枝湯，外解已，但小腹急結者，乃可攻之，宜桃核承氣湯。小腹急結，是蓄血現症。

按：「宜桂枝湯」四字，從《金匱》增入。

小腹者，膀胱所居也。外鄰衝脈，內鄰於肝，衝任之血，會於少腹，熱極則血不下而反結，故急病自外矣。

夏月熱久入血，最多蓄血一症，譫語昏狂，看法以小便清長，大便必黑為是。（見《葉天士幼科》）

（二）傷寒小便利，大便黑，漱水不欲咽，口燥，下焦瘀血也。

此湯治熱邪傳裡，熱蓄膀胱，其人如狂，小便自利，大便黑，小腹滿痛，身面目黃，譫語燥渴，為蓄血證，脈沉有力。

小腹急者，邪在下焦也。大便黑者，瘀血積之也。小便利者，血病而氣不病也。

上焦主陽，下焦主陰，陰邪居上焦者，名曰重陽，重陽則狂。今瘀熱客於下焦，下焦不行，則上干清陽之分，而天君弗寧矣，故其症如狂。

● 四、脈 象

脈浮澀。

● 五、藥 解

桃仁潤物也，能潤腸滑血。大黃行血也，能推陳而致新。芒硝鹹物也，能軟堅而潤燥。甘草平劑也，能調胃而和中。桂枝辛物也，能利血而行滯。又曰血寒則止，血熱則行，桂枝之辛熱，和以桃仁、芒硝、大黃則入血而助下行之性矣，斯其制方之意也。

● 六、煮服法

上五味，以水七升，煮取二升半，去滓，內芒硝，更上火微沸，下火，先令溫服五合，日三服，當微利。

服五合，取微利，則僅通大便，不必定下血也，亦見不欲大下意。

● 七、本湯兼治

（一）凡血結胸中，手不可近，或中焦蓄血，寒熱胸滿，漱水不欲咽，喜忘昏迷者。

（二）凡女子月事不調，先經作痛，與經閉不行者，最佳。

（三）過啖炙爆辛熱等物，血出紫黑作塊者，此上焦壅熱，胸腹滿痛，此釜底抽薪法也。（齊有堂）

● 八、本湯治瘀血與抵當湯治瘀血辨

二湯同為蓄血之證，但抵當湯治瘀血喜忘，大便反易，其色必黑，非水蛭、虻蟲，不能化瘀逐蓄。本湯治小腹急結，由經入腑，非桂枝、甘草無以解表清熱。

第五節　抵當湯

● 一、用 量

（一）仲景

水蛭熬　虻蟲去翅足熬，各三十六個　大黃三兩，酒浸　桃仁二十個，去皮尖

（二）洄溪

水蛭五個，熬令入水不轉色　虻蟲十個　大黃三錢桃仁三錢

● 二、定 義

此血瘀下焦，其人如狂，製取血蟲之類，直抵瘀結之所。為攻瘀之峻劑雜療方也。

● 三、病 狀

陽明證，其人喜忘者，必有蓄血。心主血，血凝則心氣結，而失其官矣。蓄不甚，故不狂。所以然者，本有久瘀血，故令喜忘，此乃舊病，非傷寒所得者也。屎雖硬，大便反易，血性滑利。其色必黑，浮血亦有隨便而下者。

宜抵當湯下之。

太陽經少血，陽明經多血，所以陽明蓄血，宜用抵當湯峻攻之。（鄭在辛）

太陽蓄血在膀胱，故驗其小便之利與不利。陽明蓄血在腸胃，故驗其大便之黑與不黑。（張隱庵）

《內經》曰：血並於下，亂而喜忘，此下本有久瘀血，所以喜忘也。津液少，大便硬，以蓄血在內，屎雖硬，大便反易，其色黑也，與抵當以下其瘀血。（成無己）

又喜忘即善忘，必兼有如狂之狀，此當與太陽經所言參看。（尤在涇）

蓄血於下，所以如狂者，經所謂熱結膀胱，其人如狂者也。要言之，蓄血者，下焦結聚而不行，蓄積而不散者之謂也。

● 四、本湯脈證互見

（一）太陽病，六七日，過經。表證仍在，脈微而沉，向裡。反不結胸，向下。其人發狂者，以熱在下焦，少腹當硬滿，外證。小便自利者，內證。下血乃愈。所以然者，以太陽隨經，瘀熱在裡故也，抵當湯主之。

誤下熱入於血必結，故少腹硬滿，病在血分，故小便自利。

少腹滿者，臍下滿也。少腹者，下焦所治。《難經》曰：下焦者，當膀胱上口，主分別清濁，其治在臍下。邪氣自上而下，至於下焦結而不利，故少腹滿也，此非止氣

也，必有物聚於此，而為之滿耳。所謂物者，即溺與血也。

（二）太陽病，身黃，脈沉結，少腹硬，小便不利者，為無血也。以上皆似血證諦。因小便不利，安知非溫熱不行之故？不可斷為有血也。小便自利，其人如狂者，血證諦也，並無濕熱而如狂，非蓄血而何。如此審證，無遁形矣。抵當湯主之。

（三）病人無表裡證，發熱七八日，過經。雖脈浮數者，可下之。脈雖浮數，而無表裡證，則其發熱竟屬裡實矣。七八日故可下。假令已下，脈數不解，合熱則消穀善飢，脈數不解，邪本不在大便也。消穀善飢，蓄血本不在水穀之路，故能食。至六七日不大便者，有瘀血也，宜抵當湯。其脈數不解，而下不止，必協熱而便膿血也。

不頭痛惡寒，變為無表證，不煩躁嘔惡，為無裡證，非無熱也。七八日下當有不大便句，故脈雖浮數，有可下之理。

觀下六七日猶然不便，可知合熱協熱內外熱也。前條據證推原，此條憑脈辨證，表裡熱極，陽盛陰虛，必傷陰，故仍不大便者，必有蓄血，熱利不止，必大便膿血矣，宜黃連阿膠湯主之。六經唯太陽、陽明有蓄血證，以二經多血故也。故脈症異而治則同。

太陽協熱利有虛有實，陽明則熱而不虛，少陰便膿血屬於虛，陽明則熱數為虛熱，不能消穀，消穀善飢，此為實熱矣。（柯韻伯）

● 五、藥 解

　　水蛭味鹹苦微寒，《內經》曰：鹹盛血。血蓄於下。勝血者必以鹹為主，故以水蛭為君。虻蟲味苦微寒，苦走血，血結不行，破血者必以苦為助，是以虻蟲為臣。桃仁味苦甘平，肝者，血之源，血聚則肝氣燥，肝苦急，急食甘以緩之，散血緩急，是以桃仁為佐。大黃味苦寒，濕氣在下，以苦瀉之，血亦濕類也，蕩血逐熱，是以大黃為使。四物相合而方劑成，病與藥對，藥與病宜，雖奇毒重疾，必獲全濟之功矣。

　　註：水蛭有毒，宜炒過再用。

● 六、煮取法

　　上四味，以水五升，煮取三升，去滓，溫服一升，不下再服。

● 七、本湯邪結與陷胸邪結辨

　　若從心下至少腹，皆硬滿而痛者，是邪實也，須大陷胸湯下之。若但少腹硬滿而痛，小便利者，則是蓄血，小便不利者，則是溺澀之證。（成無己）

　　故邪結於胸，則用陷胸以滌飲，而邪結少腹，則用抵當以逐血。（《金鑑》）

● 八、本湯與桃核承氣治瘀之區別

　　二湯皆治熱結膀胱之證，但桃核承氣湯乃治瘀血將結

之時，而抵當湯乃治瘀血已結之後，此其區別也。

● 九、本湯蓄血與吐血薄厥辨

血菀於上而吐血者，謂之薄厥。血留於下而淤積者，謂之蓄血。（成無己）

● 十、本證熱結蓄血與熱結溺澀辨

熱結於氣分，則為溺澀。熱結於血分，則為蓄血。既蓄而不行，自非大下其血不癒。

● 十一、大腸蓄血與膀胱蓄血辨

血蓄膀胱，小腹硬滿，小利自利，大腸蓄血，糞雖硬，色必黑，仲景之法以此為別。（齊有堂）

● 十二、本湯治蓄血與芍藥地黃湯治蓄血辨

芍藥地黃湯，療傷寒及溫病，應發汗而不發汗之內有蓄血者，及鼻衄吐血不盡，內有瘀血，面黃，大便黑者，蓋主消化瘀血也。抵當湯為熱結膀胱，小腹硬，故主峻攻之藥，亦逐瘀下行也。

附：芍藥地黃湯

犀角、地黃、芍藥、丹皮四味。

● 十三、舌苔有花瓣形者宜本湯

黃苔生瓣，舌苔黃而澀，中隔有花瓣形者，此熱入於胃，邪毒深矣。審係少腹痛，小便利者，必下焦蓄血也，

宜抵當湯。

● 十四、本湯與桃仁承氣湯、犀角地黃湯蓄血部位辨

蓄血在上焦，胸中手不可近而痛者，犀角地黃湯。中脘手不可近，桃仁承氣湯。臍下小腹手不可近，抵當湯。蓋傷寒蓄血，醫多不識，若能識此，則垂手取效也。至血未下，犀角地黃湯加大黃、枳實、桃仁、紅花、蘇木尤妙。（《全生集》）

● 十五、本湯兼治

（一）癥病

癥之為病，有形為癥。總是氣與血而成，須破血行氣以推除之，即虛人久積不便攻治者，亦宜攻補兼施，故攻血質者，宜抵當湯。（唐容川）

（二）癲狗咬傷

己丑象邑多癲狗，遭害死者甚多，張君曉用仲景下瘀法治之，活人甚多。試列如下：

1. 煎服方法

桃仁七粒，去皮尖　大黃三錢　地鱉焦七個，去足

上三味研末，加白蜜三錢，酒一杯，煎至七分，連滓服。不能飲酒，用水對和。此即本方去水蛭、虻蟲加地鱉也。小人減半。孕婦不忌。

2. 方之釋義

桃仁春生，稟陽和之氣。地鱉穀食，得中和之性。酒以養陽，蜜以養陰，大黃推陳致新，得蜜與酒，化苦寒為

馴良。共成去瘀生新之功，邪去正安。

3.服後驗斷

空心服後，別設糞桶一個，以驗大小便。大便必有惡物如魚腸豬肝之類，小便如蘇木汁，數次後，藥力盡，大小便如常，再服惡物又下，不拘帖數。總以大小便無絲毫惡物為度，稍留惡物，必滋蔓延難圖。

第六節 抵當丸

● 一、用 量

（一）仲景

水蛭熬　虻蟲去翅足，各二十個，熬　大黃三兩，酒洗　桃仁二十五個，去皮尖

（二）洄溪

水蛭三十個，炙　透虻蟲五十個，炙　大黃三兩　桃仁三兩

● 二、定 義

此蓄血結於少腹，滿而不硬，熱而不狂。變湯為丸，以峻劑為緩劑之下血法也。

熱雖盛而未狂，少腹滿未硬，則因小其制，為丸以緩治之。

● 三、病 狀

傷寒有熱，少腹滿，應小便不利，今反利者，為有血

也，當下之，不可餘藥，宜抵當丸。

熱而少腹滿，又小便利，必兼三者，乃為血證諦也。不可餘藥，謂此證須緩下其血，用丸使之緩下。

季雲按：臍下為小腹，小腹兩旁為少腹。小腹者，少陰水臟，膀胱水腑之所屬也。少腹者，厥陰脈經，胞中血海之所屬也。

● 四、脈 象

脈澀。

澀脈最不易診，唯滑與澀形狀對面看來便見。蓋滑脈往來流利，而澀脈往來艱難。簡言之，血不流通，故往來艱滯。

● 五、藥 解

取水陸之善取血者，佐桃仁、大黃，而丸以緩之，使膀胱之蓄血，無不潛消默奪矣。

● 六、搗煮法

上四味，搗分為四丸，以水一升，煮一丸，取七合服之，晬時當下血，若不下更服。

釋義：晬，一週時也。

本方變湯為丸，名雖丸也，而猶煮湯焉。湯者，蕩也。丸者，緩也。然湯雖變丸，而獨不離乎湯，蓋取欲緩不緩，不蕩而蕩之意也。

第七節 十棗湯

● 一、用 量

（一）仲景

芫花熬　甘遂　大戟等分　大棗十枚肥者，擘

（二）洄溪

芫花　甘遂　大戟各三錢　大棗十枚

● 二、定 義

此表解裡未和，水蓄於內，為製泄水排飲之溫清方也。

● 三、病 狀

太陽中風，下利嘔逆，表解者，乃可攻之。其人漐漐汗出，發作有時，頭痛，心下痞硬滿，引脅下痛，水停也。乾嘔短氣，汗出不惡寒者，此表解裡未和也。不惡寒為表解。以上諸症皆裡不和，蓄水之病皆如此，不特傷寒為然也。

此證多面帶灰色，舌帶灰色。

● 四、藥 解

積水洋溢中外，非此下水峻劑不能應敵。甘、芫、大戟辛苦氣寒，秉性最毒，一下而水患可平，君以大棗，預培脾土，不使邪氣盛而無制，元氣虛而不制也。

附：芫花與莞花之辨正

按：《神農本經》云，芫花味苦寒，主傷寒溫瘧，下十二經水，破積聚、大堅、癥瘕，蕩滌腸中留癖、飲食、寒熱邪氣，利水道。仲景本方取用，正取此義。後人乃遂改莞花，何也？即曰：莞花，別錄亦云消胸中痰水，五臟五水。然本經云味辛溫，全與芫花不同，且亦並不云傷寒溫瘧等證也，權宜通用，殊非仲景立方本旨。仲景《傷寒論》以芫花治利者，取其行水也，水去則利止，用當斟酌，不可過使。

五、煮服法

上三味，個別搗為散，以水一升半，先煮大棗，取八合，去滓，內藥末，強人服一錢匕，羸人服半錢。得快下利後，粥糜自養，平旦溫服，若下少病不得除者，明日更服。

得快利後，粥糜自養，一以使穀氣內充，一以使邪不復作。此仲景用毒攻毒去邪養正之法。

六、本湯治裡未和之要緊處

昔杜兆曰：裡未和者，蓋痰與燥氣壅於中焦，故頭痛乾嘔，短氣汗出，是痰膈也，非十棗湯不治。但此湯不宜輕用，恐損人於倏忽，用者慎之。

按：痰與燥氣壅於中焦，名為痰膈。理論甚精。

痰之本，水也、濕也。得氣與火，則凝滯而為痰、為飲、為涎、為涕、為癖。故十棗湯逐水去濕，正所以治痰膈耳。

《辨舌指南》云：此湯治水蓄積脅內腫脹者。

● 七、本證發作有時與瘧疾發作有時辨

水停胸脅，在油膜中，與瘧邪客於募原間，募原，即三焦油膜。邪在膜中，正氣過此，與之相爭，則瘧發作。此證水停膈膜間，衛氣與爭則發作，衛氣已過則止，與瘧疾發作有時，其理甚同。衛氣爭而得出，則漐漐汗出，寒水之氣，隨太陽經脈，上攻於頭則為頭痛。故但用十棗湯攻其水，而諸證自解。

此證與他證病狀相似頗多，唯發作有時，僅與瘧疾相類。辨病者不可不知。

● 八、本湯與小青龍湯真武湯治表裡水咳辨

小青龍湯，治太陽表水也。真武湯，治少陰水氣也。十棗湯，治太陽裡水也。此水咳三證也。

● 九、本湯與小柴胡湯同現乾嘔脅痛主攻之治法

小柴胡湯證，邪在半表半裡，外有寒熱往來，內有乾嘔諸症，所以不可攻下，宜和解以散表裡之邪。十棗湯證，外無寒熱，其人漐漐汗出，此表已解也，但頭痛，心下痞硬滿，引脅下痛，乾嘔短氣者，即邪內蓄而有伏飲，是裡未和也，與十棗湯以下熱逐飲。

總之有表證而乾嘔脅痛，乃柴胡證。無表證而乾嘔脅痛者，即十棗湯證也。

十、本證硬滿與但氣痞辨

但氣痞云者，止是寒熱無形之氣。硬滿云者，則是有形之水邪留結於中拒隔而難通也。

十一、本湯頭痛屬飲證

本證所言頭痛者，乃飲家有此症，不可以常法拘，仲景所以述此者，恐後學見其頭痛，以為表不解不可用也。

十二、本湯專治痰隔

齊有堂曰：此湯驅逐裡邪，使水氣自大小便而泄，《內經》謂潔淨府去陳莝之法。內裡不和，痰與燥氣壅於中焦，故頭痛乾嘔，短氣汗出，乃是痰隔。痰亦水濕病耳，得氣與火則凝滯而為痰、為飲、為涎、為涕、為癖，非十棗湯、妙應丸一名控涎丹。不治。須知緩宜用丸，急宜用湯，在神而明之耳。

十三、本湯與小青龍湯同治心下有水氣乾嘔咳喘辨

小青龍，治未發散表邪，使水氣自毛竅而出，乃《內經》所謂開鬼門法也。十棗湯，驅逐裡邪，使水氣自大便而泄，乃《內經》所謂潔淨府去陳莝法也。同一心下有水氣乾嘔咳喘，而用藥所主不同如此。

十四、本湯兼治

三因方：以芫花、甘遂、大戟為末，棗肉為丸，治水

氣喘急浮腫，益善變通者也。

十五、本湯忌與

用本湯者，必太陽中風，下利嘔逆，表解者，乃可攻之。易言之，表未解者，不可與也。

十六、本湯對舉合勘之點

（一）《傷寒》原文
如上述。

（二）《金匱》原文
1.脈沉而弦者，懸飲內痛，病懸飲者，十棗湯主之。何謂懸飲？謂水在肝，脅下支滿，嚏而痛也。

2.咳家，其脈弦，為有水，十棗湯主之。

二湯用藥則同，但一則治表解裡未和，一則治懸飲內痛則異矣。本證因心下痞硬滿，引脅下痛。彼證因水在肝，脅下支滿，嚏而痛。又脈弦為有水，均主水氣在肝，則又病因相同矣。

第八節　大陷胸湯

一、用　量

（一）仲景
大黃六兩，去皮　芒硝一升　甘遂一錢匕

（二）洄溪
大黃三錢　芒硝三錢　甘遂末三錢

● 二、定 義

此汗下損傷津液，燥熱結胸。為製太陽陽明峻下之方也。壯實者宜下。

● 三、病 狀

（一）傷寒十餘日，過經。熱結在裡，復往來寒熱者，與大柴胡湯。但結胸，無大熱者，為水結在胸脅也，結胸本無他物，氣與水所停也。但頭微汗出者，熱結在上。大陷胸湯主之。

（二）太陽病，重發汗，則復下之，不大便五六日，舌上燥而渴，胸有蓄飲。日晡所小有潮熱，從心下至少腹硬滿而痛不可近者，大陷胸湯主之。

已汗下而大痛如此，知非有物之實邪矣。前云膈內拒痛，又云心下石硬，專指上焦說。此云從心下至少腹硬滿，則上下皆痛，其根總由心上而起。與承氣證自殊。

唐容川云：從心下至少腹硬滿而痛，是指胸膈，連中下焦之膜中，皆有結熱，又兼日晡潮熱，不大便，則大腸中亦有結熱也。凡言潮熱，皆應大腸燥金申酉旺時而熱，大腸與下焦膜網相連，大腸既有燥熱硬滿又抵少腹，則在下焦膜網之中，與大腸熱氣相合矣。用大陷胸者，使膜中、腸中之結並除乃癒矣。

（三）傷寒五六日，嘔而發熱者，柴胡湯證具。而以他藥下之，誤治。柴胡證仍在者復與柴胡湯，此雖已下之不為逆，必蒸蒸而振，卻發熱汗出而解，邪向裡而更虛，

故汗出為難。若心下滿而硬痛者，大陷胸湯主之。

● 四、本湯脈證互見

（一）太陽病脈浮而動數，浮則為風，數則為熱，動則為痛，數則為虛，頭痛發熱，微盜汗出，而反惡寒者，表未解也。醫反下之，經云病發於陽，而反下之，熱入因作結胸是也。動數變遲，正氣益虛。膈內拒痛，胃中空虛，客氣動膈，短氣躁煩，心中懊憹，陽氣內陷，心下因硬，則為結胸。此段明所以致結胸之由及結胸之狀最詳。乃因邪在上焦，誤下以虛其上焦之氣，而邪隨陷入也。此證與承氣法迥殊。若不結胸，但頭汗出，餘處無汗，劑頸而還，小便不利，身必發黃也。此乃誤下而邪氣不陷入上焦，反鬱於皮膚肌肉之間，故現此等症。

（二）傷寒六七日，結胸熱實，脈沉而緊，心下痛，按之石硬者，大陷胸湯主之。此段申明結胸之狀尤明。

病在表而下之，熱入因作結胸。此不云下後，而云傷寒六七日，則是傳裡之實熱也。沉為在裡，緊為裡實，以心下痛，按之石硬，是以為結胸，與大陷胸湯以下結熱。

凡脈緊皆斷為寒，亦不盡然。不知緊是絞結迫切之象，無論寒熱，但是絞結迫切等證，皆能見此脈形，通考仲景脈法自見。

● 五、藥 解

此水邪結於心胸，而熱邪實於腸胃，用大遂以浚太陽之寒水，硝黃以攻陽明之實熱，故用湯以蕩之，與用丸以

緩之者有別。

結胸，乃水飲為患。《傷寒論》云：此為水結，故用甘遂。

六、煮服法

上三味，以水六升，先煮大黃取二升，去滓，內芒硝，煮一兩沸，內甘遂末，溫服一升，得快利，止後服。

七、辨證參舌宜本湯

舌現弦紅，中微黑，外淡紅淡黑者。

若現此舌，惡風則表證未罷，用解毒湯，發解散各半，以微汗之，汗罷即下。下後熱不退，如現結胸煩躁，目直視者，宜大陷胸湯。（《舌鑑辨正》）

八、除大小結胸外之各種結胸症狀

（一）熱結胸

其症懊憹發熱，煩渴，心下痛硬，大便閉，昏悶者是。少與大陷胸湯加黃連。

（二）水結胸

其症心下怔忡，頭汗出，無大熱，先渴後悶痛，揉之有聲汨汨者是。宜用半夏茯苓湯。

（三）寒結胸

其症懊憹滿悶，身無熱，口不渴者是。用枳實理中湯，重則三物白散。

（四）血結胸

其症吐衄血不盡，蓄在上焦，胸腹脹滿硬痛，身熱，漱水不咽，喜忘如狂，大便黑，小便利者是。宜犀角地黃湯。如血未下，加桃仁、紅花、枳實。

（五）痰結胸

須導痰。其法以鵝毛、桐油、皂莢末，入喉中探吐，痰出為癒。設或咯吐不出，身熱，喘急滿悶，喉中轆轆有聲如水車響者，此名肺家獨喘，為難治。

此外尚有食結微結，治各不同，要在明辨治之。

● 九、結胸分水火先重理氣

氣不得出於膈，則為水結。火不得下於膈，則為火結。此痞結陷胸之所由來矣。

陶節庵曰：一切結胸證，先理其氣，用枳殼、桔梗以寬之，此精確之論也。

● 十、結胸外治法

一切寒結、熱結、水結、食結、痞結、痰結、支結、大小結胸、痞氣結，或滿，或痛者，俱用生薑搗爛如泥去汁，取渣炒熱，絹包，漸漸揉熨心胸脅下，其滿痛豁然自癒，蓋取其辛而散之也。如薑粗與楂同，音渣。冷，再入薑汁，再炒再熨揉之，以癒為效。

唯熱結用冷薑粗，再入揉之，不可炒熱，醫當慎之。（《全生集》）

● 十一、本證脈沉緊與大烏頭煎脈沉緊辨

《金匱》論寒疝繞臍痛，若發則白津出，手足厥冷，其脈沉緊者，大烏頭煎主之。

而《傷寒》論結胸，熱實脈沉而緊，心下痛，按之石硬者，大陷胸湯主之。同一沉緊脈，一則屬寒，一則屬熱，然則臨證者，豈可專憑脈乎。

● 十二、本湯與承氣湯同用大黃治法

結胸為陽邪內陷而裡未成實，既不得從汗外泄，亦不得從溺下出，勢必挾痰雜食，固結不解，故燥糞在腸，必借推蕩之力，而須枳朴。

若水食在胃者，又必兼破飲之長，而用甘遂。同一大黃，而用法各異如此。（尤在涇）

● 十三、治結胸灸法

巴豆十四枚，黃連連皮用七寸，上搗為末，用津唾和成膏，填入臍心，以艾灸其上，腹中有聲，其病去矣，不拘壯數，以病退為度。才灸了，以溫湯浸手帕拭之，恐生瘡也。此法最穩，凡胸中病俱可依此法外治。

葉天士曰：巴豆氣味辛溫，入足太陰陽明，黃連氣味苦寒，入手少陰心，傷寒結胸證湯藥不能效者，乃邪結於胸，致升降失司，以大溫之藥通之，大苦寒之藥降之，唯恐藥氣不能深入，再以艾火灸之，必使腹中有聲，庶幾升降有權，方能中病耳。

本草云中巴豆毒者，用黃連冷水解之。此方用巴豆加黃連七寸，又恐巴豆有毒，和以黃連則無毒，葉天士、徐靈胎均未闡明此理。

第九節　大陷胸丸

● 一、用　量

（一）仲景

大黃半斤　葶藶子熬　芒硝　杏仁各半升，去皮尖熬黑

（二）洄溪

大黃三兩　甜葶藶　芒硝　杏仁各二兩

附：《全生集》改定用量

大黃三錢　葶藶一錢，紙炒　杏仁二錢　芒硝二錢五分

● 二、定　義

此誤下過早，水與氣結於胸膈，外現拘急反張之狀。為製峻泄緩下，以攻為和之方也。

● 三、病　狀

病發於陽，而反下之，熱入因作結胸。病發於陰，而反下之，熱入因作痞。此明所以致結胸與痞之故。發熱惡寒之證，則熱入於陽位而作結胸，無熱惡寒之證，則熱入於陰位而作痞。故治結胸用寒劑，治痞用溫劑也。所以成

結胸者，以下之太早故也。二病未嘗不可下，但各有其時，不可過早耳。結胸者項亦強，如柔痙狀，此結胸之外證。下之則和，宜大陷胸丸。

項強如柔痙者，胸中邪氣緊實，項勢常昂有似柔痙之狀。然痙病身手俱張，此但項強，原非痙也。借此以驗胸脅十分緊張耳。

結胸病項強者，為邪結胸中，胸膈結滿，心下緊實，但能仰面不能俯，是項強亦如柔痙之狀也。

● 四、脈　象

脈浮緊數。

● 五、藥　解

水結因於氣結，氣結因於熱結，故用杏仁以開胸中之氣，氣降則水自降矣。氣結因於熱邪，用葶藶以清氣分之濕熱，源清而流自潔矣。水結必成窠臼，佐甘遂之苦辛以直達之。太陽之氣化不行，則陽明之胃腑亦實，必假硝黃小其劑而為丸，和白蜜以留戀胸中，過宿乃下，即解胸中之結滯矣。其搗丸而又納蜜，蓋欲峻藥不急下行，亦欲毒藥不傷腸胃也。

● 六、本丸做服法

大黃、葶藶搗末，內杏仁、芒硝，合研如脂，和散，取如彈丸一枚。別搗甘遂末一錢匕，白蜜二合，水二升，煮取一升，溫頓服之，一宿乃下，如不下更服，取下為

效。

甘遂末，人壯用一分，弱者半分。研勻入白蜜，丸如彈子大，每服一丸，用水一鍾，煎至六分，服過一宿，大便乃利。如不利，再服一丸，須連相服之，不可去相也。（《全生集》）

按：甘遂末，仲景定一錢匕。《全生集》定一分及半分，並分人之強弱，較為有準，故錄之。

● 七、本丸主瀉與承氣湯主瀉之區別

大黃之瀉，從中焦始。葶藶之瀉，從上焦始。故《傷寒論》中，承氣湯用大黃，而大陷胸丸用葶藶者，此其區別也。

● 八、結胸與痞氣辨

結胸不按而自痛，痞氣但滿而不痛，二證皆不汗誤下而成。

● 九、大陷胸丸之緩攻與大陷胸湯之急攻辨

結胸從心上至少腹，硬滿痛不可近，則其熱甚於下者，治下宜急攻之，主以大陷胸湯。結胸從胸上硬滿，項強如柔痙狀，則其熱甚於上者，治上宜緩攻之，主以大陷胸丸。直攻肺胃之邪，煮服倍蜜，峻治緩治，下而和之，以其病勢緩急之形既殊，湯丸之製亦異也。故知此項強，乃結胸之項強，下之則和，非柔痙之項強也。

釋音：痙，充自切。說文無此字。廣雅釋詁：痙，惡

也。王註：骨痙，強而不舉。按本經厥論，痙治主病者。林校據全元起本，痙作痓。說文：痙，強直也。痓，但訓惡，無強意。當定為痙字之訛。

附：柔痙剛痙辨

何謂剛痙？即太陽病發熱無汗，反惡寒者是也。何謂柔痙？即太陽病發熱汗出，而不惡寒者是也。

痙，音涇，風強病也。其病皆由血枯津少，不能養筋所致。燥之為病也，但痙有燥風濕，及小兒癇熱致病之源，主治亦復各異。約言之，亡陰筋燥，為治痙病之指南。

本證言如柔痙者，恐醫者認為太陽經風寒未解，反疑其當用發汗藥。殊不知項雖強，表證已解，裡證甚急，治法宜下也。下之則邪實去，胸中和，而強自舒矣，故曰和。

附：溫病結胸宜加減陷胸丸

溫邪五日，舌苔乾黃，壯熱無汗，胸腹板滿硬痛，手不可近，此屬結胸。煩躁氣促，口吐涎沫，防其喘厥。用：瓜蔞仁、川連、枳實、柴胡、黃芩、元明粉、葶藶子、杏仁、豆豉。原註：凡結胸證最忌煩躁促，此大柴胡，大、小陷胸、梔豉湯合劑。

柳寶詒按：葶藶治痰喘之屬實者，若身不熱而脈微者，忌之。

● 十、本丸與瀉心湯均用大黃治痞滿結胸之理由

大黃為五經血分之藥，凡病在五經之血分者宜之。故

病發於陰，而反下之，則作痞滿。乃寒傷營血，邪氣乘虛
結於上焦，則用瀉心湯，瀉肝胃之濕熱，非瀉心也。病發
於陽，而反下之，則成結胸。及熱邪陷入血分，亦在上脘
分野，主大陷胸丸，亦瀉脾胃血分之邪。二者皆大黃降其
濁氣，雖治痞滿、結胸不同，而所治血分則一。

第十節　小陷胸湯

● 一、用 量

（一）仲景
黃連一兩　半夏半升，湯洗　瓜蔞實大者一枚
（二）洄溪
黃連一錢　半夏二錢，製　瓜蔞五錢

● 二、定 義

此熱痰結胸，痞實心下。為製除煩滌痰，開結寬胸之
清方也。

小陷胸湯為治飲痞之聖法。

● 三、病 狀

小結胸病，正在心下，按之則痛。上不至心，下不至
少腹，必按之方痛，非不可近手，與大陷胸證迥別。

● 四、脈 象

脈浮滑。

不若大陷胸證之沉緊，其邪尚未深入也。

五、藥 解

痰熱據清陽之位，當瀉心而滌痰。用黃連除心下之痞實，半夏清心下之痞結，瓜蔞助黃連之苦，滋半夏之燥，寒溫並用，溫熱之結自平。

成無己曰：苦以泄之，辛以散之。黃連、瓜蔞之苦寒以泄熱，半夏之辛以散結。

六、煮服法

上三味，以水六升，先煮瓜蔞，取三升，去滓，內諸藥，煮取二升，去滓，分溫三服。乃緩以治上之義也。一服未知，再服微解，下黃涎、便安也。

七、本湯加減法

（一）發熱潮熱客熱，加柴胡三錢。

（二）熱甚加黃芩。

（三）口渴加天花粉、乾葛，去半夏。

（四）乾嘔加陳皮。

（五）胸內悶加枳殼、桔梗。

（六）心下痛加枳實。

（七）小便少加茯苓。

（八）有痰加杏仁。

（九）心中煩熱加山梔。（《全生集》）

● 八、陷胸之變法

《串雅內編》云：治傷寒結胸，用瓜蔞一枚（碎），入甘草一錢，同煎服之。

緣食在胸，非大黃、芒硝、枳殼、檳榔、厚朴之類所能袪逐，必得瓜蔞始得陷之入於脾中，尤恐其過於泄也，少加甘草以留之，且得甘草之和，不致十分推蕩，此變證而用變法，勝於用正也。

● 九、本湯服後下黃涎便安之理由

按：大承氣所下者燥屎，大陷胸所下者蓄水，此症所下者黃涎。涎者，輕於蓄水而未成水者也。審病之精，用藥之切如此。

● 十、本湯與大結胸病狀脈象及用藥辨

熱入有淺深，結胸分大小。心腹硬痛，或連小腹按之石硬而不可近者，為大結胸。此土燥水堅，故脈應其象而沉緊。茲止心下不及胸腹，按之知痛不甚硬者，為小結胸。是水與熱結，凝滯成痰留於膈上，故脈亦應其象而浮滑。此辨別一。

約言之，小陷胸按之則痛，不似大陷胸之痛不可近也。其脈浮滑，不似大結胸之脈沉而緊也。此辨別二。

是以黃連之下熱，輕於大黃，半夏之破飲，緩於甘遂，瓜蔞之潤利，減於芒硝，此辨別三。

● 十一、本湯與瀉心湯之區別

結胸在氣分，則只用小陷胸湯。痞滿在氣分，則只用瀉心湯。此其區別也。

● 十二、本湯與白散治結反佐之妙用

熱結與停飲結，治以瓜蔞，而佐之者，反用半夏、黃連。寒邪與停飲結，治以巴豆，而佐之者，反用桔梗、貝母。於寒因熱用，熱因寒用之中，反佐以取之，可謂精義入神，以致用者矣。

● 十三、小陷胸湯治結胸與瓜蔞薤白白酒湯治胸痺辨

觀仲景之用瓜蔞實，在此湯曰小陷胸，正在心下，按之則痛。在瓜蔞薤白白酒湯曰喘息咳唾，胸背痛，短氣。而其脈一則曰浮滑，再則曰寸口沉遲，關上小緊數，是皆陰中有陽，且居於陽者也。

夫胸背痛，與按之方痛則甚，痺則較結為輕，咳唾喘息，是其勢為上衝，而居於心下，按之才痛，似反靜而不動，此其機總緣氣與飲相阻，寒與熱相糾。

熱甚於寒者，其束縛反急而為結。寒甚於熱者，其閉塞自盛而為痺。是故結胸之病伏，胸痺之病散，伏者宜開，散者宜行。

故一則佐連、夏之逐飲泄熱，一則佐以薤、酒之滑利通陽，瓜蔞實之裡，無形攢聚有形。使之滑潤而下則同。

● 十四、大小陷胸湯與大小青龍湯之區別

大、小青龍攻太陽之表，有火水之分。大、小陷胸攻太陽之裡，有火水之辨。此其區別也。

● 十五、本湯兼治

（一）凡痰癖熱痰，及溫病邪傳心包，舌苔黃膩，仍屬氣分濕熱，內蒙包絡，皆能治之。

（二）小兒痰壅喘促。萬密齋曰：小陷胸湯加大黃用代葶藶丸，即原方加枳實、甜葶藶、大黃等分。上剉，先以水煎瓜蔞一沸，煎七分，食後服。

第十一節　三物白散

● 一、用　量

（一）仲景

桔梗　貝母各三分　巴豆一分，去皮心，熬黑，碾如脂

（二）洄溪

桔梗一兩　貝母二兩，去心　巴豆三錢，去皮，熬黑，研泥

● 二、定　義

此太陰腹滿時痛，因誤下成寒實結胸，內外無熱證。為製下寒破結之方也。

本散治痰在中焦。

● 三、病 狀

寒實結胸,結胸皆係熱陷之證。此云寒實,乃水氣寒冷所結之痰飲也。無熱證者,與三物小陷胸湯,白散亦可服。按:《活人書》云與三物白散,無「小陷胸湯亦可用」七字。蓋小陷胸寒劑,則非無熱之所宜也。

成無己曰:無熱證者,外無熱而熱悉收斂於裡也,與小陷胸湯以下逐之,白散下熱,故亦可攻。

● 四、脈 象

脈沉緊。

查此證脈必當沉緊。若脈沉遲,或證見三陰,則又非寒實結胸可比,當以枳實理中湯治之矣。

● 五、藥 解

君以巴豆,極辛極烈,攻寒逐水。佐以貝母開胸之結。使以桔梗,載巴豆搜逐胸邪。

成無己曰:辛散而苦瀉,桔梗、貝母之苦辛,用以下氣,巴豆之辛,用以散實。

本草云:巴豆,未瀉者,能令人瀉,已瀉者,能令人止,積去瀉止,故有下積止瀉之功。

巴豆味極辛,性大溫,具兩火之性,且氣合陽明也。

張隱庵曰:凡服巴霜,即從胸脅大熱,達於四肢,出於皮毛,然後復從腸胃而出,古人稱為斬關奪門之將。用

之若當，真瞑眩瘳疾之藥，用之不當，非徒無益，而反害之矣。

● 六、製服法

上三味為散，內巴豆，更於臼中杵之，以白飲和服。強人服半錢匕，今秤約重三分。羸者減之。

使唯知任毒以攻邪。不量強羸。鮮能善其後也，故弱者減焉。白飲和服者，甘以緩之，取其留戀胸中，不使速下耳。散者，散其痞結，此湯以蕩之，更妙。《全生集》謂壯人用五分，弱人用二分半可也。

● 七、本散熬黑及用散之意義

法用熬黑者，熟則性緩，欲其入胃緩緩劫寒破結也。作散服者，至中焦而藥性散也。三味分入手足兩經者，以脾胃寄旺於各臟，藉以治標本也。

● 八、本散服後現象及救濟法

（一）病在膈上者必吐，在膈下者必利。不利，進熱粥一杯，利過不止，進冷粥一杯。巴豆得熱則行，得冷則止。

桔梗之用，使氣上越。而不使氣下泄。今病在至高，固宜操上而縱下，不使中下無過之地，橫被侵伐，故曰病在膈上必吐，在膈下必利也。（鄒潤安）

病原吐利，因胸下結硬，反不能通，因其勢而利導之，則結硬自除矣。（柯韻伯）

此散非欲其吐，本欲其利，亦不欲其通利。故不利進熱粥一杯，利過不止，進冷粥一杯，此又複方之妙理也。仲景每用粥為反佐者，以草木之性，各有偏長，唯稼穡作甘，為中和之味，人之精神血氣，皆賴以生。故桂枝湯以熱粥發汗，理中湯以熱粥溫中，此以熱粥導利，復以冷粥止利。東垣云：淡粥為陰中之陽，熱瀉冷補，亦助藥力利小便之意。今人服大黃後，用冷粥止利，即此遺意耳。（柯韻伯）

（二）身熱皮粟不解，畏冷起寒粟。欲引衣自覆者，若以水潠之洗之，益令熱卻不得出，當汗而不汗則煩，假令汗出已，腹中痛，與芍藥三兩如上法。

● 九、本證外治法

凡寒實結胸並水結，薑柤擦胸中心上。

● 十、本散兼治及禁用

凡患冷痰肺喘，或癇證，獨狂亂，一服如神。
唯水腫病發浮，斷不可用。（葉批《全生集》）
葉天士云：若寒痰阻閉，喘急胸高，用三白吐之。

● 十一、本散之辨正

《傷寒論》載：寒實結胸，無熱證者，與三物小陷胸湯，白散亦可服。

按：無熱證之下，與三物小陷胸湯，直是三物白散，而「小陷胸湯」四字，當是傳寫之誤。桔梗、貝母、巴

豆，其色皆白，有三物白散之義，欲以別於小陷胸之黃
連，故為白名之。且溫而能攻，與寒實之理相屬，小陷胸
乃瓜蔞、黃連，皆性寒之品，豈可以治寒實結胸之證耶？
是「亦可服」三字，亦衍文耳。故尤在涇亦曰：既已寒
矣，何可更用瓜蔞、黃連苦藥耶！

● 十二、本散與小陷胸湯之區別

太陽表熱未除，而反下之，熱邪與水氣相結，而成熱
結胸證，故主小陷胸湯。太陰腹滿時痛，而反下之，寒熱
相結，而成寒實結胸證，故主以三物散。夫結胸皆熱陷之
證。此云寒實，乃水氣寒冷所結之痰飲也，故小陷胸寒
劑，非無熱之所宜也。要言之，黃連、巴豆寒熱天淵，非
區別精詳，鮮不誤乃事矣。

● 十三、本散與枳實理中湯輕重用法辨

葉批《全生集》云：若懊憹滿悶，身無熱，口不渴，
名寒結胸。輕則用枳實理中湯，重則用三物白散。

● 十四、本散與金匱急備丸溫下辨

白散治寒結在胸，故用桔梗佐巴豆。急備丸治寒結腸
胃，故用大黃佐薑、巴以直攻其寒。世徒知有溫補法，而
不知有溫下法，所以但講虛實，不議及虛實也。

附：急備丸

大黃、乾薑各二兩，巴豆一兩，去皮，研如脂。
此丸治寒氣冷食稽留胃中，心腹滿痛，大便不通。

第十二節　麻仁丸

麻仁丸亦名脾約丸，即小承氣加芍藥二仁。

● 一、用　量

仲景

麻子仁二升　杏仁一升，去皮尖，熬別作脂　枳實半斤，炙　厚朴一尺，炙，去皮　芍藥半斤　大黃一斤，去皮

註：按《醫心方》引《小品方》云：厚朴一尺，及數寸者，厚三分，廣一寸半為準。

● 二、定　義

此脾太陰脾土被胃熱薰灼枯縮。不敢恣下。為製養液潤燥，清熱通幽，推陳致新之清方也。

此治腸胃燥結，大便秘結，亦潤腸之主方也。

● 三、本丸脈證互見

趺陽診足背。脈浮而澀。浮則胃氣強，陽盛。澀則小便數，陰不足。浮澀相搏，大便則硬，其脾為約，此即論中所云太陽陽明者，脾約是也。麻仁丸主之。太陽正傳陽明，不復再傳，故可以緩法治之。

趺陽胃脈，在足跗上。動脈應手，浮則陽熱盛而胃強，澀則陰精少而小便數也。

此言若不出汗，不血虛，而為小便數，則津又從小便

瀉去，膜中不潤，被胃熱灼枯其膏，則膏油亦縮而為脾約。約者，約結之約，又約束也。脾脂膏油，約謂枯灼。

● 四、藥　解

麻仁味甘平，杏仁味甘溫。《內經》曰：脾欲緩急食甘以緩之，麻仁、杏仁潤物也。本草曰：潤可去枯，脾胃乾燥，必以甘潤之物為之主。是以麻仁為君，杏仁為臣。枳實味苦寒，厚朴味苦溫，潤燥者必以甘，甘以潤之，破結者必以苦，苦以泄之，枳實、厚朴為佐，以散脾之約結。芍藥味酸微寒，大黃味苦寒，酸苦湧泄為陰，芍藥、大黃為使，以下脾之結燥。腸潤結化，則大便利，小便少而癒矣。

● 五、製服法

上六味為末，煉蜜為丸，如梧桐子大。飲服十丸，日三服，漸加，以知為度。

● 六、本丸專治熱甚稟實

既云脾約血枯，火燔津竭，理宜滋陰降火，津液自生，何秘之有？故此唯熱甚而稟實者可用，熱雖甚而虛者，愈致燥渴之苦矣。

● 七、本丸與承氣諸劑治病之緩急

承氣諸劑，腑病也。多屬實熱陽結。麻仁丸，臟病也。腑病為客，臟病為主，治客須急，治主須緩。故病在

太陰，不可蕩滌以取效，要必久服而始和。蓋陰無驟補之法，亦無驟取之法，故治調胃承氣，以為推陳致新之和劑。

附：實熱陽結與虛寒陰結之對勘

其證但初硬後溏，脈浮而數，大便不通，燥渴而能食者，此為實熱也，名曰陽結。若目中不明者，得屎自解也，宜大柴胡湯下之。甚者，用小承氣湯。若脈沉而遲，不渴，不能食，身體重，大便反不通者，此為虛寒也，名曰陰結。此症人所易忽，須詳查之。用四物麻仁湯加熟、附。若嘔者，用金液丹，外用蜜煎導法。

四物麻仁湯：當歸上川芎中芍藥中熟地中乾薑下麻仁中附子中桂下加皂莢者，治陰結不大便也。

八、本丸與《金匱》對舉合勘之點

（一）《傷寒》原文

如上述。

（二）《金匱》原文

見五臟風寒積聚脈症，與傷寒條文同。

九、本丸之變劑

脾約一證，不可發汗，其人素稟陽臟，多水少火，惡熱喜冷，三五日一次，大便結燥異常者，名為脾約。縱有太陽證，壯熱無汗，不可發表，緣其人平素火旺津虧，榮衛枯燥，汗不得法，宜生地、阿膠、黑芝麻、核桃肉、大黃、枳實。

原方用麻仁丸，今改易數味，功較倍，潤其裡燥，通其大便，結去津回自汗而解。（齊有堂）

黑芝麻：即胡麻。甘平，補五內，充胃津，明目息風。

核桃肉：又名胡桃。甘溫潤肺，益腎利腸，化虛痰，已勞喘。

第七章
瀉心湯類

第一節　生薑瀉心湯

● 一、用　量

（一）仲景

生薑四兩，切　甘草炙　人參　黃芩各三兩　半夏半升，洗　黃連　乾薑各一兩　大棗十二枚，擘

（二）迴溪

生薑三錢　甘草六分　人參六分　黃芩錢半　半夏錢半，製　黃連六分　乾薑六分　大棗三枚

● 二、定　義

此汗後邪未盡，胃虛不和，水飲與飲食搏結心下。為製攻補兼施，寒熱互用，散水攻痞之溫清方也。

● 三、病　狀

傷寒汗出解之後，胃中不和，心下痞硬，乾噫食臭，脅下有水氣，腹中雷鳴下利者，生薑瀉心湯主之。

汗出解後，是太陽寒水之邪，侵於形軀之表者已罷，胃中不和，水邪入於形軀之裡者未解，必其人平日心火不足，故心下痞硬，胃中虛冷，故乾嘔食臭。傷食食臭。脅

下,即腹中。土不制水,寒水得以內侵,而有水氣,虛陽
鬱而不舒,寒熱交爭於心下,故腹中雷鳴而下利。約言
之,搏聚有聲,下利而清濁不分,皆陽不足而陰乘之也。

● 四、藥 解

芩連瀉心胸之熱,乾薑散心下之寒,生薑、半夏去脅
下之水,參、甘、大棗培腹中之虛,芩、連必得乾薑而痞
散,半夏必得生薑而水消,名曰瀉心,實以安心也。

半夏主治腸鳴,大腸受濕,則腸中切痛而雷鳴濯濯
也。故本湯用之以治胸滿腸鳴。

生薑、乾薑同用者,取辛以開之也。

徐洄溪曰:汗後而邪未盡,必有留飲在心下,其證甚
雜,而方中諸藥一一對證,內中又有一藥治兩證者,亦有
二藥合治一證者,錯綜變化,攻補兼施,寒熱互用,皆本
《內經》立方諸法。其藥性又皆與《神農本草》所載無處
不合,學者能於此等方講求其理而推之,則操縱在我矣。

● 五、煮服法

上八味,以水一斗,煮取六升,去滓,再煎取三升,
溫服一升,日三服。

再煎者,取其熱而和胃也。

● 六、本湯主旨在和胃

柯韻伯曰:病勢已在腹中,病根猶在心下,總因寒熱
交結於內,以致胃中不和。若用熱散寒,則熱勢猖獗,用

寒攻熱，則水勢橫行。法當寒熱並舉，攻補兼施，以和胃氣，此本方之主旨也。

● 七、本證下利非轉屬陽明與太陰辨

凡外感風寒而陽盛者，汗出不解，多轉屬陽明而成胃實。本證心下痞硬而下利者，病雖在胃，不是轉屬陽明矣。

下利不因誤下，腸鳴而不滿痛，又非轉屬太陰矣。

● 八、本湯痞硬下利與十棗湯之痞硬下利異同點

十棗湯因於中風之陽邪外證，尚有餘熱，是痞硬下利屬於熱，故可用苦寒峻利之劑以直攻之。生薑瀉心湯因於傷寒之陰邪內證，反有鬱逆，是痞硬下利屬於虛，故當用寒溫兼補之劑以和解之。

就此而論，彼屬陽邪，此屬陰邪，異點一。前痞屬熱，後痞屬虛，異點二。一用峻攻，一用和解，異點三。二證皆表解，而裡不和見心下痞硬乾嘔下利，是又異中見同也。

● 九、本湯與甘草瀉心湯之區別

二湯同為治痞之劑，然生薑瀉心湯意在胃中不和，故加辛溫以和胃。而甘草瀉心湯意在下利不止，與客氣上逆，故不欲人參之增氣，而須甘草之安中，此其區別也。（尤在涇）

十、本湯治水火為病之實證

瀉心湯所治之證云心下痞硬，乾噫食臭，此火證也。脅下有水氣，腹中雷鳴，此水病也。唯其有此火在胃中，水在膈間之實據，故用生薑瀉心湯治之，即不得籠統言之，而混為寒熱雜方也。

十一、本湯兼治

鄒潤安曰：生薑瀉心湯治吐瀉交作者，最效。

十二、本湯治噤口痢與理中湯治霍亂皆主和中辨

噤口痢上噤下痢，法宜和中。霍亂上吐下利，必以和中而癒。則知噤口痢上噤下痢，亦必以和中而痊。第霍亂是中寒，而發為上下均脫之證，故法主理中湯寒霍亂故宜此。以溫之。而噤口痢上閉下滯，其為中熱可知，熱結於中，上下不開，和中之法，宜反理中湯諸藥，故以寒涼治之，立生薑瀉心湯去乾薑為近是。

第二節　甘草瀉心湯

一、用量

（一）仲景

甘草四兩，炙　黃芩　乾薑各三兩　半夏半升，洗 黃連一兩　大棗十二枚，擘

（二）洄溪

甘草錢半　黃芩錢半　乾薑錢半　半夏錢半，製　黃連八分　大棗三枚

● 二、病　狀

傷寒中風，醫反下之，其人下利日數十行，穀不化，腹中雷鳴，心下痞硬而滿，乾嘔，心煩不得安。醫見心下痞，謂病不盡，復下之，其痞益甚，此非熱結，但以胃中虛，兩次誤下，故用甘草以補胃，而痞自除。客氣上逆，故使硬也，甘草瀉心湯主之。

腹中雷鳴者，下後裡虛胃弱也。心下痞硬，乾嘔，心煩不得安者，胃中空虛，客氣上逆也。

胃司納，胃滿則不能容穀。腸司輸，腸滿則不能化穀。若腸雖滿而胃尚虛，則又能食，此病胃虛乾嘔客逆，則不能食可知。

一誤下，再誤下，客熱虛痞，用甘草瀉心湯。

● 三、脈　象

脈緩數。

● 四、藥　解

方以甘草命名者，取和緩之意也。用甘草、大棗之甘，補中之虛，緩中之急。半夏之辛，降逆止嘔。芩、連之苦，瀉陽陷之痞熱。乾薑之熱，散陰凝之痞寒。

● 五、煮服法

上六味，以水一斗，煮取六升，去滓，再煮取三升，溫服一升，日三服。

● 六、本湯與生薑瀉心湯同屬胃虛而證治各別

前以汗後胃虛是外傷陽氣，故加生薑。此以下後胃虛是內傷陰氣，故加甘草。（成無己）

● 七、本湯之完穀不化與下利清穀辨

下利清穀者，屬於寒也。下利完穀者，屬於熱也。但傷寒中風皆有之。《內經》所云暴注下迫，屬於熱者是。仲景於本湯去人參者，殆以防陽明胃家之實歟。

● 八、本湯與《金匱》對舉合勘之點

（一）《傷寒》原文

如上述。

（二）《金匱》原文

狐惑之為病，狀如傷寒，默默欲眠，目不得閉，臥起不安，蝕於喉為惑；蝕於陰為狐。不欲飲食，惡聞食臭，其面乍赤、乍黑、乍白，蝕於上部則聲嗄，甘草瀉心湯主之。

唐容川曰：別家注有言瀉心湯不能殺蟲，疑是誤寫。不知烏梅丸用薑、連，亦是治蟲要藥，則知瀉心湯必能治蟲。蓋蟲因肝風內動而生，用薑之辛助金平木，用連之苦

瀉火熄風，風火之蟲，自然消滅。況餘藥補土，自然肝木平矣。此方原治痞滿，予親見狐惑證腹胸痞滿者投此立效，可知仲景之方，無不貫通。

九、本湯主治胃虛非實熱

傷寒中風，初無下證，下之利日數十行，完穀不化，腹中雷鳴，其人胃氣素虛可知。則心下痞硬而滿，非有形之結熱，以胃中空虛，客氣上逆於胃口，故乾嘔心煩不得安。所云當汗不汗，其人心煩耳。若認為實熱，而後下之，則痞益甚矣。

十、本湯君甘草倍乾薑之原理

本湯君甘草者，一以瀉心而除煩，一以補胃中之空虛，一以緩客氣之上逆也。備加乾薑者，本以散中宮下藥之寒，且以行芩連之氣而消痞硬，佐半夏以除嘔，協甘草以和中，是甘草得位而三善備，乾薑任重而四美俱矣。

十一、本證中虛不用人參之理

中虛而不用人參者，以未經發汗，熱不得越，上焦之餘邪未散，與用小柴胡湯有胸中煩者，去人參同一例也。

十二、本證乾嘔不用生薑之理

乾嘔而不用生薑者，以上焦之津液已虛，無庸再散耳。

十三、本湯與生薑瀉心湯致病原理

二湯皆下後傷風，胃中空虛之故，設不知此義以為結熱，而復下之，其痞必益甚。故復以胃中虛，客氣上逆，顯揭病由。

十四、本湯兼治

本湯治走馬牙疳，即今之牙癌即牙腐。用：半夏二錢五分，甘草四錢，黃芩、乾薑各二錢，人參三錢半，黃連一錢，棗二枚，約重五六分。煎湯，溫服。（見《漢藥神效方》）

第三節　半夏瀉心湯

即小柴胡去柴胡加黃連、乾薑也。

一、用　量

（一）仲景

半夏半升，洗　黃芩　乾薑　甘草炙　人參各三兩黃連一兩　大棗十二枚，擘

（二）洄溪

半夏錢半，製　黃芩錢半　乾薑錢半　甘草五分　人參八分　黃連八分　大棗三枚

● 二、定 義

此誤下寒熱相結，心下痞滿不痛。為製清熱滌飲，補胃散寒之溫清方也。

● 三、病 狀

傷寒五六日，嘔而發熱者，柴胡湯證具，而以他藥下之，柴胡證仍在者，復與柴胡湯，此雖已下之不為逆，必蒸蒸而振，卻發熱汗出而解，本證仍在，則即用本方治之。若心滿而不痛者，此為痞，又指「不痛」二字，痞證尤的。柴胡不中與之，宜半夏瀉心湯。若心下滿而硬痛者，此為結胸也。但滿而不痛者，此為痞。詳解見後。

● 四、脈 象

脈弦細數。

● 五、藥 解

黃連味苦寒，黃芩味苦寒。《內經》曰：苦先入心，以苦瀉之。瀉心者，必以苦為主，是以黃連為君，黃芩為臣，以降陰而升陽也。半夏味苦溫，乾薑味辛熱。

《內經》曰：辛走氣，辛以散之。散痞者，必以辛為助。故以半夏、乾薑為佐，以分陰而行陽也。甘草味甘平，大棗味甘溫，人參味甘溫。陰陽不交曰痞，上下不通為滿，欲通上下，交陰陽，必和其中，所謂中者，脾胃是也。脾不足者，以甘補之，故用人參、甘草、大棗為使，

以補脾和中。中氣得和，上下得通，陰陽得位，則痞熱消，己而大汗解矣。

● 六、煮服法

上七味，以水一斗，煮取六升，去滓，再煎取三升，溫服一升，日三服。

生薑、半夏為治寒飲之證，再煮云者，似先煮半夏也。（徐洄溪）

● 七、本證瀉心與結胸證辨

凡陷胸湯，攻結也。瀉心湯，攻痞也。氣結而不散，壅而不通為結胸，以陷胸湯為直達之所。塞而不通，否而不分為痞，以瀉心湯為分解之劑。所以謂之瀉心者，謂瀉心下之邪也。

痞與結胸，有高下焉。結胸者，邪結在胸中，故治結胸主陷胸湯。痞者，邪留在心下，故治痞主瀉心湯。

季雲按：二證一在攻結，一在攻痞，施治不可或混。

● 八、本證痞硬與大柴胡證痞硬辨

痞硬兼少陽裡實證者，大柴胡湯證也。痞硬兼少陽裡不成實者，半夏瀉心湯證也。

● 九、本湯與《金匱》對舉合勘之點

（一）《傷寒》原文

如上述。

（二）《金匱》原文

嘔而腸鳴，心下痞者，半夏瀉心湯主之。

此取輕清上浮，以成化痞降逆之用耳。

十、本證不從汗泄下奪之法

傷寒下後，心下滿而不痛者為痞，主以半夏瀉心湯。蓋客邪內陷，既不可從汗泄，又不可從下奪，故唯半夏、乾薑之辛能散其結，芩連之苦，能泄其滿。然其所以泄與散者，雖藥之能而實胃氣之使也。此用人參、甘、棗者，以下後中虛，故以之益氣而助其藥之能也。（尤在涇）

十一、本湯兼治

（一）瘧發時，先嘔者甚效。（鄒潤安）

（二）濕熱之瘧。

（三）腹中雷鳴上衝胸，邪在大腸者。

十二、本證滿而不痛與大陷胸湯滿而硬痛之區別

下後變證，偏於半表者，熱入而成結胸。偏於半裡者，熱結而成心下痞。是結胸與痞同為硬滿之證，但當以痛與不痛為辨耳。是故滿而硬痛者為結胸，熱實大陷胸湯下之，則痛隨利減。滿而不痛者為虛熱痞悶，宜清火散寒而補虛，可與半夏瀉心湯主之。此其區別也。

十三、本湯與生薑瀉心、甘草瀉心二方主治辨

仲景立瀉心湯以分治三陽：在太陽，以生薑為君者，

以未經誤下，而心下成痞，雖汗出表解，水氣猶未散，故微寓解肌之義也。在陽明，用甘草為君者，以兩番妄下，胃中空虛，其痞益甚，故倍甘草以建中，而緩客邪之上逆，是亦從乎中治之法也。在少陽，用半夏為君者，以誤下而成痞，邪已去半表，則柴胡湯不中與之，又未全入裡，則黃芩湯亦不中與之矣。

未經汗下而胸脅苦滿，是裡之表證。用柴胡湯解表。心下滿而胸脅不滿，是裡之半裡證，故製此湯和裡。稍變柴胡半表之治，推重少陽半裡之意耳。

名曰瀉心，實以瀉膽也。（柯韻伯）

第四節 大黃黃連瀉心湯

● 一、用 量

（一）仲景
大黃二兩　黃連一兩
（二）洄溪
大黃三錢　黃連錢半

● 二、定 義

此熱結痞硬。為製獨任苦寒下泄之清方也。

● 三、本湯脈證互見

（一）脈浮而緊，而復下之，緊反入裡，則作痞，緊脈為陰，此所謂病發於陰，下之作痞是也。按之自濡，但

氣痞耳。並無脅下之水。心下痞，按之濡，其脈關上浮者，邪氣甚高。大黃黃連瀉心湯主之。

《金鑑》謂「濡」字上當有「不」字。若按之濡乃虛痞也，補之不暇，豈有用大黃瀉之之理乎？徐洄溪謂「濡」當作「硬」，亦切。

心下者，胃口之氣，尺寸不浮，而關上獨浮，此浮為胃實外見之徵，不得責之浮為在表矣。

（二）傷寒大下後，復發汗，再誤。心下痞，惡寒者，表未解也。不可攻痞，當先解表，表解乃可攻痞。解表宜桂枝湯，攻痞宜大黃黃連瀉心湯。

● 四、藥 解

瀉心湯治痞，是攻補兼施，寒熱並馳之劑。此則盡去溫補，獨任苦寒下瀉者，蓋以黃連苦燥，能解離宮之火，大黃蕩滌，能除胃中之實耳。

● 五、煮服法

上二味，以麻沸湯二升漬之，須臾絞去滓，分溫再服。

二味僅以麻沸湯漬須臾即絞，其味甚薄，乃可泄虛熱，若久漬之，味厚，必下走腸胃，安能除虛熱？故成無己曰：以麻沸湯漬服者，取其氣薄而泄虛熱也。

不取煎而取泡，欲其輕揚清淡，以滌上焦之邪，此又法之最奇者。要言之，只得其無形之氣，不重其有形之味也。

麻沸湯即熱湯，一名百沸湯，一名太和湯。味甘平無毒，主助阻氣，通經絡。凡治下焦之補劑，當多煎，以熟為主。而治上焦之瀉劑，當不煎，以生為主。此治至高之熱邪，故亦用生藥。（徐洄溪）

六、本湯與《金匱》對舉合勘之點

（一）《傷寒》原文
如上述。

（二）《金匱》原文
1. 心氣不足，吐血衄血者，此湯主之。（見吐血類）

查傷寒瀉心湯，有大黃、黃連而無黃芩，《金匱》則較《傷寒》多黃芩一味。

2. 婦人吐涎沫，醫反下之，心下即痞，當先治其吐涎沫，小青龍湯主之。涎沫止，乃治痞，瀉心湯主之。

此條藥劑與傷寒同，但彼用桂枝先解表，此用小青龍先治吐涎沫，而後治痞，乃用此湯，雖先時用藥則異，而治痞不外此湯則同。

本方病理，注重「先」字。

七、驗舌參證宜本湯者

（一）舌苔黃膩，兼邪傳心包，神昏譫語者
此屬氣分濕熱，內蒙包絡，故宜瀉心湯，或小陷胸湯，或用杏仁、白芥子、薑汁、炒黃連、鹽木通、連翹、滑石、蘆根、淡竹葉、蔞皮之屬，辛溫以通之，鹹苦以降之，清淡以泄之。

（二）舌現粉白乾燥者，宜瀉心湯，或硝黃下之

此即舌厚膩如積粉者，為粉色舌苔。

● 八、本湯治火亢吐血實證

止血獨取陽明，陽明之氣，下行為順，逆上由於氣實，方名瀉心，實則瀉胃。胃氣下泄，則心火有消導，而胃氣之熱氣，亦不至上壅，斯氣順而血不逆矣。方中大黃既是氣藥，亦是血藥，且推陳致新，降氣即以降血，損陽和陰，妙全在此。故吐血屬實證者，投之立效。

葉天士曰：凡吐血成盤碗者，服大黃黃連瀉心湯，最效。

● 九、本證之便軟與大承氣湯之便硬辨

噦之一字，皆因由失下而生。故便軟者唯宜瀉心湯，便硬則宜大承氣湯。（王海藏）

● 十、本湯不用枳朴之理由

成氏謂本湯專導虛熱。所謂虛熱者，對燥屎而言也。蓋邪熱入裡，與糟粕相結則為實熱，不與糟粕相結則為虛熱，非陰虛陽虛之謂。本湯不用枳朴者，蓋以泄虛熱，非以蕩實熱也。

● 十一、本湯兼治牙根爛

牙根爛，非胃火也。因腎水不足，大腸膀胱之火橫行，而與心火合熾者，須瀉心湯加減主之。（《滇齋遺書》）

第五節 附子瀉心湯

一、用 量

（一）仲景

大黃二兩　黃連　黃芩各一兩　附子一枚，去皮別煮
取汁

（二）洄溪

大黃三錢　附子三錢，炮

二、定 義

此治陽虛熱結，表虛裡實。為治瀉痞熱，溫表陽，合
內外而治之溫清方也。

三、病 狀

心下痞，而復惡寒汗出者，附子瀉心湯主之。

陽虛於下，則衛外不密，而惡寒汗出，熱結於中，則
大便不通，而心煩痞硬。

要言之，即痞結於中，而挾陽虛陰盛之證矣。

成無己曰：心下痞者，虛熱內伏也。惡寒汗出者，陽
氣外虛也。與瀉心湯攻痞，加附子以固陽。

四、脈 象

脈沉。

五、藥 解

以三黃之苦寒，清中濟陰。以附子之辛熱，溫經固陽。寒熱並用，攻補兼施，是偶方中反佐之奇法。

六、煮服法

上四味，切三味，以麻沸湯二升漬之，須臾絞去滓，內附子汁，分溫再服。

以麻沸湯漬三黃，須臾絞去汁，內附子，別煮汁，意在瀉痞之意輕，扶陽之意重也。換言之，即三味用水泡，一味用水煮也。

治上焦用生藥，故三黃漬而不煎，下焦用熟藥，故煮取濃汁。

七、本湯治膈上熱痞與大黃附子湯治脅下寒結辨

大黃附子湯用細辛佐附子，以攻脅下之寒結，即兼大黃之寒以導之。而附子瀉心湯用芩連佐大黃，以祛膈上之熱痞，即兼附子之溫以散之。是故暴感熱結，可以寒下，久積寒結，必以溫下，寒熱合用，攻溫兼施。

八、本湯與大黃附子湯、三承氣湯、白散備急丸之區別

三承氣湯，為寒下之柔劑。白散備急丸，為熱下之剛劑。本湯與大黃附子湯，為寒熱互結，剛柔並劑之和劑。此其區別也。

附：備急丸

大黃二兩，乾薑二兩，巴豆一兩，去皮，研如脂。

十、本湯兼治

陰氣乘陽虛作痞者，用附子瀉心湯。

第六節 黃連湯

一、用 量

（一）仲景

黃連　甘草炙　乾薑　桂枝各三兩，去皮　人參二兩　半夏半升，洗大棗十二枚，擘

（二）洄溪

黃連八分　乾薑錢半　桂枝八分　人參八分　半夏錢半，製

二、定 義

此熱邪中上焦，寒邪中下焦，上下相隔，陰陽失其升降。為製寒熱並用，攻補兼施之溫清方也。

三、病 狀

傷寒胸中有熱，胃中有邪氣，腹中痛，欲嘔吐者，黃連湯主之。

邪氣，即寒也。胸中蓄熱上形，寒邪從胃侵逆，是寒格於中，熱不得降，故上炎作嘔吐，胃陽不舒，故腹中

痛。此病在焦腑，不見之表裡際，而只見之上下際也。

● 四、脈 象

脈緊細數。

● 五、藥 解

此證雖無寒熱相形於外，實有寒熱相搏於中，故以黃連瀉胸中之熱，乾薑逐胃中之寒，桂枝散胃口之滯，甘草緩腹中之痛，半夏除嘔，人參益虛，且以調平格熱之氣，以和其寒熱。

上熱者，泄之以苦，黃連之苦以降陽。下寒者，散之以辛，桂、薑、半夏之辛以升陰。脾欲緩，急食甘以緩之，人參，大棗之甘以益胃。（成無己）

按：本湯以桂枝代柴胡，黃連代黃芩，乾薑代生薑，喻嘉言所謂換小柴胡之和表裡法，為上下法也。

● 六、煮服法

上七味，以水一斗，煮取六升，去滓，溫服，日三夜二服。

附：藥味製法

川黃連薑汁炒，乾薑炮，人參人乳拌蒸，半夏薑汁製。

● 七、本湯之命名及意義

諸瀉心之法，皆治心胃之間寒熱不調，全屬裡證。此

方以黃芩易桂枝，去瀉心之名而曰黃連湯，乃表邪尚有一分未盡，胃中邪氣尚當外達，故加桂枝一味以和表裡，則意無不到矣。（徐洄溪）

● 八、本湯治作傷寒傳裡之下寒上熱與濕家下後之下熱上寒辨

濕家下後，舌上如苔者，以丹田有熱，胃上有寒，是邪氣入裡，而為下熱上寒也。此傷寒邪氣傳裡，而為下寒上熱也。

● 九、本湯兼治

《漢藥神效》載：本湯治霍亂吐瀉不止及心腹煩痛者，妙不可言。分兩為：黃連、桂枝、乾薑、大棗、甘草各四分五釐，人參半分，半夏九份。藥七味，用水七合煎至六勺。

● 十、桂枝人參湯證之外熱內寒與黃連湯證之上熱下寒均用人參辨

表裡相混難分莫過於桂枝人參湯證，裡證寒熱難分莫過於黃連湯證。而皆用人參，則以中氣不能自立故也。夫中氣者，脾氣也。五味入胃，俱賴脾氣為之宣佈，溫涼寒熱，各馴其性，酸苦辛鹹，各得其師，今者寒自為朋，熱自結隊，如桂枝人參湯證之外熱內寒，黃連湯證之上熱下寒，各據一所而不相合，若非乾薑、甘草之振作中陽，即繼人參之沖和煦育，何以使之相合耶。

夫始不相合，終必相離，雖有桂枝之祛寒，黃連之泄熱，不得其樞，以應環中，仍必寒與熱相攻，正與邪俱盡，潰敗決裂，不死不已矣。

● 十一、黃連湯胸中有熱胃中有邪氣辨

成無己曰：陰不得升，獨治於下，為腹中痛。陽不得降，獨治於上，為胸中熱，欲嘔吐。夫陰之升，其體由腎，其用由肝，陽之降，其源由肺，其責由心。然脾胃為升降之樞，脾提腎肝之氣以升，胃泄心肺之氣而降。故治陰之不升，必兼治脾，治陽之不降，必兼治胃，是於黃連湯又可參黃連為心胃之劑。嘔吐為胃病，故後世治嘔用黃連其效最捷，蓋上升皆火之變，見人身之火，唯欲其降升則為病，即所謂諸嘔吐酸，諸逆沖上，皆屬於火者也。就此而觀，可悟黃連一味為在此湯中為溫劑中寒藥矣。

季雲按：講述陽降陰升之理，至為透闢。

第七節　黃芩湯

即桂枝湯以芩易桂去薑。

● 一、用　量

（一）仲景
黃芩三兩　甘草炙　芍藥各二兩　大棗十二枚，擘
（二）迴溪
黃芩錢半　炙草八分　白芍錢半，炒　大棗三枚

● 二、定 義

此太、少兩陽合病，裡熱盛而自利。為製徹熱益陰，緩中止泄之清方也。

太陽與少陽合病云者，謂太陽發熱惡寒與少陽寒熱往來等證並見也。

● 三、病 狀

太陽與少陽合病，自下利者，與黃芩湯。

下痢即專於治痢，不必雜以風藥表藥，此亦急當救裡之意。

● 四、脈 象

脈浮數。

黃芩所治之熱，必自裡達外，不治在表分之熱，故黃芩湯證脈必數。

● 五、藥 解

虛而不實者，苦以堅之，酸以收之。黃芩、芍藥之苦酸以堅，斂腸胃之氣，弱而不足者，甘以補之，甘草、大棗之甘，以補固腸胃之弱。

長洲張氏云：黃芩主在裡風熱，與桂枝主在表風寒，不易之定法。

此方為治熱痢之主方。

● 六、煮服法

上四味，以水一斗，煮取三升，去滓，溫服一升，日再夜一服。

● 七、本湯之兼治溏瀉與附子理中湯兼治鶩溏辨

溏瀉者，污積黏垢濕兼熱也，宜黃芩、芍藥加香連。鶩溏者，中寒糟粕不化，色如鴨糞，所以澄澈清冷，小便清白，濕兼寒也，附子理中湯主之。

● 八、本湯加法

（一）發熱加軟柴胡。
（二）瀉多加白朮。
（三）小便少加茯苓。
（四）腹痛加炒芍藥。
（五）嘔有痰加橘紅。

● 九、本證太陽少陽合病與太陽陽明合病、陽明少陽合病辨

太陽陽明合病，自下利，為在表，當與葛根湯發汗。陽明少陽合病，自下利，為在裡，可與承氣湯下之。此太陽少陽合病自下利，為在半表半裡，非汗下所宜，故與黃芩湯以和解半表半裡之邪。

十、本湯下利與葛根湯下利辨

太陽陽明合病，是寒邪初入陽明之經，胃家未實，移寒於脾，故自下利，謂係陰盛陽虛，與葛根湯辛甘發散以維陽，下者舉之之法也。而太陽少陽合病，是熱邪陷入少陽之裡，膽火肆逆，移熱於脾，故自下利，謂係陽盛陰虛，與黃芩湯酸苦湧泄以存陰，通因通用之法也。

要言之，與葛根湯者，在寒邪移脾也，與黃芩湯者，在熱移於脾也。

十一、本湯兼治

（一）凡下痢，頭痛，胸滿，口乾，或寒熱脅痛，不時嘔吐，其脈浮大而弦者，皆治之。（薛己）

（二）為溫病變霍亂之主方。王孟英云：用此因證加減。

（三）伏氣。

春溫一症，由冬令收藏未固，昔人以冬寒內伏，藏於少陰，入春發於少陽，以春木內應肝膽也。寒邪深伏，已經化熱，昔賢以黃芩湯為主方，苦寒直清裡熱，熱伏於陰，苦寒堅陰，乃正治也。知溫邪忌散，不與暴感門同法。（見《臨證指南·幼科門》）

十二、本湯為治痢主方在隨證加減

夏秋之月，暑邪入腑，膿血無度，此名滯下，全屬暑熱之毒，蒸腸爛胃，與陰寒之利，判若水火，仲景以黃芩

湯為主方，而因症加減，此千古不易之法。今乃以暑毒熱
痢，俱用附、桂、薑、茸，始則目赤色焦，號痛欲絕，其
色或變如豆汁，或如敗肝，熱深厥深，手足逆冷，不知其
為熱厥，反信為真寒，益加薑、附，以至胃爛腸裂，哀號
宛轉，如受炮烙之刑，我見甚多，唯有對之流涕。

辨識本證在臍下必熱。

凡協熱利，下赤黃如垢膩者，臍下必熱，主黃芩湯。
（《全生集》）

● 十三、本湯之禁用

因熱不在表，故不用柴胡，熱已入半裡，故主黃芩加
芍藥，非微弱胃虛，故不須人參。

● 十四、本證合病現象之的據

此之合病者，頭痛胸滿，口苦咽乾目眩，或往來寒
熱，脈或大而弦。蓋半表之邪，不待太陽傳遞，而即太陽
並見經氣不無失守，所以下利，陽熱漸盛，表實裡虛，則
邪熱得乘虛而攻及裡氣。故用黃芩湯清熱益陰，半裡清而
半表自解矣。（程郊倩）

附：仲景用黃芩有三偶

（一）氣分熱結者，與柴胡為偶

以柴胡能開氣分之結，不能泄氣分之熱，故黃芩協柴
胡能清氣分之熱。

（二）血分熱結者，與芍藥為偶

以芍藥能開血分之結，不能清迫血之熱，故黃芩協芍

藥能泄迫血之熱。

（三）濕熱逐中者，與黃連為偶

以黃連能清濕中之熱，不能治熱生之濕，故黃芩協黃連能解熱生之濕。

● 十五、本湯是否係太陽與少陽合病辨

凡云太陽病，必脈浮頭痛，項強惡寒。少陽病必口苦咽乾，目眩。本湯自下利，是否二經合病？

本湯以黃芩為主藥，其現象應發熱，不應惡寒，縱熱極現振寒，其脈必數，太陽病必發熱惡寒，茲不惡寒，顯非涉及太陽證也。

千金芍藥湯云：若通身發熱加黃芩。又千金方知母、甘草、桂枝、黃芩、芍藥湯，黃芩與桂枝同用，治乍寒乍熱。今本湯但有黃芩無桂枝，現象但有發熱無惡寒，又顯非涉及太陽證也。

下利屬腸胃生理變常。腸胃屬陽明，膽屬少陽，六經系統原有此意。

本湯自下利，係膽管肌收縮，膽汁不下十二指腸，腸中發酵，腐敗旺盛，發生下利。是本湯認為少陽與陽明合病，尚屬可信，若牽及太陽，殊少確據。

《藥徵》謂黃芩主治心下痞。人生膽汁鬱滯，多由膽管肌收縮，芍藥有弛緩膽管肌之功能，凡腹肌拘攣者可用之。故《藥徵》謂芍藥主結實拘攣，師論與黃芩湯徹其熱者，亦以黃芩、芍藥能弛緩膽管肌，流通膽汁故耳。

大棗在《藥徵》上主治攣引強急，或從《別錄》療心

下懸體驗而出。懸與弦通，有牽引意。甘草主治急迫，或從《別錄》甘草療煩滿短氣經驗而來。黃芩湯以發熱心下痞，腹肌拘攣，而有弦急痛苦之候，是急屬甘草，弦屬大棗。腹肌拘攣屬芍藥，心下痞發熱屬黃芩，既未涉及太陽區域，安得謂與少陽合病？因之悟到黃芩湯乃少陽與陽明合病，似無疑義。

陽明病以汗之多寡定大便結硬之與否，今汗自出，與自下利，都能消失體液，便可用大棗。《本經》大棗主補少氣，少津液，身中不足，則此物之能救濟體液可知。又《別錄》表大棗除腸澼，今大棗與芩芍並用，則腸澼可除，理尤足信。

● 十六、本湯治溫之加減法

仲景治溫以黃芩為主，大旨不過取用涼遠熱以為法，如不自利，則白芍、大棗不必用矣。

而止黃芩一味，何以治病？自應隨症加減，宗古法而施治，有如下例：

（一）初起微寒發熱無汗，可加山梔子、淡豆豉、蔥白，或胸中懊憹不適，尤以梔豉為要。

（二）咳嗽加薄荷、杏仁、象貝、竹茹、瓜蔞皮。

（三）初起微惡寒，繼而但熱不寒，口渴思涼，宜合涼膈散去硝黃，但用連翹、黃芩、黑山梔、竹葉、薄荷等味。

（四）初起頭痛在額旁者，可於涼膈散中，加蔓荊子、撫芎、苦丁茶數分，或往來寒熱，頭痛在額旁者，可

用柴胡、黃芩。

（五）痛在眉棱骨者，可用葛根、黃芩。

（六）巔頂作痛，神煩不安，乾嘔吐涎沫者，此厥陰風動，真頭風也，可用左金丸。不嘔吐者，須用生地、石斛、石決明、左顧牡蠣、桑菊等為主藥，再佐滋陰為妥。

（七）有至五六日大便如利，胸悶煩躁，口渴，驗舌或黃，或焦黑色，此是下證，須用承氣，斷不可與芍藥、大棗。

總之風溫初起，如無表證，只宜涼解，用黃芩湯為主，加入元參、連翹、銀花、竹葉之類，均忌辛溫發汗表藥，如荊、防、柴、葛、芎、歸、羌、芷等類。

● 十七、本湯病狀悉具若嘔者加半夏半升、生薑三兩主之

嘔者，是上焦不和，水氣未散，加半夏、生薑以除水氣，則兩陽之患自平，即柴胡桂枝湯去參、桂也。

程云來註：乾嘔者，無物嘔出也。中焦不和，則氣逆於上而作嘔，迫於下而為利，故用半夏、生薑，入上焦以止嘔，甘草、大棗入中焦以和脾，黃芩、白芍入下焦以止利，如是則正氣安而邪氣去，三焦和而嘔利止。

凌嘉六云：脈遲者，黃芩不可與也。

王孟英云：冬傷於寒，至春發為溫病，有或瀉或嘔之兼症，皆少陽犯陽明也。故仲景以黃芩清解溫邪，協芍藥泄迫血之熱，而以甘、棗、夏、薑奠安中土，法至當矣。

總之，嘔用止嘔之藥，見症施治，服藥後而本症癒，

復見他症，仍見症施治，可推而知也。

少陽膽木挾火披猖，嘔是上衝，利由下迫，何必中虛始利，飲聚而嘔呼？半夏、生薑專開飲結，如其熱熾宜易連茹。

鄒潤安曰：嘔而脈數口渴者，為火氣犯胃，不宜加半夏、生薑。

王孟英云：生薑性熱，僅能治寒，不宜泛施於諸感也。

孟英又云：如火勢披猖，上衝下迫，或脈數口渴，或熱深厥深，則無藉乎奠中滌飲，當從事於瀉火清中，舉一反三，在人善悟也。

附：黃芩加半夏生薑湯兼治症

1. 凡膽腑咳嘔苦水，若膽汁者，宜黃芩加半夏、生薑。（薛己）

2. 體虛伏熱之霍亂，宜黃芩加半夏生薑湯。（王孟英）

3. 溫病轉為霍亂。王孟英云：果由中虛聚飲，而伏邪乘之者，仍宜以此法治之。

● 十九、本湯加半夏與《金匱》對舉合勘之點

（一）《傷寒》原文

如上述。

（二）《金匱》原文

乾嘔而利者，黃芩加半夏生薑湯主之。

第八節　乾薑黃連黃芩人參湯

● 一、用　量

（一）仲景

乾薑　黃連　黃芩　人參各三兩

（二）洄溪

乾薑錢半　黃連　黃芩　人參各八分

● 二、定　義

此誤下傷胃，寒邪格熱於上焦。為制散上寒，清下熱，通格逆之溫清合方也。

● 三、病　狀

傷寒本自寒下，本證。醫復吐下之，誤治。寒格更逆吐下，若食入口即吐，乾薑黃連黃芩人參湯主之。

食入即吐者，即兩熱相沖，不少停留之謂。蓋因火炎於上，熱阻於上之病也。必其人胃虛有熱可知。

● 四、脈　象

脈細數。

● 五、藥　解

誤治變證，故用瀉心之半，胃口寒格，經曰：格則吐逆，食入口即吐謂之寒格。宜用參、薑，胸中蓄熱，宜用

芩、連，以通寒格。嘔家不喜甘，故不用甘，不食則不吐，是心下無水氣，故不用生薑、半夏。要言之，寒熱相阻則為格證，寒熱相結則為痞證。

徐洄溪曰：此屬厥陰條，寒格自用乾薑，吐下自用芩、連，因誤下而傷其正氣，則用人參。分途而治，無所不包，又各不相礙，古方之所以入化也。

● 六、煮服法

上四味，以水六升，煮取二升，去滓，分溫再服。

● 七、本湯之精義

在苦辛以開拒隔，故嘔家挾熱，不利於香砂橘半，服此湯而晏如。（柯韻伯）

● 八、本證食入即吐與理中證朝食暮吐辨

朝食暮吐，脾寒格也。食入即吐，胃熱格也。是故寒格逆上，當以理中溫太陰，加丁香降寒逆。若食入即吐，則非寒格乃熱格也，當用參、薑安胃，芩、連降火。

葉天士云：食不得入，有火拒按，食入反出，無火拒按，食入胃中，不得運化，久而吐出，方是無火，若食入即吐，是有火也。不可不辨。

● 九、本湯治胃熱嘔吐與理中湯治胃寒嘔吐辨

觀朱無議《傷寒括》云：胃家有熱難留食，胃冷無緣納水漿，則嘔吐之出於中焦也明矣。故胃寒者，理中湯是

也。而胃熱者，乾薑芩連人參湯是也。

● 十、本證之食入即吐與水不入口辨

妄汗後，水藥不得入口，是為水逆。妄吐下後，食入口即吐，是為食格。此肺氣胃家受傷之別也。

● 十一、本證格逆與瀉心證痞硬辨

本湯苦寒倍於辛熱，不名瀉心者，以瀉心湯專為痞硬之法耳。要之，寒熱相結於心下而成痞硬，寒熱相阻於心下而成格逆，源同而流異也。

第九節 旋覆代赭湯

即小柴胡去柴芩易旋覆、代赭。

● 一、用 量

（一）仲景

旋覆花三兩　人參二兩　生薑五兩　甘草三兩，炙
半夏半升，洗　代赭石一兩　大棗十二枚，擘

（二）洄溪

旋覆花錢半，絹包　代赭石三錢，煅　生人參八分
生甘草三分　法半夏錢半　鮮生薑三片　肥大棗三枚

● 二、定 義

此表解胃虛，痰逆痞滿噯氣。為治補虛宣氣，滌飲鎮

逆之溫清方也。

● 三、病　狀

　　傷寒發汗，若吐若下，解後，病人治多未必皆屬誤治。心下痞硬，噫氣不除，《靈樞·口問》篇云：寒氣客於胃，厥逆從下上散，復出於胃，故為呃逆。俗名噯氣。皆陰陽不和於中之故。旋覆代赭石湯主之。

　　此乃病已向癒，中有流邪，在於心胃之間，與前諸瀉心法大約相近。

　　噫，讀噯，即嘆息之謂。故膽主太息，肝病則膽鬱，膽郁則善太息。

● 四、脈　象

　　脈弦虛。

● 五、藥　解

　　此湯用人參、甘草養正補虛，薑、棗以和脾養胃，所以安定中州者至矣。更以旋覆花之力旋轉於上，傳陰中阻隔之陽，升而上達，又用代赭石之重鎮墜於下，使戀陽留滯之陰，降而不遠，然後參、甘、大棗可施其補虛之功，而生薑、半夏可施其開痰之效。

　　喻嘉言謂代赭引人參下行，以鎮安其逆氣。《本草》云旋覆治逆氣，脅下滿，代赭治腹中邪毒氣，故本湯以此二物治噫，餘則補虛散痞也。

● 六、煮服法

上七味，以水一斗，煮取六升，去滓再煎，取三升，溫服一升，日三服。

● 七、本湯代赭石之用法

（一）煅赭石忌用醋淬

徐洄溪謂赭石煅時，若用醋淬之則傷肺。誠為確當之論。若恐難辨，徑用生者亦可。

（二）赭石宜重用

張純甫曰：赭石為救顛扶危之大藥，今人罕用，即用亦不過二三錢，藥不勝病，用與不用等。愚放膽用至數兩者非魯莽也，誠以臨證既久，研究有日，凡藥之性味能力及宜重宜輕之間，皆先有定見，而後放膽用之，百不失一。

（三）生赭石之功效

生赭石壓力最勝，能鎮胃氣衝氣上逆，開胸膈，墜痰涎，止嘔吐，通燥結。用之得當，誠有捷效。虛者可與人參同用。蓋赭石所以能鎮逆氣，能下有形瘀滯者，以其饒有重墜之力，於氣分血分毫無所損，況氣虛佐以人參，策尤萬全。

此藥雖係石質，實與他石質不同，即未經火煅為末服之，亦與腸胃無傷，此從經驗而得，故敢確鑿言之。

● 八、本湯之借治

（一）喻嘉言曰：仲景旋覆代赭石湯，乃治傷寒汗吐下解後，餘邪挾飲作痞之方，妙矣！神矣！昌取此方而治反胃噫氣，痰多氣逆並噦者，活人已盈千累萬矣。

（二）周楊俊曰：余每以治氣逆不降者，神效。

● 九、本湯之噫氣與生薑瀉心湯之乾噫辨

本湯噫氣與彼湯乾噫不同者，在雖噫而不至食臭，故知其為中氣虛也。

● 十、本證之噫氣不可僅泥為飽食氣辨

噦噯之說，諸家互異。王氏準繩按據《內經》正李東垣、王海藏、以噦為乾嘔。陳無擇以噦為咳逆，而從成無己、許叔微之說，以噦為呃逆。以噯為噫氣，此可為定論。

徐洄溪批《臨證指南・噫噯篇》云：噫，即呃逆，病者最忌。噯，為飽食氣，非病也。何以併為一症？

王孟英《潛齋醫話》訾之謂噫不讀為如字，乃於介切，飽食息也。以噫噯名篇於義實贅，徐氏誤作二種殊失考。況噫有不因飽食而作者，亦病也。仲景立旋覆代赭湯治病後噫氣，徐氏誤認為噦，謂作呃逆。蓋此湯原可推廣而用，凡嘔吐呃逆之屬中虛寒飲為病者，皆可用。

季按：「中虛寒飲」四字，當注意。

陸定圃曰：余嘗以治噫氣頻年者數人，投之輒效，益

見徐氏之僅泥飽食氣未當也。是蓋宗王氏之說，而其義更
融澈矣。

● 十一、本湯先後之服法

《活人書》云：有代赭旋覆證，氣虛者，先服四逆
湯。胃寒者，先服理中湯，後服此湯為良。

● 十二、本湯補鎮在解邪

葉天士批《全生集》云：仲景原文汗吐下解後而痞硬
噫氣不除者，旋覆代赭湯主之。若邪未解，何可一味補而
且鎮耶。

● 十三、本湯與真武湯、赤石脂禹餘糧湯為歸元固 下之法

仲景此方，治正虛氣不歸元，承領上下之聖方也。何
以知其然也？觀仲景治下焦水氣上凌，振振欲擗地者，用
真武湯鎮之。利在下焦者，下元不守，用赤石脂禹餘糧固
之。此胃虛氣失升降，復用此法理之，則胸中轉否為泰，
其為歸元固下之法，各極其妙如此。（羅東逸）

● 十四、本湯加法

（一）兼火加寸冬、枯芩
（二）兼寒加丁香、柿蒂
丁香辛香暖胃，柿蒂苦澀清涼，是三焦鬱滯之呃相
宜，而虛呃敗呃不相宜也。

（三）痰多加茯苓

十五、本湯兼治

（一）嘔吐出糞之證
（二）胃虛肝氣上逆之癒
（三）陽微濁逆之證

十六、本方治痰飲呃、痰呃與他方治火呃、寒呃、瘀血呃辨

呃有數種，胃絕而呃不與焉。故火呃宜承氣湯，寒呃宜理中湯加丁香、柿蒂，瘀血作呃宜大柴胡加桃仁、丹皮。旋覆代赭湯乃治痰飲作呃之劑與諸呃有異，不得見呃即用此方也。

後賢以之治痰飲，止嘔吐，平嗯逆，調肝腎，應用甚多。周鳳岐治失眠因痰結者，眩暈驚悸，體虛有痰者，輒用取效，其用愈廣。

附：呃逆在腎在胃辨

呃逆本有二因：由於虛寒者，逆從臍下而起，其根在腎，為難治。由於熱者，逆只在胸臆間，其根在胃，為易治。

以上二證，輕重懸殊，乃世人謂之冷呃，而概從寒治，無不死者，死之後則云：凡呃逆者，皆為絕證。不知無病之人，先熱物後冷物，冷熱相爭，亦發呃逆，不治自癒。

第十節 厚朴生薑甘草半夏人參湯

● 一、用 量

仲景

厚朴半斤，炙去皮　生薑切　半夏各半斤，洗　甘草
炙二兩　人參一兩

● 二、定 義

此太陰虛邪，入腹脹滿。為治消脹散滿，補泄兼行之
溫方也。

● 三、病 狀

發汗後，腹脹滿者，此湯主之。

太陽發汗，外通陽氣，內和陰氣，乃因汗不如法，致
太陽之寒，內和太陰之濕，故腹中脹滿之證作矣。脾為中
央之土，所以腹滿多屬太陰，法當溫焉。

● 四、藥 解

發汗後表邪雖解，而腹脹滿者，汗多傷陽，氣窒不行
也。是不可以徒補，補之則氣愈窒，亦不可以徑攻，攻之
則陽益傷。故以人參、甘草、生薑助陽氣，厚朴、半夏行
滯氣，乃補瀉兼施之法也。（尤在涇）

徐洄溪曰：發汗後則邪氣已去，而腹脹猶滿，乃虛邪
入腹，故以厚朴除脹滿，餘則補虛助胃也。

五、煮服法

上五味，以水一斗，煮取三升，去滓，溫服一升，日三服。

六、本湯治發汗後脹滿與吐後脹滿、下後脹滿辨

吐後脹滿與下後脹滿，皆為實者言。蓋邪氣乘虛入裡，皆為實也。發汗後，則外已解，腹脹滿，知非裡實，由太陰不足，脾氣不運，故壅而為滿也。與本湯和脾胃而降逆氣宜矣。此三者之辨別也。

七、本湯汗後脹滿與太陰汗後脹滿辨

凡太陽汗後脹滿，是陽實於裡，將轉屬陽明矣。而太陰汗後脹滿，是實寒於裡，而陽虛於內也。同一在裡也，而有陽實寒實之別焉。

附：胃脹、脾脹之治法

凡飽食傷胃而脹，宜消導之。脾虛不能消食而脹，宜補之，以助其傳化。（萬密齋）

八、本湯治實中虛證

凡腹脹而便不秘者，用之最效，以其為實中之虛證故也。《內經》曰：脾欲緩，急食甘以緩之，用苦泄之。本湯用藥之精義，大要在苦以泄腹滿，甘以益脾胃，辛以散滯氣也。

周鳳岐曰：遇脾虛作脹者，輒借用之。而脾虛挾積，

溏瀉不節，投之尤有特效。此亦實中虛也。

九、本湯兼治虛寒挾濕之霍亂吐瀉

王孟英云：古今治霍亂者，從未論及此方，予每用之以奏奇績。

第八章
白虎湯類

第一節　白虎湯

● 一、用 量

（一）仲景

知母六兩　石膏一斤，碎　甘草二兩，炙　粳米六合

（二）洄溪

知母錢半　石膏五錢　甘草五分　粳米一撮

● 二、定 義

此熱聚於胃，陽明病略兼太少。為治滋養肺胃，以復津液之清涼劑也。

白虎為治熱病暑病之藥，其性大寒，猶之暑暍之氣，得金風而爽，故清涼之劑以白虎名之。

● 三、病 狀

三陽合病，腹滿身重，難以轉側，口不仁而面垢，譫語，遺尿。發汗則譫語，下之則額上生汗，手足逆冷，陰從此脫。若自汗者，白虎湯主之。自汗則熱盛於經，非石膏不治。故以上皆陽明熱證之在經者，以三陽統於陽明故也。

此邪熱瀰漫三陽，而致腹滿身重，難以轉側。不仁者，不知味也。由胃中濁壅燻蒸，故又面垢也。熱甚神昏，則譫語遺尿。仲景特出「譫語」二字，舉陽明之重證言也。病至此，陽盛而陰必虛矣。白虎之治，所以防陰之將虛，唯用清法，可使液自不減。蓋欲陰之不虛，必撤其陽實，不用白虎，則實之不去，虛之難保。

額上生汗者，是絕汗也。手足逆冷，陽氣將亡，即所謂再逆促命期，非白虎所可治也。

三陽合病，腹滿者，陽明經病合於前也。身重者，太陽經病合於後也。難以轉側者，少陽經病合於側也。（陳修園）

● 四、本湯通治

凡陽明病，脈洪大而長，不惡寒反惡熱，頭痛自汗，口渴舌苔黃，目痛不得臥，心煩躁亂，日晡潮熱，或陽毒發斑，胃熱諸症，皆能治之。

平旦屬少陽，日中屬太陽，日晡屬陽明。

● 五、本湯脈證互見

（一）傷寒脈浮滑，此表有熱，裡有寒，此「寒熱」二字，必倒誤，乃表有寒，裡有熱也。觀下條脈滑而厥者，裡有熱也，鑿鑿可證。《活人書》作表裡有熱，亦未穩。白虎湯主之。

王三陽曰：經文「寒」字，當作「邪」字解，亦熱也。

詳本文脈浮滑，不但無緊，且後多滑，乃陽氣而鬱蒸，此裡有熱也。裡熱甚，必寒格於外，多厥逆身涼，而為亢害之證。厥陰篇中脈滑而厥者，裡有熱也，白虎湯主之。則知此表裡二字為錯誤。

程郊倩云：暍病，脈不浮。不思《傷寒論》云：暍即《難經》之熱病也。《難經》云：熱病之脈，陰陽俱浮。浮之而滑，沉之散澀，此是緊要處，豈可模糊讀過。本條脈滑與《難經》熱病脈合，則白虎的是熱病主方，而「寒」的是「暍」字之誤。

（二）傷寒脈滑而厥者，熱厥。裡有熱也，白虎湯主之。

脈微而厥，為寒厥。脈滑而厥，為熱厥。熱厥云者，裡熱鬱熾，格陰於外，所以外反惡寒厥逆，往往有唇面爪甲俱青者，故宜白虎清裡而除熱，此陽極似陰之證，全憑以脈辨之。

滑，陽脈也，當與澀對。看其脈形走如珠，往來流利，與澀脈往來艱滯，參伍不調者迥別。

● 六、藥 解

知母味苦寒。《內經》曰：熱淫所勝，佐以苦甘。又曰：熱淫於內，以苦發之。欲徹表熱，必以苦為主，故以知母為君。石膏味辛甘微寒，熱則傷氣，寒以勝之，甘以緩之，熱勝其氣，必以甘寒為佐，是以石膏為臣。甘草味甘平，粳米味甘平，脾欲緩，急食甘以緩之，熱氣內餘，消燥津液，則脾氣燥，必以甘平之，物緩其中，故以甘

草、粳米為之使。是太陽中暍,得此湯則頓除之,即熱見白虎而盡矣。(成無己)

方中行考《本草》載石膏除邪鬼,蓋以此藥能清陽明經熱,經熱清,邪鬼自除,是除之云者,指在胃家而言也。神昏屬胃病,故石膏亦能治之。

吳鞠通云:天下無肺無溺,肺寒者溺短,熱者溺亦短,可用石膏涼肺胃。石膏不可煅,煅則如灰不可用矣,非生者重,煅者輕也。

● 七、煮服法

上四味,以水一斗,煮米熟湯成,火候。去滓,溫服一升,日三服。

一法先煮石膏數十沸,味淡難出。再投藥米,米熟湯成,溫服。

● 八、本湯加法

白虎湯神於解熱,妙用無窮,故關於暑熱深入伏熱煩渴,古人必以白虎為主方,唯加減之法,經王孟英披揭之,更覺有所準繩。

(一)加人參補氣生津。

(二)加桂枝和營化瘧。

(三)加蒼朮清熱,治濕痿。

(四)加竹葉變為病後補劑。(即竹葉石膏湯)

(五)治暑熱霍亂加法:

1. 兼表邪者,加香薷、蘇葉。

2. 轉筋熱極似寒者，此病非反佐莫能深入，少加細辛、威靈仙，「少加」二字須注意。

3. 痰濕阻滯者，加厚朴、半夏。

4. 血虛內熱者，加生地、地丁。

5. 中虛氣弱者，加白朮、苡仁。

6. 病衰氣短精乏者，加大棗、枸杞。

● 九、本湯加味治白痢

下痢白沫者，氣痢於下也。此湯專治肺金，加杏仁、厚朴、桔梗，以利肺氣，使不收澀，加白芍、黃芩、甘草以平肝，使肝木不侮肺，脾土不受剋則癒。如小便不利，再加桑皮、滑石，外有寒熱者，可加葛根。（唐容川）

● 十、石膏之專長及佐治

《潛齋醫學叢書》載：石膏無毒，甘淡而寒，善解暑火燥熱無形之氣。凡大熱大渴大汗之證，不能捨此以圖功。故白虎專治陽明內蒸之熱，非治陽明外見之熱，故表熱雖甚而未成裡熱者，便不是石膏證。若兼胸悶腹脹者，須加辛通開泄之品以佐之。

● 十一、本湯之禁用

白虎本為達表熱而設，但用之不當，禍不旋踵。故吳鞠通有五不可與之戒，而張錫純又明辨有應忌與不應忌者。

（一）脈浮弦而細者，不可與也。

（二）脈沉者，不可與也。

上列兩條為白虎湯所禁用，當遵吳氏之說為近是。

（三）不渴者，不可與也。

張氏云：用白虎湯定例，渴者加人參，不渴者即服白虎湯。原方無事加參也不知。吳氏以為不渴者不可與，是題與經旨相背矣。且遵吳氏之言，其人若渴即可與白虎湯，亦無事加參矣。不又顯與渴者加人參之經旨相背乎？

（四）汗不出者，不可與也。

張氏云：白虎湯三見於《傷寒論》。觀陽明篇所主之三陽合病有汗，太陽篇所主之病及厥陰篇所主之病皆未見有汗也。是仲景當日未有汗即用白虎湯，而吳氏則於未見有汗者禁用白虎湯，此又不顯與經旨相背乎？且石膏原有發表之性，其汗不出者，不正可藉其以發其汗乎？

總之，據吳氏定例而論，必其人有汗而兼渴者始可用白虎湯。然陽明實熱之證，渴而兼汗出者為數甚少，是白虎湯將置於無用之地矣。

（五）脈浮表不解者，不可與也。

易老曰：太陽發熱，無汗而渴，忌白虎。

仲景每用一方，必言一方之禁者，欲得一方之利，必絕一方之弊，六經皆然，不獨白虎，尤須切記。

● 十二、本湯之兼治

（一）暑火熾盛而霍亂者

王孟英云：霍亂證，粳米宜用陳倉米，又石膏為治暑良藥。

（二）小兒傷暑，煩躁，身熱，痰盛，頭痛口燥，大渴者

本湯為末，水煎，每服二錢。

（三）上消證

上消者，渴而多飲也。由邪火在胃，血液大傷，白虎湯力能撲火以存陰，故可治之癒。

（四）心下一寸間，發生瘡疾，紅腫痛甚者

按心下一寸，乃胃之上口也。因邪熱結於胃之上口間，故發瘡疾，白虎湯專清胃熱，故可治之癒。

（五）牙齦紅腫，痛甚飲冷者

牙齦，乃陽明所主。今胃火聚於上，故見紅腫痛甚。又見飲冷，知其邪火傷陰，白虎湯力能清胃之熱，故治之癒。

（六）兩乳紅腫甚痛者

兩乳，乃陽明脈過之所。今見紅腫痛甚，是胃中之邪熱壅滯所致也。白虎湯專清胃熱，邪去而腫自消，故可治之癒。

● 十三、本證疑似辨

徐洄溪曰：本方身重腹滿，則似風濕，宜用朮附。面垢譫語，則似胃實，宜用承氣。此處一惑，生死立判，如何辨別全在參觀脈症，使有證據，方不誤投。

● 十四、本條寒字當作痰字解

楊素園云：此條「寒」字，諸家所辨未能妥帖。徐亞

枝謂當作「痰」字解，於義較協。

王孟英謂此解可稱千古隻眼。夫本論無「痰」字，如濕家胃中有寒之「寒」字亦作「痰」字解。

蓋「痰」本作「淡」。會意二火搏水成痰也。彼濕家火微濕盛，雖渴而不能飲是為濕痰。

此暍病火盛爍液，脈既滑矣，主以白虎湯，則渴欲飲水可知，是為熱痰。凡痰因火動，脈至滑實，而口渴欲飲者，即可以白虎湯治之，況暍病乎？

● 十五、本證自汗與桂枝證自汗辨

青龍白虎，以汗之有無及惡風惡寒為辨。然以有汗而論，白虎湯治陽明有汗，桂枝湯治太陽有汗，同是有汗也，何以知為太陽之汗而用桂枝？何由知為陽明之汗而用白虎？是則又須於有汗時，專在惡寒不惡寒上辨也。

桂枝證之汗既在太陽必惡寒，以惡寒為太陽主證也。

白虎證之汗既在陽明必不惡寒，以不惡寒為陽明主證也。

明其惡寒不惡寒，各為一經之主證，豈獨桂枝、白虎之各治一經者，昭然若揭，即二經之分證，不亦盡可推乎。（世補齋）

● 十六、本證與大青龍證並用石膏先後緩急辨

傷寒論石膏一味，得薑、桂、麻黃而有青龍之號，得知、草、粳米而有白虎之名。二方並用石膏，一以泄陽邪，一以顧陰液也。

　　病有表熱，有裡熱，表熱宜散，即已兼見裡熱，必用青龍散之，早用白虎即為誤遏。裡熱宜清，即或尚有表熱，必用白虎清之，仍用青龍即為誤發。其間先後緩急，絲毫不容假借。要之，二方之辨，且勿在同用石膏上看，先要在一用麻黃，一不用麻黃上看。論曰：太陽中風，脈浮緊，發熱惡寒，身疼痛，不汗出而煩躁，大青龍湯主之。蓋仲景涉無汗即用麻黃，一涉有汗即不用麻黃。是大青龍專為煩躁設，實專為不汗之煩躁設，故又曰：若脈微汗出者不可用。以是知用青龍必為無汗之病，而有汗即不可用。何也？以其方雖有石膏，而仍主麻黃故也。

　　若白虎之不用麻黃，則其吃緊處正在有汗矣。是故青龍之治，以無汗為準，白虎之治，以有汗為準，此即先後緩急之次序不可紊也。

● 十七、本湯與承氣湯同治陽明辨

　　正陽明腑病，是胃家實也，承氣湯主之。仲景論之甚明。若白虎則治陽明經汗出煩渴之證，與腑病迥別，此最大關節，經文鑿鑿，誤治必死。一為腑病，一為經病，辨別如此。

　　王氏注云：白虎湯治陽明經表裡俱熱，與調胃承氣湯為對峙，調胃承氣導陽明腑中熱邪，白虎泄陽明經中熱邪。

● 十八、本湯要點在裡熱未實表寒已解

　　黃坤載云：白虎證即將來之大承氣證，而裡熱未實者

也。又即從前之大青龍證，而表寒已解者也。表寒已解故不用麻桂，裡熱未實故不用硝黃。換言之，裡熱未實即不可用大承氣，表寒已解即不可用大青龍。

十九、本證之汗出與茵陳蒿湯之頭汗出辨

白虎證與發黃證相似，但白虎證偏身汗出為熱越，而茵陳蒿湯頭面汗出頸以下都無汗，此其異也。

二十、驗舌參證宜本湯者

（一）乾白苔，黑心舌，刮不盡者

此傷寒邪已化熱，傳陽明胃腑。症常發熱譫語，口乾渴，不惡寒，或自汗從頭出至頸而止者不等，宜白虎湯，不須急服。至黑苔漸退，周身出汗透徹，燒退即癒矣。

但頭汗出，是熱鬱於內而不得越。

（二）黑苔兩輪佈於白苔中者

此舌乃寒邪入裡化火，熱逼脾胃也，實熱雜症多有之，宜白虎湯去粳米、甘草，加大黃治之。

（三）渴欲飲水，口乾舌燥者

此以渴欲飲水，為溫病的據，且必於口舌驗之。故溫病脈現浮洪，舌黃渴甚，大汗，面赤惡熱者，宜辛涼重劑，主白虎湯。（吳鞠通）

（四）舌中黑，邊極紅而潤者

張石頑云：有因中暑誤認外感，而加溫覆多致此證，宜白虎湯清之。嗜酒積熱在胃，亦現此舌，用石膏神效。以石膏為陽明經藥也。

（五）孕婦傷寒黃舌苔者

此邪已化火，宜服白虎湯，若稍遲，恐即傳三陰。

● 二十一、類白虎證誤用白虎必死辨

白虎證，生死在反掌之間，苟非重用石膏，必無挽回之理，然病情變幻，疑似有二：

（一）血虛象白虎證

其狀肌熱燥熱，口渴引飲，其脈洪大，按之全無，此血虛發熱之證，東垣以當歸補血湯治之。

季雲按：熱渴引飲，同於血虛證，脈洪大，類似白虎證。唯重按全無，則獨異於白虎證也。

《全生集》載：久病陰虛，發熱惡寒，午後面頰顴赤，煩躁引飲，肌熱燥熱，至夜尤甚，脈洪大，按之無力，此皆血虛而煩躁也。用當歸補血湯。

（二）氣虛類白虎證

如丹溪治鄭義門，秋間大熱，口渴、妄言妄見，脈洪數而實。視其形肥，面赤帶白，卻喜露筋，脈本不實，涼藥所致，與黃耆附子湯，冷飲之，三帖後睏倦鼾睡，微汗而解，脈亦稍軟。繼以耆朮湯調治而安。

季雲按：丹溪所辨在形肥面帶白色，故知為素稟陽虛之證，然脈洪數而實，則又類於白虎證也，辨之尤難。

以上二證，辨別最要之點在皆無汗，故知非白虎證。《傷寒論》云：發熱無汗，其表不解者，不可與白虎湯。

徐洄溪亦云：「無汗」二字最為白虎所忌，用方者不可不知。

● 二十二、本湯在《金匱》上加法

（一）加桂枝，名白虎加桂枝湯

溫瘧者，其脈如平，身無寒但熱，骨節疼痛，時嘔，白虎加桂枝湯主之。

葉香岩云：幼稚之瘧，氣怯神昏，初病驚癇，厥逆為多。在夏秋之時，斷不可認為驚癇狀，必熱多煩渴，邪自肺受者，桂枝白虎湯二劑必癒。蓋幼稚純陽，暑為熱氣也。

（二）加蒼朮，名白虎加蒼朮湯

治濕溫，脈沉細者。沉細屬濕，先受暑，後受濕，暑濕相搏，名濕溫。其症脛冷腹滿，頭痛身痛，多汗，渴而譫語。

第二節　白虎加人參湯

● 一、用　量

（一）仲景

白虎湯原方加人參三兩

（二）洄溪

石膏五錢　知母錢半　粳米一撮　甘草五分　人參八分

● 二、定　義

此大汗出後，無太陽表證，渴欲飲水。為製瀉火生津

止渴之清方也。

● 三、病 狀

（一）傷寒若吐若下後，前汗後，此吐下後。七八日不解，熱結在裡，表裡俱熱，此四字為白虎對症。時時惡風，表邪未盡。大渴，舌上乾燥而煩，欲飲水數升者，胃熱已盡，不在經，不在腑，亦非若承氣證之有實邪，因胃口津液枯竭，內火如焚欲飲水自救，故象如此，與邪熱在腑者迥別。此湯主之。

（二）傷寒無大熱，熱在內。口燥渴，心煩，背微惡寒者，此亦虛燥之症。微惡寒，謂雖惡寒而甚微，又周身不寒，寒獨在背，知外邪已解，若大惡寒，則不得用此湯矣。此湯主之。

● 四、本湯脈證互見

（一）傷寒脈浮，發熱無汗，「無汗」二字，最為白虎所忌。其表不解者，惡寒。不可與白虎湯。渴欲飲水無表證者，不惡寒。白虎加人參湯主之。

白虎加參湯，治汗吐下之後，邪已去而有留熱在於陽明，又因胃液乾枯，故用之以生津解熱。若更虛羸，則為竹葉石膏湯證矣。

（二）服桂枝湯大汗出，大煩渴不解，脈洪大者，此湯主之。

煩渴不解，因汗多而胃液乾枯，邪雖去而陽明之火獨盛熾，故用此湯以生津止汗，熄火解煩。汗後諸變不同，

總宜隨症用藥。

經曰：諸脈洪大，皆屬於熱。又曰：陰虛陽盛，脈多洪，夏日應時，唯洪與伏對勘，更為顯著。蓋浮之最著者為洪，其像似水面波翻浪湧，沉之至隱者為伏，其形似石，腳上跡遁蹤潛。洪大兼見，是裡熱已熾矣。

● 五、藥 解

《內經》曰：心移熱於肺，傳為膈消，膈消則渴，皆相火傷肺所致。可知其要在救肺，石膏能清三焦火熱，功多於清肺退肺中之火，故用為君。知母亦就肺中瀉心火，滋水之源。人參生津，益所傷之氣而為臣。粳米、甘草補土以資金為佐也。（趙良）

● 六、煮服法

上五味，以水一斗，煮米熟，湯成去滓，溫服一升，日三服。

● 七、本湯禁用

（一）傷寒脈浮發熱無汗者，不可與

按：無汗煩渴，表不解者，此麻杏甘石湯證，最為白虎所忌。

（二）表不解者不可與

傷寒之邪，傳入陽明，脈浮，發熱無汗，其表不解者，雖有燥渴，乃大青龍湯證，不可與白虎湯。要言之，白虎但能解熱而不能解表，若稍帶外感，有無汗、惡寒、

身痛、頭疼之表證，則慎不可與。

● 八、本湯與竹葉石膏湯用參之理由

二湯用人參，皆藉人參之力，領出在內之邪不使久留，乃得速癒為快。

● 九、本湯主治風淫熱淫

大煩渴而脈洪大，主白虎加人參，正《內經》風淫熱淫，治以甘寒之旨。唯香岩先生獨窺其微，謂風溫首先犯肺，先衛後氣。治法初用辛涼，繼以甘寒，超超元著，萬古開群蒙也。

● 十、本湯與《金匱》對舉合勘之點

（一）《傷寒》原文
如上述。

（二）《金匱》原文
太陽中熱者，暍是也。汗出惡寒，身熱而渴者，白虎加人參湯主之。

● 十一、本證惡寒解

熱入裡則外惡寒，清裡熱則惡寒自解。然亦須詳審有表無表，方為精密。況凡屬汗出多之病，無不惡寒者，以其惡寒汗出，而誤認為大順散等熱劑，則立危矣。（徐洄溪）

● 十二、本湯兼治

（一）再三汗下，熱不退者。此湯加蒼朮一錢神效。

（二）暑火熾盛之霍亂兼元氣已虛者。（**按**：治霍亂粳米宜用陳倉米）

（三）太陽中熱，汗出惡寒，身熱而渴者之喝。

（四）陽明合併之瘧。太陽陽明之瘧，熱多寒少，口燥舌干，脈洪大者，雖不得汗，用之反汗而解。固無拘乎立夏前，與立秋後也。

又虛熱參半之熱證，用人參白虎湯可以奏功。

（五）唐容川曰：治噤口痢亦佳。

● 十三、驗舌參證宜本湯者

（一）舌紅極有紫斑及紅斑，或遍身發斑者

章虛谷云：此陽毒入心也，宜白虎人參湯加犀、連。

（二）舌乾且燥

謂視之無液也。然則溫熱之審舌苔以審津液，仲師已逼其倪矣。

● 十四、本證背微惡寒之釋疑

吳鶴皋曰：背微惡寒者，但覺微寒而不甚也。既有煩躁，則白虎加參用可無疑，若背惡寒而不燥渴者，不可用也，王孟英謂以下條參之，必有汗，方可用也。

背為陽，背惡寒，口中和者，少陰病也，宜附子湯。今熱未退而微惡寒，為表未全罷，尚屬太陽，然燥渴心煩

為裡熱已熾，故與白虎湯解表邪清裡熱，加人參補氣生津。（《醫方集解》）

第三節　竹葉石膏湯

● 一、用　量

仲景

竹葉二把　石膏一斤　半夏半升，洗　人參三兩　麥門冬一升，去心　甘草二兩，炙　粳米半升

● 二、定　義

此傷寒解後，虛羸少氣，津液不足，餘熱未盡。為製調胃散熱之清方也。

● 三、病　狀

傷寒解後，虛羸少氣，氣逆欲吐者，竹葉石膏湯主之。

壯火食氣，故少氣者，多屬火證。

● 四、藥　解

辛甘發散而除熱。竹葉、石膏、甘草之甘，辛以發散除熱，甘緩脾而益氣。麥門冬、人參、粳米之甘，以補不足。辛者，散也。氣逆者欲其散，半夏之辛以散氣逆。

● 五、煮服法

上七味，以水一斗，煮取六升，去滓，內粳米，煮米

熟，湯成又一煮法。去米，溫服一升，日三服。

● 六、本湯兼治

（一）體虛受暑，霍亂吐瀉，及暑邪深入等證。

王孟英曰：此治熱極似陰之霍亂。用地漿水更妙。

（二）傷暑發渴，脈虛而有虛熱者。

（三）本湯加牛薑，治嘔最良。

（四）脾胃虛熱，夜有盜汗者。

脾胃虛熱，夜有盜汗者，固甚效，而胃熱發呃，人參易西洋參亦效。

● 七、本湯專滋肺胃陰氣

徐洄溪曰：此仲景先生治傷寒癒後調養之方也。其法專於滋養肺胃陰氣，以復津液。蓋傷寒雖六經傳遍，而汗吐下三者，皆肺胃當之。

又《內經》云：人之傷於寒也，則為病熱。故滋養肺胃岐黃以至仲景不易之法也。

● 八、驗舌參證宜本湯

舌白苔變微黃者。

此傷寒表邪失於汗解，初傳陽明，寒邪已化火，其證多大熱，多大渴，竹葉白虎湯從陽明清解之自癒。此邪在半表半裡，不可驟下也。

第九章
五苓散類

第一節 五苓散

● 一、用 量

（一）仲景

豬苓十八銖，去皮　澤瀉一兩六銖　白朮十八銖　桂枝半兩，去皮　茯苓十八銖

（二）洄溪

豬苓兩半　澤瀉兩半　白朮兩半，炒　桂枝八錢　茯苓三兩

案二十四銖為一兩，每銖重四分二釐。六銖為錙，即二錢五分，十八銖即七錢五分。

● 二、定 義

此蓄水於內。為主利濕泄熱，兼化氣布津之溫方也。

● 三、病 狀

（一）中風發熱，六七日不解而煩，有表裡證，渴欲飲水，水入則吐者，名曰水逆，五苓散主之。桂枝治表，餘四味治裡。

（二）心下痞，與瀉心湯。痞不解，其人渴而口燥

煩，小便不利者，五苓散主之。

治痞而痞不解，反渴，則為水停心下之故，非痞也。

（三）霍亂，頭痛發熱，身疼痛，熱多，欲飲水者，五苓散主之。

● 四、本散脈證互見

（一）太陽病，發汗後，大汗出，胃中乾，煩躁不得眠，欲得飲水者，少少與飲之，令胃氣和則癒。若脈浮，小便不利，微熱消渴者，五苓散主之。

胃中乾而欲飲水，此無水也，與水則癒。小便不利而欲飲，此蓄水也，利水則癒。同一渴，而治法不同。蓋由同一渴，而渴之象及渴之餘症，亦各不同也。（徐洄溪）

（二）發汗已，脈浮數，煩渴者，五苓散主之。

汗不盡則有留飲。

（三）太陽病，寸緩，關浮，尺弱，皆為虛象。其人發熱汗出，復惡寒，不嘔，但心下痞者，此以醫下之也。誤治。如其不下者，病人不惡寒而渴者，此轉屬陽明也。此屬實邪。小便數者，大便必硬，不更衣十日，無所苦也。渴欲飲水者，少少與飲之，但以法救之，隨症施治，不執一端。渴者，與五苓散。如其渴不止，五苓散亦一法也。

● 五、藥 解

茯苓味甘平，豬苓味甘平，甘雖甘也，終歸甘淡。《內經》曰：淡味滲泄為陽。利大便曰攻下。利小便曰滲

泄。水飲內蓄，須當滲泄之，必以甘淡為主。

是以茯苓為君，豬苓為臣。白朮味甘溫，脾惡濕，水飲內蓄，則脾氣不治，蓋脾勝濕，必以甘為助，故以白朮為佐。澤瀉味鹹寒。

《內經》曰：鹹味下泄為陰，泄飲導溺，必以鹹為助，故以澤瀉為使。桂枝辛熱，腎惡燥，水蓄不行，則腎氣燥。《內經》曰：腎惡燥，急食辛以潤之。散濕潤燥，可以桂枝為使。

又用桂枝為主，導心火於水以化氣，白朮升津，茯苓利水，為利水化氣升津除熱之妙劑。

季雲按：*茯苓一味，為治痰主藥。痰之本，水也，茯苓可以行水，痰之動，濕也。茯苓故又行濕。*

● 六、搗法及服法

上五味搗為末以白飲和，服方寸匕，日三服，多飲暖水，汗出癒，如法將息。少加桂枝，多服暖水，俾水津四布，而上滋心肺，外達皮毛，則漐漐汗出，而表裡之寒熱兩解，渴無不解。白飲和服，亦啜稀粥之微義。

徐洄溪曰：服散服其停留胸中，多飲暖水，取其氣散榮衛。

成無己云：多飲暖水，令汗出癒者，以辛散水氣外泄，是以汗潤而解。

方寸匕云者：匕，匙也。匙挑藥末，不落為度，正方一寸也。

● 七、本散與《金匱》對舉合勘之點

（一）《傷寒論》原文

如上述。

（二）《金匱》原文

1. 渴欲飲水，水入則吐者，名曰水逆，五苓散主之。此條與《傷寒》略同。

2. 假令瘦人臍下有悸，吐涎沫而巔眩，此水也，五苓散主之。

3. 黃疸病，茵陳五苓散主之。

茵陳蒿末十分，五苓散五分，上二味，和，先食，飲服寸匕，日三服。

4. 脈浮，小便不利，微熱消渴者，宜利小便發汗，五苓散主之。

● 八、本散要點

五苓散原是治水，不是治渴，用以治所飲之水，而非治煩渴消渴之水也。且本散重在內煩外熱，用桂枝是逐水以除煩，不是熱因熱用，是少發汗以解表，不是助四苓以利水，其用四苓是行積水留垢，不是流通水道，後人不明此理，概以治水道不通，則誤矣。

本散通治諸濕腹滿，水飲水腫，嘔逆泄瀉，水寒射肺，或喘或咳，中暑煩渴，身熱頭痛，膀胱積熱。便秘而渴，霍亂吐瀉，痰飲濕瘧，身痛身重，此皆傷濕之見症也。

九、本散與豬苓湯同異辨

五苓、豬苓同治脈浮發熱而渴，小便不利之證。然五苓則加桂枝、白朮而治太陽，豬苓則加滑石、阿膠而治陽明。蓋太陽為開，陽明為闔，太陽為表之表，其受邪也，可以熱發，可以辛散。

陽明為表之裡，其氣難泄，其熱易蓄，其發散攻取，自與太陽不同。是以五苓散加甘辛溫藥，假陽氣以行水，豬苓湯加甘鹹寒藥，假陰氣以利水也。

十、本散煩渴飲水與白虎湯證煩渴飲水辨

表證已罷而脈洪大，是熱邪在陽明之半表裡，用白虎加人參清火以益氣。表證未罷而脈浮數，是陽邪在太陽之半表裡，用五苓散飲暖水，利水而散寒。

故凡中風傷寒，熱結在裡，熱傷氣分，必煩渴飲水，治之有二法者此也。

十一、本散治泄瀉與理中湯赤石脂禹餘糧湯治泄瀉辨

下利，服理中不止。理中者，理中氣也，治泄不利小便，非其治也，五苓散主之。不止者，是利在下焦，赤石脂禹餘糧湯主之。則泄瀉出於下焦也明矣。

附：上吐下瀉之所屬

胃氣逆而上湧，則為嘔吐。脾氣逆而陷下，則為泄瀉。故吐瀉之病，脾胃為之司也。

十二、驗舌參證宜本散

（一）白苔帶灰黑舌兼黏膩浮滑者

此乃太陰在經之濕邪。是從雨霧中得之，宜解肌滲濕，五苓散加羌防之類。

（二）舌中白而外黃者

此邪入大腸也，必須五苓散以分水，水分則瀉止矣。

（三）尖紅根苔白厚

舌尖紅是本色，白苔為表邪，白浮薄滑者。此表邪不解，而遏熱不化。故惡寒身熱頭痛者，汗之，不惡寒，身熱煩渴者，太陽表證也，宜五苓散兩解之。

但若表證初起，往往不顯於舌，苔白厚膩，則又為裡熱證也。

十三、本散兼治

（一）大便瀉水，小便全無者

此病夏月居多，由暑邪怫鬱擾亂正氣，以致關門失職，津液不行於膀胱，而直趨大腸。五苓散功能散膀胱之氣，故治之而癒。

（二）頭暈咳嗽，嘔吐腹脹，小便短者

病形雖現頭暈、咳嗽、嘔吐，總緣膀胱氣化不運，水濕之氣不得下降，氣機必返於上，上干清道，故現以上病形。五苓散功專利水，水氣下降，氣機自順，故病自癒。

（三）霍亂吐瀉，思飲冷水者

此病上吐下瀉，理應著重太陰，其所用五苓者，蓋以

吐瀉之病，無小便也，又見渴而思水，正是太陽腑證提
綱，故五苓為要藥，其所以致吐瀉者，皆由太陽氣化失
運，中宮失職，此刻先治太陽，然後理中，庶為正治，亦
經權之道也。

（四）濕傷脾陽腹膨脹者

（五）寒濕內盛之霍亂

王孟英曰：凡霍亂之寒濕內盛，水飲阻閉三焦者，雖
外無風寒之表邪，未嘗不可用也。

（六）瘦人臍下悸，吐涎沫，兼癲眩之水證

此乃散方，近人用作湯，往往鮮效。傷寒以此治太陽
表裡未清之證，所謂表裡者，經與腑也，故此散為利膀胱
水道之主方。

（七）水蓄之疝

（八）濕聚之腫

王孟英曰：氣滯者加厚朴，氣虛者加人參。

（九）小兒吐瀉，發搐，有痰者

韶州醫者劉從周，論小兒吐瀉，發搐，覺有痰者，但
服五苓散入生薑、半夏煎服，吐出痰，瀉亦止，驚自退。

（十）濕瀉久瀉

如瀉時水穀混下，小便少而大便多者，此濕瀉也。有
溏瀉無度者，此久瀉也。蓋治濕不利小便，非其治也，五
苓散主之。

● 十四、本散治表裡俱見證之真諦

病人脈浮而大即是表證，當汗之。但其發熱煩渴，小

便赤澀，卻當下。此是表裡證俱見也，五苓散主之。

十五、本散口渴證與理中口渴證皆用溫藥之理由

五苓散口渴證宜用桂枝，理中湯口渴證宜用乾薑，皆火不蒸水，津液不升故也，是謂寒燥。與治熱燥之證，用濡潤以滋津液者不同。

十六、本散禁用

（一）汗多胃燥者

《傷寒論》云：汗出多，胃中燥，不可用豬苓湯，復利其小便。夫利水諸方，唯豬苓為潤劑尚不可用，其不欲飲水而小便不利者，則五苓散之當禁不待言矣。

（二）熱霍亂

王孟英云：案仲聖於霍亂，分列熱多寒多之治，皆為傷寒轉為霍亂而設，故二「多」字最宜玩味。所云熱多者，謂表熱多於裡熱也。寒多者，裡寒多於表熱也。豈可以「熱多」二字遂謂此散可治熱霍亂哉？要言之，欲飲水，切勿誤解熱多為熱證，而浪投此藥也。

查《傷寒論》曰：霍亂，頭痛發熱，身疼痛，熱多，欲飲水者，五苓散主之。此霍亂之因傷寒而致者，故兼有頭痛發熱、身痛諸表證也。雖欲飲水，而表證未罷，故以五苓散為兩解之方。乃後人顢頇或至誤會，凡夏秋熱霍亂之口渴者，輒用五苓，多致僨事。須知桂、尤為渴家所忌，唯風寒之邪鬱阻氣機，致水液不行而渴，始可用以行氣化水也。

第二節 豬苓湯

● 一、用 量

（一）仲景

豬苓去皮　茯苓　澤瀉　滑石碎　阿膠各一兩

（二）洄溪

豬苓　茯苓　澤瀉各錢半　滑石三錢　阿膠五錢

● 二、定 義

此陽熱傷陰，水體失職，不能上敷下達，為製滋陰利水，降濕熱升腎水之清方也。

● 三、病 狀

少陰病，下利六七日，咳而嘔渴，心煩不得眠者，豬苓湯主之。

此亦熱邪傳少陰之證。蓋少陰口燥口乾，有大承氣急下之法，今止嘔渴，則熱邪尚輕，故用此方，使熱邪從小便出，其路尤近也。

● 四、本湯脈證互見

陽明病，若脈浮發熱，渴欲飲水，小便不利者，豬苓湯主之。

此陽明之渴，故與五苓相近，而獨去桂枝，恐陽盛也。成氏曰：脈浮發熱，上焦熱也。渴欲飲水，中焦熱

也。小便不利，熱結下焦，津液不通也。

● 五、藥 解

豬苓佐阿膠，理少陰之體。滑石佐茯苓，清少陰之源。澤瀉佐阿膠，培少陰之本。阿膠本血氣之屬，合二苓澤瀉，淡滲膀胱，利少陰之用，重用阿膠是精不足者，補之以味也。

吳鶴皋曰：以諸藥過燥，故又加阿膠，以存津液。

● 六、煮服法

上五味，以水四升，先煮四味，取二升，去滓，內阿膠烊消，溫服七合，日三服。

● 七、本湯通治

濕熱黃疸，口渴溺赤。

● 八、本湯與《金匱》對舉合勘之點

（一）《傷寒論》原文
如上述。

（二）《金匱》原文
1. 脈浮發熱，渴欲飲水，小便不利者，豬苓湯主之。
2. 夫諸病在臟，欲攻之，當隨其所得而攻之。如渴者與豬苓湯，餘皆仿此。

● 九、本湯專治熱甚膀胱

熱甚膀胱非水能解，何者？水有止渴之功，而無祛熱之力也。故用豬苓之淡滲與澤瀉之鹹寒，與五苓不異。而此易朮以膠者，彼屬氣此屬血也，易桂以石者，彼有表而此為消熱也，然則所蓄之水去而熱消矣。潤液之味投則渴除矣。

● 十、本湯兼治小兒熱濕下泄

如瀉時，有腹痛，或痛或不痛，所下，亦有完穀而未盡化者，此邪熱不殺穀。有成糟粕者，皆屬熱濕，主豬苓湯。但「泄」、「瀉」二字亦當辨之：泄者，謂水穀之物泄出也。瀉者，謂腸胃之氣下陷也。又寒濕、熱濕亦宜詳辨：屬寒者不渴，屬熱者渴也。

● 十一、本湯禁用

《傷寒論》云：陽明病，汗多而渴者，不可與豬苓湯，以汗多胃中燥，豬苓湯復利其小便故也。

此湯為陽明飲多而用，不專為陽明利水而用也。熱邪傳於陽明，必先耗其津液，加以汗多，復奪之於外，又利小便更奪之於內，則津液有立亡之虞，故示戒之。不可與者，即屬腑者，不令溲數之意，以此見陽明之用豬苓，亦仲景不得已之意矣。

汗多而渴，當白虎湯。胃中燥，當承氣湯。俱在言外，粗工於亡津液之小便不利者，動用豬苓、五苓等法，

是直不知汗多胃中燥，不可復利其小便也。

● 十二、變湯為散探吐法

溫病身不熱，煩渴發狂，小便不利者，用豬苓、茯苓、澤瀉、滑石、阿膠各一錢為末，白湯調下，仍以涼水一鍾飲之，以鵝翎探吐。（《全生集》）

● 十三、本湯與五苓散治分上焦下焦辨

二方皆散飲之劑，太陽轉屬陽明者，其渴尚在上焦，故仍用五苓入心而生津。陽明自病而渴者，本子中焦，故又藉豬苓而通津液。

《集解》云：五苓治濕勝，故用桂、朮。豬苓治熱勝，故用滑石。

● 十四、本湯利水與五苓散利水同異點

本湯脈證全同五苓，彼以太陽寒水利於發汗，汗出則膀胱氣化而小便行，故於利水之中仍兼發汗之味。

此陽明燥土，最忌發汗，汗之則胃亡津液而小便更不利，所以利水之中仍兼滋陰之品。二方同為利水，太陽用五苓者，因寒水在心下有水逆之證，故用桂枝以散寒，白朮以培土也。

陽明用豬苓，因熱邪在胃中有自汗證，故用滑石以滋土，阿膠以生津也。故利水之法，於太陽職司寒水，加桂以溫之，是暖腎以行水也。

於陽明少陰用豬苓者，以二經兩關津液，特用阿膠、

滑石以潤之，是滋養無形以生有形也。散以散寒，湯以潤
燥，用意微矣。要之，利水雖同，而寒溫迥別如此。

　　季雲按：五苓證有飲水則吐，豬苓證無吐逆，而有自
汗不多，其餘脈浮發熱，渴欲飲水則同也。

● 十五、本湯與五苓散、金匱豬苓散、八味丸利水之精義

　　豬苓滲利泄水較之茯苓更捷，但水之為性，非土木條
達不能獨行。故豬苓湯之利水，有阿膠之清風木也。豬苓
散之利水，有白朮之燥濕土也。五苓散之利水，有白朮之
燥土，桂枝之達木也。八味之利水，有桂枝之達木，地黃
之清風也。此其精義也。若徒求於豬苓、滑石、澤瀉之
輩，恐難奏奇功耳。（黃坤載）

● 十六、本湯與梔子豉湯、白虎湯皆治陽明見證辨

　　本湯既治陽明見證，則凡吐下燒針，俱不可用也明
矣。但舌上苔生則膈熱甚，故湧以梔子、豉而徹其膈熱，
斯治太陽而無礙陽明矣。若前熱更加小便不利，則宜豬苓
湯以導熱滋乾也。

　　簡言之，熱在上焦用梔子豉湯，熱在中焦用白虎加人
參湯，熱在下焦用豬苓湯。

● 十七、本湯與五苓散、白虎湯治水、治渴、治汗辨

　　有表證水逆，五苓散。大渴引飲，汗多，白虎湯。渴
欲飲水，汗不多，豬苓湯。（陸九芝）

第三節　文蛤散

● 一、用　量

仲景

文蛤五兩

● 二、定　義

此熱結皮膚肌肉之間，飲而不渴。為製軟堅逐水之雜療方也。

● 三、病　狀

病在陽，應以汗解之，反以冷水潠之，若灌之，其熱被劫不得去，彌更益煩，肉上粟起，寒在肉中。意欲飲水，反不渴者，服文蛤散。此熱結在皮膚肌肉之中不在胃口，故欲飲而不渴，文蛤散取其軟堅逐水。若不差者，與五苓散。不應則表裡同治。

潠之是外澆冷水，灌之是內飲冷水，其熱被外之冷卻則不得出，被內之冷卻又不得入，遂止於肌肉之間，進退兩難，故彌更益煩，水氣與熱結於皮肉間，而起粟粒，是熱與水不結於胸中，而結於軀殼之皮肉間也。熱在軀殼，故意欲水，胃中無熱，故反不渴。

徐洄溪云：欲飲而不渴，乃胸中有水而口燥也。

《溫熱經緯》云：此疫邪之傳表者。「卻」字，疑是「刮」字之誤。徐亞枝云：卻，不得前也。熱被冷抑，不

得外出，轉而內攻，故彌更益煩，卻字似非誤。文蛤散，
當屬文蛤湯。

病在陽者，謂疫邪已傳陽分也，當從汗解。溟，噴
也。灌，溉也。疫邪熱極，原可飲冷水，得大汗而解者，
乃以之溟灌皮毛，內熱被冷水外劫，故內煩益甚，肉上粟
起也。欲飲而不渴者，內熱為外水所制也。

● 四、藥 解

文蛤鹹平無毒，能止煩渴，利小便，化痰軟堅，殼上
起紋有疙瘩者是。成無己曰：文蛤之鹹走腎，以勝水氣。

《本草三家注》張隱庵云：文蛤主治惡瘡蝕，五痔。
蓋蛤乃水中介蟲，稟寒水之精，故主惡瘡蝕。感燥金之
氣，主資陽明大腸，故治五痔。

● 五、煮服法

上一味為散，以沸湯和一方寸匕服，湯用五合。

● 六、文蛤散之禁用

王晉三曰：文蛤若暗色無紋者，服之令人狂走赴水。
故文蛤即海蛤，又名花蛤。以有紋理者為佳。

● 七、本散與金匱文蛤湯辨

柯韻伯云：本論以文蛤一味為散，以沸湯和一方寸匕
服滿五合，此等輕劑，恐難散濕熱之重邪。

《金匱要略》云：渴欲飲水不止者，文蛤散主之。又

云：吐後渴欲得水而貪飲者，文蛤湯主之。兼主微風脈緊頭痛。審症用方，似宜彼用散而此用湯為宜。

附：文蛤湯

麻黃、甘草各三兩，文蛤、石膏各五兩，杏仁五十枚，大棗十二枚，生薑三兩。

八、本散治水與大陷胸湯治水辨

大陷胸湯治水，係內因之水結於胸脅而患也。本散治水，係外因之水入於皮膚，而肉中粟起也。

九、文蛤與海蛤之區別及治法

（一）區別

海蛤者，即蟹蛤子。雁食後糞中出有紋彩者為文蛤。無紋彩者為海蛤。

（二）製法

凡修事即製法。一兩，於漿水中煮一伏時，後卻以地骨皮、柏葉各二兩，又煮一伏時後，於東流水淘三遍，拭乾細搗，研如粉用。

海蛤、文蛤修事法同。

第四節　茯苓甘草湯

一、用　量

（一）仲景

茯苓二兩　桂枝二兩，去皮　甘草一兩，炙　生薑三

兩，切

（二）迴溪

茯苓三錢　桂枝八分　甘草六分　生薑三片

● 二、定　義

此心陽素虛，水積不散，為製發散內邪之汗劑也。雜療法。

● 三、病　狀

（一）傷寒汗出而渴者，五苓散主之。不渴者，茯苓甘草湯主之。傷寒汗出而渴者，亡津液胃燥，邪氣漸傳裡也。五苓散以和表裡。若汗出不渴者，邪氣不傳裡，但在表而表虛也。與茯苓甘草湯和表合衛。

（二）傷寒厥而心下悸者，宜先治水，水犯心則悸。當服茯苓甘草湯，卻治其厥，不爾，水漬入胃，必作利也。

心下悸，是有水氣，乘其未漬入胃時先治之，不致厥利相連，此治法之次第也。

● 四、脈　象

脈弦。

● 五、藥　解

茯苓滲水，甘草和中，桂枝入心以發汗，生薑溫胃以散水氣也。要言之，方中只茯苓一味為主裡，其餘三味皆主表之藥也。

成無己曰：茯苓、甘草之甘，益津液而和衛。桂枝、生薑之辛，助陽氣而解表。

● 六、煮服法

上四味，以水四升，煮取二升，去滓，分溫三服。

● 七、本湯心悸與五苓散心悸辨

凡厥陰之渴，在未汗時。太陽之渴，在發汗後。如傷寒心悸汗出而渴者，是水氣不行，而津液又不足，須小發汗以散水氣，故用五苓散。

傷寒心悸，無汗而渴者，是津液未虧，故用茯苓甘草湯，大發其汗。

● 八、本湯防水漬入胃與五苓散防水漬入脾辨

彼散因小發汗，故少佐桂枝，不用生薑，而用白朮者，為預防爪漬入脾也。

此湯用薑、桂、茯苓等分，而不用芍藥、大棗，是大發其汗，佐甘草者，一以協辛發汗，為預防水漬入胃也。

陶節庵曰：食少飲多，水停心下，滿悶短氣者，茯苓甘草湯。小便難，五苓散主之。

● 九、本湯發汗與麻黃湯發汗異同點

本湯為發汗峻劑，與麻黃湯義異而奏捷則同。因水氣在心下而不在皮毛，故不用麻黃。悸而不喘，故不用杏仁。且外不熱而內不渴，故不用小青龍。仲景化水發汗之

劑，不同如此。

● 十、本湯汗出而渴之釋義

徐洄溪曰：此方之義，從未有詮釋者，蓋汗出之後而渴不止與五苓散，人所易知也。乃汗出之後，並無渴症，又未指明別有何證，忽無端而與茯苓甘草湯，此意何居？要知此處「汗出」二字，乃發汗後汗出不止也。汗出不止，則亡陽在即，當與以真武湯，其稍輕者，當與以苓桂尤甘湯，更輕者，則與以此湯。何以知之？以三方同用茯苓知之，蓋汗大泄必引腎水上泛，非茯苓不能鎮之。故真武則佐以附子回陽，此湯與五苓散則以桂枝、甘草斂汗。而茯苓則皆以為主藥。

此湯之義，不了然乎？觀上列心悸，治法益明。

● 十一、本湯兼治

膀胱腑咳而遺溺者。此膀胱氣虛也。

● 十二、本證係飲之為悸

按：悸證有過汗而悸者，有吐下而悸者，有氣虛而悸者，唯飲之為悸。甚於他邪，以水停心下無所不入，侵於肺則咳，傳於胃則嘔，溢於皮膚為腫，漬於腸胃為利。故經曰：先治其水，後治其厥，厥為邪之深者猶先治水，況病之淺者乎？

● 十三、本湯之加減

本湯去生薑加白朮，名茯苓桂枝白朮甘草湯。治傷寒
吐下後，心下逆滿，氣上衝胸，起則頭眩，脈沉緊，發汗
則動經，身為振搖者。

第十章
四逆湯類

第一節　四逆湯

● 一、用 量

（一）仲景

甘草二兩，炙　乾薑一兩半　附子一枚，生用，去皮，破八片

（二）泗溪

甘草八分，炙　乾薑錢半，炮　附子錢半，炮

● 二、定 義

此因陰陽氣不順接，手足逆冷。為製溫中散寒，下焦寒利之溫方也。

● 三、病 狀

（一）傷寒，醫下之後，續得下利清穀不止，身疼痛者，急當救裡，後身疼痛，清便自調者，急當救表。救裡宜四逆湯，救表宜桂枝湯。

（二）大汗，若大下利而厥冷者，四逆湯主之。

汗下後厥冷，則虛寒極矣。故程知曰：不因汗下而厥冷者，用當歸四逆，因汗下而厥冷者，用四逆。

（三）自利不渴者屬太陰，以其臟有寒故也。明其所以不渴之故。當溫之，宜服四逆輩。

有寒則不渴，則知渴者，皆當作熱治，不曰四逆湯，而曰四逆輩，凡溫熱之劑皆可選用。

（四）吐利汗出，發熱惡寒，四肢拘急，手足厥冷者，四逆湯主之。

（五）大汗出，熱不去，內拘急，四肢疼，以上皆外證，其疼亦屬陰寒。又下利，清穀。厥逆而惡寒者，三者皆內虛寒證。四逆湯主之。

按：此條諸症，皆屬陰寒，固為易辨，唯「熱不去」三字，則安知非表邪未盡即惡寒？亦安知非太陽未罷之惡寒？唯下利厥逆，則所謂急當救裡，不論其有表無表，而扶陽不可緩矣。

● 四、本湯脈證互見

（一）傷寒脈浮，自汗出，小便數，心煩，微惡寒，腳攣急，反與桂枝湯攻其表，此誤也。得之便厥，咽中乾，煩躁吐逆者，作甘草乾薑湯與之，以復其陽。若厥愈足溫者，更作芍藥甘草湯與之，其腳即伸。若胃氣不和譫語者，少與調胃承氣湯。以上文義詳雜方內。若重發汗，復加燒針者，四逆湯主之。陰陽兩虛之後，又復竭其陽，非此湯不能挽回陽氣。

（二）少陰病，飲食入口則吐，心中溫溫欲吐，復不能吐，此二句指不食之時言。此與少陽之嘔，當有分別宜以他證驗之。始得之。手足寒，脈弦遲者，此胸中實，始

得言病方起，脈弦則有力，故知為實。不可下也。欲吐則病在上焦，下之為逆。當吐之。在上者因而越之，此少陰宜吐之法。若膈上有寒飲，乾嘔者，乾嘔無物，則知其為飲矣。不可吐也，當溫之，寒飲無實物，溫之則寒散而飲去矣。凡治飲皆用溫法。宜四逆湯。

（三）病發熱，頭痛，此乃表邪。脈反沉，見裡脈。若不差，身體疼痛，當救其裡，宜四逆湯。身體疼痛，陰陽二證皆有之，今脈沉而疼痛，雖發熱亦是裡寒外熱之證，故用四逆湯。

（四）脈浮而遲，表熱浮裡寒遲，下利清穀者，四逆湯。

（五）少陰病，脈沉者，急溫之，病與脈相合，則溫不可遲。宜四逆湯。

（六）嘔而脈弱，小便復利，身有微熱，見厥者難治，亦外熱內虛寒之故。四逆湯主之。

（七）既吐且利，小便復利，而大汗出，下利清穀，內寒外熱，脈微欲絕者，四逆湯主之。欲絕云者，是脈尚未絕，有一線生機，急救其裡。正勝而邪可卻也。所謂微者，即輕診猶見，重按全無也。

按：上三條（二）、（四）、（五）項，四條（六）項，皆系汗下之後，陽氣大虛，故雖外有微熱，而總以扶陽之急。大小便俱利，則內陽亦盡矣，不僅手足逆冷，為陽微之驗也。

● 五、藥 解

　　甘草味甘平。《內經》曰：寒淫於內，治以甘熱。卻陰扶陽，必以甘為主。是以甘草為君。乾薑味辛熱。《內經》曰：寒淫所勝，平以辛熱，逐寒正氣，必先辛熱。是以乾薑為臣。附子味辛大熱。《內經》曰：辛以潤之，開發腠理，致津液通氣也，暖肌溫經必憑大熱。是以附子為使。

　　簡言之，附子補火回陽，乾薑溫中散寒，炙草緩三焦之急，皆用之以扶陽也。

● 六、本證之辨識

（一）外證
　　惡寒發熱或大汗出，身體痛，四肢疼，手足冷。
（二）內證
　　腹滿腹脹，內拘急，下利清穀，小便自利，或吐利交作。

　　下利清穀者，其所利之穀食，色不變氣不臭，即完穀不化也，此為裡寒，故宜四逆湯。若下利氣臭色變，則又多屬熱也。

● 七、煮服法

　　上三味，以水三升，煮取一升二合，去滓，分溫再服。強人可大附子一枚，常人則取中者，小者可知。乾薑三兩。

● 八、本湯之命名

四逆者，四肢逆而不溫也。四肢者，諸陽之本，陽氣不足，陰寒加之，陽氣不相順接，以致手足不溫，而成四逆。此湯升發陽氣，卻散陰寒，溫經暖肌，是以四逆名之。

● 九、本湯脫落之辨證

柯韻伯云：凡治虛證，以裡為重，觀挾熱下利，脈微弱者，便用人參，汗後身疼，脈沉遲者，加人參。此證脈遲，而利清穀，不煩不渴，是中氣大虛，元氣將脫，但溫不補，何以救逆？必本方脫落，而抄錄者仍之耳。

按：謂四逆有人參，則此之所加，猶桂枝之加桂耳。

● 十、本湯清穀之清字解

《傷寒論》清穀之清與清便之清，皆作圊字解。《說文》：廁，圊也。大徐曰：廁，古謂之清，言污穢當清除也。則「清」字仍如字讀。

● 十一、本湯與《金匱》對舉合勘之點

（一）《傷寒》原文
如上述。

（二）《金匱》原文
1. 問曰：病有急當救裡救表者，何謂也？師曰：病醫下之，續得下利，清穀不止，身體疼痛者，急當救裡。後

身疼痛，清便自調者，急當救表也。

2. 下利後，腹脹滿，身體疼痛者，先溫其裡，乃攻其表。溫裡宜四逆湯，攻表宜桂枝湯。

十二、本湯驗舌參證

（一）舌淡紫帶青滑，又伴青黑筋者

此寒邪直中三陰經，其證身涼，四肢厥冷，脈沉緩或沉弦，宜四逆湯或理中湯。

（二）全舌無苔，中心淡黑而滑者

此少陰寒證也，宜四逆湯。

十三、四逆湯、理中湯、甘草乾薑湯用薑辨

甘草乾薑湯，其薑炮過則溫而不烈。四逆、理中，則乾薑不炮，取其氣烈乃能去寒。此三湯用薑之區別也。

一炮一不炮，皆有取義。

十四、本湯與理中湯溫法之區別

四逆乃溫下焦中焦之法，理中為溫上焦中焦之法，二湯本有部位，此其區別也。

十五、本湯與理中湯之功用

四逆、理中，皆溫熱之劑，而四逆一類，總不離乾薑以通陽也，治宜下焦。理中一類，總不離白朮以守中也。治宜中焦。餘藥相同，而功用大異如此。

十六、本證厥利與厥陰厥利辨

厥陰之厥利,是木邪剋土為實熱。而本證指太陰。之厥利,是脾土自病屬虛寒,逕庭自異。若以薑、附治相火,豈不逆哉?

十七、本湯與真武、通脈、白通三湯之區別

四方獨用附子回陽,各有所主,然陽氣衰微,不能內固者,主以真武。

陽氣退伏,不能外達者,主以四逆。

陰盛於內,格陽於外者,主以通脈。

陰盛於下,格陽於上者,主以白通。

是故真武湯補助陽氣者也。四逆湯運行陽氣者也,通脈湯通達內外之陽者也。白通湯宣通上下之陽者也。於此既明,然後進而求之。四逆但能益陽,必加蔥白乃能通陽。白通但能通陽,必加膽汁乃能入陰。如此分別,一方自有一方之用,不可移易假借也。

十八、本湯與白通、通脈四逆、白通加尿膽三湯辨

白通與本湯俱用薑、附,俱為扶陽抑陰之劑。而白通湯意在通陽,故用蔥白,凡厥而下利脈微者用之。四逆湯意在救裡,故用甘草,凡厥而清穀不止者用之。若通脈四逆湯,則進而從陽,以收外散之熱。白通加人尿、豬膽汁,則退而救陰,以去格拒之寒也。

十九、本湯兼治

（一）腦冷

腦為元神之府，清陽聚會之處，如何得冷？其所以致冷者，由命門火衰，真氣不能上充，四逆湯力能扶先天真陽，真陽旺而氣自上充，故治之癒。

（二）氣喘痰鳴

氣喘之症，舉世皆謂肺寒，不知先天之一點真氣衰，即不能鎮納濁陰之氣，陰氣上騰，漸乾清道，故見痰喘。四逆湯力能溫下焦之陽，故治之癒。

（三）耳腫皮色如常

耳腫之症，每多肝膽風火，今見皮色如常，明是陰氣逆於上也。四逆力能扶陽祛陰，故治之癒。

（四）唇焦舌黑，不渴少神

舌黑唇焦之症，多由陽明胃火而作。胃系陽明，胃火必現煩躁，口渴飲冷，二便閉塞等。此則舌黑唇焦，其人並不口渴，卻又少神，明是真陽衰極，不能燻蒸津液於上，當知陽氣縮一分，肌肉即枯一分，此舌黑唇焦所由來也。四逆湯力能回先天之陽，陽氣一回，津液復升，枯焦立潤，故治之癒。

張某因誤服寒涼攻伐藥，致唇焦舌黑，危在旦夕。季云投理中四君加山藥等藥而癒，實師於此。

（五）喉痛，畏寒腳冷

喉痛一症，原非一端，此則畏寒腳冷，明是少陰受寒，逼出真火，浮於喉間，故喉痛而腳冷。四逆湯力能溫

少陰之氣，逐在裡之寒，故治之癒。

（六）喉痛身大熱，面赤，目瞑，舌冷

喉痛面赤身熱，似是陽證，然又見目瞑，舌冷，卻是陰盛格陽於外之證。四逆湯力能袪逐陰寒，迎陽歸舍，故治之癒。

（七）吐血胭倦

吐血一證，總緣地氣上騰，升降失職。人身氣為陽主升，血為陰主降，今當升者不升，不當升者而反升，明明陰血太盛，上干清道，古人益火之源，以消陰翳，是教人補火以治水也。又云壯水之主，以製陽光，是教人補水以治火也。四逆湯力能補火，故治之癒。

（八）齒縫出血

齒乃骨之餘，本屬腎，腎為水臟，先天之真陽寄焉，以統乎骨分之血液，真陽不足，不能統攝血液，故見血出。四逆湯能挽回水臟真陽，故治之癒。

（九）朝食暮吐，完穀不化

飲食入胃，固以胃為主，然運化之機，全在先天命門這一點真火，始能運化，真火一衰，即不能腐熟水穀，而成完穀不化。朝食暮吐者，暮為陰盛之候，陰氣上僭，心肺之陽不能鎮納，故聽其吐出也。四逆湯力能補命門衰火，故治之癒。

（十）足心熱，不渴尿多

足心發熱如焚，人皆謂陰之虛也。夫陰虛由於火旺，火旺之人，尿必短赤，口必飲冷，理勢然也。今則不渴而尿多，此句注重尿多，似應加益智為宜。明是下焦無陽，不能

統束腎氣，以致陰火沸騰，故見足心發熱如焚也。四逆湯力能補火，火旺即能統束群陰，故治之癒。此法即是丙奪丁火之義也。知得丙奪丁火，便知得陽衰不能鎮陰之旨。

（十一）面赤發熱，汗出抽掣

面赤發熱，汗出抽掣，近似中風，其實不是。務必仔細斟酌，如其人本體有陰象足徵，即不可當作風熱。須知面赤發熱者，陽越於外也，汗出抽掣者，陽亡於外不能支持四維也。四逆湯力能回陽，陽回則諸證自已。

（十二）大便下血，氣短少神

大便下血，固有虛實之分，此則氣短少神，必是下焦之陽不足，不能統攝血液。四逆湯力能扶下焦之陽，陽旺則開闔有節，故治之癒。

（十三）頭搖，面白，少神

頭搖之症，人皆目為之風，予於此症，查其人面白少神，知其為清陽不升，元氣虛極，不能鎮定也。四逆湯力能扶陽，真陽一旺，即能鎮定上下四旁，故治之癒。

（十四）背冷，目瞑

背為陽中之陽，不宜寒冷，今又背冷而目瞑，明是先天真陽衰極，陰寒內生，陰盛則陽微，故目瞑而背冷也。四逆湯力能扶先天真陽，故治之癒。

（十五）舌腫硬而青

舌腫一症，似乎陰火旺極，不知舌腫而青，此乃陰寒太盛，逼出真火欲從舌尖而出，故先腫硬青滑。四逆湯力能補火，祛逐陰寒，故治之癒。

（十六）唇腫而赤，不渴

唇腫之症，近似胃火，胃火之腫，口必大渴。今見病人唇腫而口並不渴，可知陰火出於脾間。四逆湯功專補陽，陽旺則陰火自消，故治之癒。

（十七）鼻涕如注，面白少神

鼻涕一症，原有外感內傷之別，此則面白無神，明是真陽衰於上，不能統攝在上之津液。四逆湯力能扶坎中真陽，陽旺自能統納，故治之癒。

（十八）尿多

尿之多，由於下焦之火弱不能收束故也。四逆湯力能補下焦之火，故治之癒。

（十九）周身發起包塊，皮色如常

周身發起包塊，疑是風熱陽邪，此則皮色如常，則是陰邪僭居陽位。四逆湯力能扶陽，陽旺則陰邪自伏，故治之癒。

（二十）周身忽現紅片如雲，不熱不渴

周身發現紅雲，孰不謂風火鬱熱於皮膚，但風火邪熱之證，未有不發熱而即作者，亦未有口不渴而即謂之火者，此處便是易認證要點。予每於此證認作陽衰，陰居陽位，以四逆湯治之癒。

（二十一）發熱譫語，無神不渴

發熱譫語，皆屬熱伏於心神無所主也，不知陽證熱伏於心，精神不衰，口渴引冷，小便亦必短赤，此則無神不渴，全在「無神」二字上定案。明是真陽衰極。發熱者，陽越於外也。譫語者，陰邪乘心，神無所主也。不渴無

神，非邪火也。四逆湯力能回陽，陽回則神安，故治之癒。

（二十二）兩目白睛黑色

白輪屬肺金也。今日純青無白色，是金氣衰而肝木乘之也。四逆湯力扶坎中之金，金氣一旺，目睛自然轉變，故治之癒。

（二十三）兩目赤霧縷縷，微脹不痛

目窩乃五臟精華所聚之處，原著不得一毫客氣，今見赤霧如縷，疑是陽火為殃，不知陽邪痛甚脹甚，此則微脹不痛，明是陽衰於上，不能鎮納下焦濁陰之氣，地氣上騰，故見此等目疾。四逆湯力能扶陽袪陰，故治之癒。

（二十四）陰霍亂

其證汗出，四肢拘急，小便復利，脈微欲絕，無頭痛口渴之狀，宜四逆湯。

● 二十、本湯主治在厥逆

按：方名四逆，必以之治厥逆。論云：厥者，陰陽氣不相順接，手足逆冷是也。凡論中言脈沉微遲弱者，則厥冷不待言而可知，此方溫中散寒，故附子用生者。

● 二十一、本湯宜冷服

宜冷服者，寒盛於中，熱飲則格拒不納，經所謂熱因寒用，又曰治寒以熱涼而行之是也。

又有陰極發躁渴者，不可用涼劑，若誤用之，使渴甚躁急，死之必矣。

專主熱劑冷飲，其躁渴自止。躁極加辰砂末調服，水
姜煎，入麝香少許，冷服免吐，如受藥不轉出為效。吐出
難治。（《全生集》）

● 二十二、本湯禁用

凡暑熱痢者，不可以四逆湯治之，如用之，與治暑熱
之霍亂用理中湯其害正同。

第二節　四逆加人參湯

● 一、用 量

（一）仲景
四逆湯加人參一兩
（二）洄溪
附子錢半，炮　人參三錢　乾薑錢半，炒　炙草錢半

● 二、定 義

此因惡寒脈微復利，陽虛陰盛，津液內竭。為製溫經
復陽，生津益血之溫方也。

● 三、病 狀

惡寒，脈微而復利，利止，亡血也。按：亡陰即為亡
血，不必真脫血也。成無己注引《金匱玉函》曰：水竭則
無血，謂利止則津液內竭。四逆加人參湯主之。利雖止而
惡寒未罷，仍用四逆湯溫之，加參以益津液。

● 四、脈 象

脈微。

脈微為無血，無血即亡陽也。

● 五、藥 解

陽亡則衛外不固，猶賴胃陽猶存，故利雖止而惡寒未罷也，當於四逆湯中倍用人參，則陽回而惡寒自罷。人參、附子補火回陽，乾薑、炙草暖胃溫中，洵為扶元補火之劑，乃亡陽陰竭之主方也，故倍人參通脈以治之。人參生津益血。

● 六、煮服法

同四逆湯。

第三節 通脈四逆湯

● 一、用 量

（一）仲景

甘草二兩，炙乾薑三兩，強人可四兩　附子大者一枚，生用，去皮，破八片

（二）洄溪

甘草八分　乾薑錢半　附子錢半，炮　白蔥九莖

● 二、定 義

此陽虛於裡，寒盛於中，虛寒鬱而不伸，陰寒伏而不化。為製溫裡通脈，散陰通陽之溫方也。

● 三、病 狀

少陰病，下利清穀，裡寒外熱，寒逼陽於外。汗出而厥者，汗出而厥，陽有立亡之象。通脈四逆湯主之。

● 四、本湯脈證互見

少陰病，下利清穀，裡寒外熱，手足厥逆，外證。脈微欲絕，內證。身反不惡寒，寒邪已入裡。其人面色赤，陽越。或腹痛，或乾嘔，或咽痛，或利止脈不出者，通脈四逆湯主之。

諸症或陽或陰，乃閉塞不通之故，故用辛溫通陽之品以治之。其兼症不同，詳後加減法。

少陰，腎也。腎象乎坎，一陽陷於二陰之中，二陰若盛，一陽必衰，陰邪始得內侵，孤陽因之而外越也。下利清穀，寒甚於裡也。手足厥逆，陰盛於外也。身反不惡寒，面赤，為陽鬱，利止咽痛為陽回。腹痛乾嘔，是寒甚於裡，乃寒熱交爭於表裡也。

脈微欲絕，是少陰本脈，脈不出，是陽雖回而氣閉不行也。本湯溫裡通脈，脈出則厥癒，脈不出，厥不還，則從陰而死矣。

● 五、藥 解

本湯倍乾薑加甘草佐附子，易名通脈四逆者，以其能大壯元陽，主持中外，共招外熱反之於內。

蓋此時生氣已離，亡在俄頃，若以柔緩之甘草為君，豈能疾呼外之陽邪？故易以乾薑。

然必加甘草與乾薑等分，恐渙漫之餘，薑附之猛，不能安養元氣，所謂有制之師也。簡言之，即腎中陰盛格陽於外之劑也。

● 六、本湯加減

（一）面色赤者，加蔥九莖

蔥味辛，能生少陽生發之氣，蔥白入肺，能通榮衛之氣，兼通格上之陽，故用之以通氣。

（二）腹中痛者，去蔥加芍藥二兩

芍藥味酸，能利陰氣，腹中痛為不通也，加芍藥者，謂和在裡之陰也。

（三）嘔者加生薑二兩

辛以散之，嘔為氣不散也，故用生薑止嘔。

（四）咽痛者，去芍藥加桔梗一兩

咽中如結，加桔梗則能散之。

（五）利止脈不出者，去桔梗加人參二兩

利止脈不出者，亡血也，加人參以補之。經曰：脈微而利亡血也，四逆加人參主之。脈症與方相應者，乃可服之。又云：少氣者倍人參，以生元氣而復脈也。

（六）陰寒，霍亂癒後，四肢拘急，脈微欲絕者，加豬膽汁和入。（王孟英）

● 七、煮服法

上三味，以水三升，煮取一升二合，去滓，分溫再服，其脈即出者癒。

● 八、本湯與四逆湯之要點

本湯為陰證似陽而設也。症之異於四逆者，在不惡寒而面色赤。脈之異於四逆者，在微欲絕。

● 九、本證之面赤與小兒之病陽明兩顴赤辨

大人之面赤是為戴陽，謂陽浮於上如戴也。此下焦虛極也。小兒之兩顴赤是為鬱熱，乃胃家有火也。蓋陽明脈營於面，不可認為戴陽而用熱藥。易言之，陰盛面赤，色暗不光，少陰證也。陽盛面赤，色明且潤，陽明證也。

附：戴陽證現象之的據

桐鄉陸定圃謂凡寒在內而格陽於外，寒在下而格陽於上者，此為無根之火，症見煩躁欲裸，或欲坐臥泥水中，舌苔淡紅，口燥齒浮，面赤微量，或兩顴淡紅游移不定。異實熱證之盡面通紅者。

葉天士謂戴陽之紅，紅白嬌嫩帶白，語言無力，納少胸悶，渴欲飲水，或咽喉痛而索水，至前復不能飲，肌表雖大熱而重按則不熱，或反覺冷，或身熱反欲得衣，且兩足必冷，小便清白，下利清穀，亦有大便結燥者。脈沉細

或浮數，按之慾散，亦有浮大滿指，而按則必無力，是宜溫熱之劑如八味丸等藥，須涼服，從其類以求之也。

附：真熱假熱驗舌法

1. 實熱者，舌苔必燥而焦，甚則黑。

2. 假熱者，舌雖有白苔而必滑，口雖渴而不能飲水，飲水不過一二口，甚則少頃亦必吐出，面雖赤而色必嫩嬌，身體躁而欲坐臥於泥水中。

附：假熱真寒與真寒假熱辨

如身大熱而反欲熱飲，則假熱而真寒也。身寒戰而反欲涼飲，是真熱而假寒也。故《內經》「臨病人問所便」，蓋病人之所便，即病情之所在，以此類推，百不失一。

試假熱法：以附子作餅，熱貼臍上時許，便覺稍安。外試妙法。

十、本湯加蔥之疑點

齊有堂曰：此證一線微陽未散，法當即投溫補，於本方中可加黃耆、白朮，大補中氣，速回其陽，豈可用蔥白以耗散其陽乎？仲景原方，必無蔥白。

第四節　白通加人尿豬膽汁湯

一、用量

（一）仲景

附子一枚，生用，去皮，切八片　乾薑一兩　蔥白四

莖　豬膽汁一合　人尿五合

（二）迴溪

附子三錢　乾薑三錢　蔥白五枚　豬膽汁少許　人尿一杯

● 二、定　義

此少陰傷寒，陰盛格陽於上，有欲脫之勢。為製熱因寒用，仿《內經》反佐以取之溫方也。

● 三、本湯脈證互見

少陰病，下利脈微者，與白通湯，利不止，厥逆無脈，乾嘔煩者，無脈厥逆，嘔而且煩，則上下俱不通，陰陽相格可知。白通加豬膽汁主之。服湯脈暴出者死，微續者生。暴出，乃藥力所迫，藥力盡則氣仍絕。微續，乃正氣自復，故可生也。

少陰篇云：少陰病，下利不止，惡寒而蜷臥，手足溫者，可治。則又當以手足之溫，驗其陽之有無也。蜷，音拳，不伸也。

與白通湯下利當止，今利不止更增乾嘔而煩者，此陰寒盛極格陽欲脫之候也。

● 四、藥　解

是方也，即四逆湯減甘草加蔥白也。而名之曰白通者，以蔥白能通陽氣也。

減甘草者，因其緩也。加豬膽人尿者，引陽藥達於至

陰而通之，《內經》所云反佐以取之是也。熱物冷服，下咽之後，冷體既消熱性便發，情且不違，而致大益，則二氣之拒隔可調，上下之陰陽可通矣。

● 五、煮服法

上三味，以水三升，煮取一升，去滓，內膽汁、人尿，和令相得，分溫再服，無膽汁亦可。

● 六、本證脈暴出與通脈四逆湯脈即出之區別

彼證言脈即出者癒，此證言暴出者死。蓋暴出，一時出盡。即出，言服藥後少頃即徐徐微續也。須善會之，此暴出與即出不同之點也，要言之，暴出，謂無根之陽驟並諸外也，如燭盡焰高，故主死。微續，謂徐徐微續而出，陽氣漸交陰肯納也，故主生。

第五節　通脈四逆加豬膽汁湯

● 一、用 量

（一）仲景

甘草二兩，炙　乾薑三兩，強人可四兩　附子大者一枚，生用，去皮，破八片　豬膽汁半合

● 二、定 義

此陽氣大虛，陰氣獨勝，陰盛格陽之證。為製入心通脈，補肝和陽之溫方也。

陰盛格陽與陰虛火旺，外面皆見熱象，陽盛格陰與陽虛生寒，外面皆見寒證。不看裡面看外面，皆不知正面與反面者也。

● 三、本湯脈證互見

吐已下斷，利止也。汗出而厥，四肢拘急不解，脈微欲絕者，通脈四逆加豬膽汁湯主之。

吐已下斷，津液內竭，則不當汗出，汗出者不當厥，今汗出而厥，四肢拘急不解，脈微欲絕者，是陽氣大虛，陰氣獨盛也。（成無己）

● 四、藥 解

四逆加豬膽汁，膽苦入心而通脈，膽寒補肝而和陰，引置湯藥，不得拒格，若純與陽藥，恐陰為拒格也。《內經》曰：微者逆之，甚者從之。此之謂也。

季雲按：微者，病之輕者也。輕者正治，謂之逆。逆，迎合之意也。甚者，病之重者也。重者反治，謂之從。從，順從之義也。即熱因熱治，寒因寒治，通因通治，塞因塞治之各法也。

● 五、煮服法

通脈四逆原方加豬膽汁半合，煎如前法，煎成，內豬膽汁溫服，其脈即出。

第六節 乾薑附子湯

● 一、用 量

（一）仲景

乾薑一兩　附子一枚，生用，去皮，破八片

（二）洄溪

乾薑三錢　附子三錢

● 二、定 義

此汗下表裡均虛，內外俱陰。為製回陽散寒救急之溫方也。

● 三、病 狀

下之後，復發汗，先竭其陰，後竭其陽。晝日煩躁不得眠，夜而安靜，不嘔不渴，無表證，身無大熱者，此邪已退而陽氣衰弱，故止用薑、附回陽。乾薑附子湯主之。

當發汗，而反下之，復發汗，汗出而裡陽將脫，故煩躁也。晝日煩躁不得眠，虛陽獨據陽分也。夜而安靜，知陰不虛也。身無大熱，則微熱尚存。不嘔不渴，是無裡熱。不頭痛惡寒，是無表證。以晝日煩躁不得眠，認為虛陽之擾亂，則由此而推日中安靜，夜間煩躁，又當認為陰病而陽不病也。

陽旺於晝，陽欲復，虛不勝邪，正邪交爭，故晝日煩躁不得眠。夜陰旺，陽虛不能與之爭，是以夜則安靜。

（成無己）

季雲按：裡陽將脫，或見煩躁，若已脫，則並煩躁而不能矣。虛邪如螢火將息，復有微光也。

● 四、脈象

脈沉微。

脈沉微，是純陰無陽矣。猶幸此微熱未除，煩躁不寧之際，獨任回陽之劑，以止煩躁，而解微熱矣。

成無己曰：脈沉微，知陽氣大虛，陰氣勝矣。

● 五、藥解

乾薑、生附，急於回陽，則煩躁寧而脈自復，微熱無不解矣。《內經》曰：寒淫所勝，平以辛熱，虛寒大甚，是以辛熱劑勝之也。故與乾薑附子湯，退陰復陽。曰平者，平其上而使之下也。

● 六、煮服法

上二味，以水三升，煮取一升，去滓，頓服。

● 七、本湯先下後汗與茯苓四逆湯先汗後下辨

彼證先汗後下，於法為順，而表仍不解，是妄下亡陰，陰陽俱浮而煩躁，故用茯苓四逆固陰以收陽。此證先下後汗，於法為逆，而表證反解，內不嘔渴，似乎陰陽自和，而實妄下亡陽，所以虛陽浮於陽分，晝則煩躁，故專用乾薑、附子，固陽以配陰。

● 八、本證煩躁不得眠與梔子豉證虛煩不得眠之區別

煩躁不得眠，與虛煩不得眠，皆汗下後之餘症。夫煩躁以理言，則為熱也。虛煩者，既言虛字非實熱也。何故煩躁反與薑附湯，虛煩仍用梔子豉湯，二藥天壤之隔，其理何如？曰：煩躁本為熱，但分晝夜，則知陽虛虛煩不得眠，無間斷，故為裡熱。經曰：下之後，復發汗，晝日煩躁不得眠，夜而安靜，不嘔不渴，無表證，脈沉微，身無大熱，乾薑附子湯退陰復陽。

其虛煩不得眠，若劇者必反覆顛倒，心中懊憹，梔子豉湯以吐胸中之邪。

觀此則二證俱煩而不得眠，卻有寒熱之異，故不同然。（《赤水玄珠》）

● 九、本湯專治陽虛

陽虛有二證：有喜陽者，有畏陽者。大抵陰虛者畏陽，陰不虛者喜陽，此因下後陰亦虛，故反畏陽也。（徐洄溪）

第七節　白通湯

● 一、用　量

（一）仲景

蔥白四莖　乾薑一兩　附子一枚，生用，去皮，破八片

（二）洄溪

蔥白三枚　乾薑錢半　附子錢半

● 二、定　義

此少陰病陽為陰盛所困，下焦虛寒，不能制水。為製大辛大熱，溫裡散寒之溫方也。

● 三、病　狀

少陰病，下利，此為寒痢。白通湯主之。

少陰主水，少陰客寒不能制水，故自利也。用白通，在通裡散寒。

白通者，通下焦之陰氣以達於上焦也。少陰傷寒，下利厥冷，是火虛不能鼓舞以逐邪也。

● 四、脈　象

脈微。

● 五、藥　解

乾薑、附子，振動元陽，佐蔥白以通陽氣，俾水津四布，而厥利自除矣。此扶陽散寒之劑，為陽虛不能施化之專方。

《內經》曰：腎苦燥，急食辛以潤之，蔥白之辛，以通陽氣，薑附之辛，以散陰寒。（成無己）

徐洄溪曰：此專治少陰之利，用蔥白所以通少陰之陽氣。

● 六、煮服法

上三味，以水三升，煮取一升。去滓，分溫再服。

● 七、本證自利與下利不同辨

自利屬寒，下利協熱。自利者溏糞多水，下利者瀉而不暢，若下利清穀，則屬寒者多，雖間有邪熱不殺穀者，亦皆瀉而不暢也。

● 八、本湯治少陰火虛與豬苓、白頭翁二湯治厥陰火旺辨

陰虛則小便難，下利而渴者，小便必不利，或出澀而難，此小便色白，腎熱小便如膏，腎寒小便清白。屬少陰火虛，故曰下焦虛。

● 九、本湯與四逆之類似

此湯獨去甘草，蓋祛寒欲其速，辛烈之性，取其驟發直達下焦，故不欲甘以緩之也。而尤妙在蔥白味辛，以通陽氣，令陰得陽而利庶可癒。

● 十、本湯下利無後重明文辨

本湯為專治寒利而設，故僅曰下利，而無後重之明文，知是虛利非實證也。要言之，此為少陰虛寒之證，正與厥陰熱利相反矣。蓋以厥陰之利，多熱少寒，少陰多寒少熱故也。

第八節　茯苓四逆湯

● 一、用　量

（一）仲景

茯苓四兩，一本作六兩　附子一枚，生用，去皮，破八片　甘草二兩，炙　乾薑一兩半　人參一兩

（二）洄溪

茯苓三錢　附子錢半　甘草錢半　乾薑炒錢半　人參錢半

● 二、定　義

此少陰傷寒，虛陽挾水氣不化，內擾而煩，欲脫而躁。為製清神回陽之溫劑也。

● 三、病　狀

發汗，若下之，病仍不解，煩躁者，此陽氣不攝而煩，所謂陰煩也。然亦必參以他證，方不誤認為梔子湯證。茯苓四逆湯主之。

汗下後，病仍不解者，係先竭其陰，後竭其陽，亦陰盛格陽之煩躁也。

發汗，外虛陽氣，下之，內虛陰氣，陰陽俱虛，邪獨不解，故生煩躁，與茯苓四逆湯，以復陰陽之氣。

四、脈 象

脈細欲絕。

五、藥 解

茯苓理先天無形之氣，安虛陽內擾之煩，人參配茯苓，補下焦之元氣，乾薑配附子，回陽虛欲脫之躁，調以甘草，比之四逆為稍緩，和其相格，故宜緩也。一去甘草，一加參苓，而緩急自別，仲景用方之妙如此。要言之，用薑附回陽，參苓滋陰，煩躁止而外病自解。

徐洄溪曰：本草茯苓治逆氣煩滿。

成無己曰：用四逆湯以補陽，加茯苓、人參以益陰。

六、煮服法

上五味，以水五升，煮取三升，去滓，溫服七合，日三服。

七、本證煩躁之辨識

未經汗下而煩躁多屬陽，其脈實大，其證熱渴，是煩為陽盛躁為陰虛也。

已經汗下而煩躁多屬陰，其脈沉細，其證汗厥，是煩為陽虛躁為陰竭也。

八、本證煩躁與大青龍煩躁辨

大青龍湯證，不汗出之煩躁，乃未經汗下之煩躁，屬

實。本證病小解之煩躁，乃汗下後之煩躁，屬虛。然脈之
浮緊沉微，自當辨之。

第九節 四逆散

● 一、用 量

（一）仲景

甘草炙　枳實破，水漬炙乾　柴胡　芍藥

（二）洄溪

甘草兩半　枳實八錢，炒　柴胡兩半　白芍兩半，炒

● 二、定 義

此陽邪內陷，邪氣滯於中，清濁不分，營陰暗耗。為
製升散四達之平劑也。

● 三、病 狀

少陰病，四逆，其人或咳或悸，或小便不利，或腹中
痛，或瀉利下重者，四逆散主之。

四逆者，四肢不溫也。傷寒邪在三陽，手足必熱，傳
到太陰，手足自溫，至少陰則邪熱漸深，故四肢逆而不溫
也。及至厥陰，則手足厥冷，是為甚於逆，故用四逆散以
散傳經之熱，此為正解。（成無己）

四肢厥逆，陽內而陰反外也。泄利下重，陽邪陷於少
陰也。咳悸腹中痛，小便不利，皆水氣為患，故以此散舉
下陷之陽虛，而水氣自散，諸證自平矣。此乃少陰傳經之

熱邪，並無脈微惡寒等症，即下利一端，並非清穀而反下
重，故不得用溫藥。

四、脈 象

脈弦。

五、藥 解

《內經》曰：熱淫於內，佐以甘苦，以酸收之，以苦
發之。枳實、甘草之苦甘，以泄裡熱。芍藥之酸，以收陰
氣。柴胡之苦，以發表熱。（成無己）

按：四逆之枳、芍，亦下劑也。以酸苦湧泄為陰，所
在下重也。

柴胡升陽，白芍斂陰，枳實泄滯氣，甘草緩中州，令
伏邪升散四達，則清陽不復下陷，而厥利無不盡平矣。

六、煮服法

上四味，各十分，搗篩，白飲和，服方寸匕，日三
服。

柯韻伯曰：服方寸匕，恐不濟事。

七、本散加法

（一）咳者加五味子、乾薑各五分，並主下利

肺寒氣逆則咳，五味子之酸收逆氣，乾薑之辛散肺
寒，並主下利者，肺與大腸為表裡，上咳下利，治則頗
同。

（二）悸者加桂枝五分

悸者，氣虛而不能通行，心下築築然悸動也。故加桂枝通陽以益心。

（三）小便不利者加茯苓五分

茯苓味甘而淡，飲蓄膀胱，故加茯苓利水以導飲。

（四）腹中痛者，加附子一枚（炮）

裡虛遇邪則痛，故加附子溫中以定痛。

（五）泄利下重者，先以水五升煮薤白三升，取三升，去滓，以散方寸匕，內湯中煮取一升半，分溫再服

泄利下重者，下焦氣滯也。故加薤白以疏氣滯。

徐洄溪曰：薤白能治下重以泄大腸之氣，故《別錄》云：薤白主溫中散結，疏邪通氣。

● 八、本散專治熱厥下利與專治寒逆下利辨

四逆有寒熱之分，胃陽不敷於四肢為寒厥，陽邪內擾於陰分為熱厥，然欲知四逆之寒熱，必先審泄利之寒熱。

柯韻伯曰：四肢為諸陽之本，陽氣不達於四肢因而厥逆，故四逆多屬於陰。此則泄利下重，是陽邪下陷入陰中，陽內而陰反外，以致陰陽脈氣不相順接也。可知以手足厥冷為熱厥，四肢厥逆為寒厥者，亦鑿矣。

下利清穀為寒，當用薑、附壯元陽之本，瀉利下重為熱，故用白芍、枳實之酸苦湧泄以清之，更用柴胡之苦平以升散之，令陰火得以四達，而即佐以甘草之甘涼，緩其下重。

合而為散，散其實熱也。

用白飲和服，中氣和而四肢之陰陽自接矣。

不用芩連者，以其熱在下焦不在中上也。

九、三陽傳厥陰發厥合病辨

太陽厥陰，麻黃升麻湯、甘草乾薑湯證也。陽明厥陰，白虎湯、大承氣湯證也。此則少陽厥陰，四逆散證也。

十、本散辨證之要

按：少陰用藥，有陰陽之分，如陰寒而四逆者，非薑附不能療。此證雖云四逆，必不甚冷，或指頭微溫，或脈不沉微，乃陰中涵陽之證，唯氣不宣通，是以逆冷，故重宣通氣機而四逆可痊。

十一、本散和表解肌、疏通氣血之專長

四逆散證，乃陽邪傳變而入陰經，是解傳經之邪，非治陰寒也。

凡陽熱之極，六脈細弱，語言輕微，神色懶靜，有似陰證，而大便結，小便數，齒燥舌苔，其熱已伏內，必發熱也。若用熱藥則內熱愈熾，用涼藥則熱被寒束，法唯有和表解肌，疏通氣血，而裡熱自除，此仲景凹逆散所由設也。

按：此是邪熱漸深，壅遏少陰經絡，故用此以宣通之。至陽氣亢極，則唯有急下之法，四逆諸品何能癒之？

● 十二、本散內薤白三升之疑點

薤白性滑，能泄下焦陰陽氣滯，然辛溫太甚，葷氣逼人，頓用三升而入散二錢匕，只聞薤氣而不知藥味矣。且加味只用五分，而附子一枚，薤白三升，何多寡不同若是？不能不疑於叔和編集之誤耳。（柯韻伯）

● 十三、本散仿大柴胡之下法

以少陰為陰樞，故去黃芩之大寒，薑夏之辛散，加甘草以易大棗，良有深意。

● 十四、本證泄利下重句應移至四逆句下之說明

柯韻伯云：條中無主證，而皆是或然證，四逆下必有闕文，今以「泄利下重」四字移至四逆下，則本方乃有綱目。蓋以或咳，或利，或小便不利，同小青龍證；厥而心悸，同茯苓甘草證；或咳，或利，或腹中痛，或小便不利，又同真武湯證，種種是水氣為患，不發汗利水者，泄利下重故也。泄利下重又不同白頭翁湯者，四逆故也。此少陰樞無主，故多或然之證，因取四物以散四逆之熱邪，隨症加味以治或然證，此少陰氣分之下劑也。所謂厥應下之者，此方是矣。

　　按：少陰之樞不靈多或然證，一如少陽之樞不靈多或然證也。（陸批）

● 十五、厥陰發厥與少陰發厥辨

少陰所主者，氣厥則為寒，當納氣歸腎。厥陰所主者，血厥則為虛，當溫經復營，此大法也。（程效倩）

第十節 當歸四逆湯

● 一、用 量

（一）仲景

當歸桂枝去皮　芍藥　細辛各三兩　甘草炙　通草各二兩　大棗二十五枚，擘，一法十二枚

（二）迴溪

當歸三錢　桂枝六分　白芍錢半，酒炒　細辛四分甘草八分　通草八分　大棗三枚

● 二、定 義

此厥陰陰邪寒化之輕證。為製袪寒發表，養營平肝方之溫方也。

● 三、本證脈證互見

手足厥寒，脈細欲絕者，當歸四逆湯主之。

此四逆乃太陽傳經之邪，而表猶未罷，因陽氣已虛，故用和血之方以溫散之也。

手足厥寒者，陽氣外虛，不溫四末也。（成注）

脈細欲絕之人，薑、附亦足以劫其陰，故不唯不輕用

下，亦且不輕用溫也。

成無己曰：脈細欲絕者，陰血內弱，脈行不利也。

下利脈大者，虛也，凡證虛而脈反大者，皆元氣不固也。以其強下之故也。推求所以致虛之意。設脈浮革，虛寒相搏此名為革。因而腸鳴者，腸鳴亦氣不通和之故。屬當歸四逆湯主之。

● 四、藥 解

此方但取桂枝解外，而以當歸為君者，厥陰主肝，內寄相火，為藏血之室，肝苦急，甘、棗以緩之，肝欲散，細辛以散之，通草開竅，利一身關節，芍藥斂陰，防相火之逆上，仍不失辛甘發散為陽之劑也。

《內經》曰：脈者，血之府也。諸血皆屬於心，通脈者，必先補心益血，苦先入於心，當歸之苦以助心血。心苦急，急食酸以收之，芍藥之酸，以收心氣，肝苦急，急食甘以緩之，大棗、甘草、通草之甘，以緩陰血。（成無己）

用桂枝湯加當歸和血，細辛溫散，以和表裡之陽也。（徐洄溪）

● 五、煮服法

上七味，以水八升，煮取三升，去滓，溫服一升，日三服。

● 六、本證辨識之要點

手足厥寒，脈微欲絕者，厥陰陰邪之脈症也。然不通

身膚冷，亦不躁無暫安時者，則非陽虛陰虛之比，乃厥陰
臟厥之輕劑也。故不用薑、附等輩而用四逆湯者，和厥陰
以散寒邪，調榮衛以通陽氣也。

季雲按：此四逆證，乃從太陽誤下所致，非厥陰少陰
之四逆也，故仍以桂枝湯為主。

● 七、本湯之疑點及辨正

柯韻伯曰：此條證為在裡，當是四逆，本方加當歸，
如茯苓四逆之例，若反用桂枝湯攻表裡，誤矣。既名四逆
湯，豈得無薑、附？此疑點也。然季雲按桂枝湯加當歸、
細辛，辛通也。辛通二味，即是薑、附，當歸一味，即是
人參，此辨正也。

● 八、本湯兼治

《漢藥神妙方》載：織田貫曰，余壯年西遊時，於遠
州見付驛訪古田玄道翁者，見翁之治凍瘡用當歸四逆湯，
奏效甚速。余大有所得，別後殆三十餘年，對於凍風，每
用此方必見效。庚辰二月，有數寄屋町綢緞商上總屋吉兵
衛妻，左足拇趾及中趾紫黑潰爛，由踵趺上及膝，寒熱煩
疼，晝夜苦楚，不能寐食，一醫誤為脫疽之類，種種施治
總不見效。予一診知其誤治，乃投以當歸四逆湯，外貼破
敵膏、中黃膏等，一月餘而痊癒。此凍風之最重者，若平
常紫斑癢痛，只用前方四五帖即可奏效，真神方也。

按：凍風亦凍瘡。其分量：當歸、桂枝、白芍各一錢
四釐，細辛七分，大棗二十五個，甘草（炙）、通草各七

分。以上七味煎湯。

● 九、本湯與四逆輩發厥辨脈之精義

脈微而厥者，陽之虛也，宜四逆輩。脈細而厥者，血虛不營於四末也，宜酸甘辛藥，溫之潤之行之，當歸四逆是也。

第十一節　當歸四逆加吳茱萸生薑湯

● 一、用 量

（一）仲景

當歸　甘草炙　通草各二兩　芍藥　桂枝去皮　細辛各三兩　大棗廿五枚，擘　吳茱萸二升　生薑半斤，切

（二）洄溪

當歸三錢　甘草六分　通草六分　白芍錢半，酒炒桂枝六分　細辛五分　大棗六枚　吳茱萸六分，醋泡炒生薑三片

● 二、定 義

此厥陰臟寒，經久傷營血，外復傷寒。為製溫內解外，散寒行陽之溫方也。

● 三、病 狀

若其人內有久寒者，宜當歸四逆加吳茱萸生薑湯主之。

內有久寒者，指平素言，必待問而得之。或另有現狀，乃為可據，然久寒不用薑、附，以厥陰受病，必營血大傷，第加吳茱萸、生薑，則營分受蔭，而寒邪外解，脈道自復，厥無不癒矣。

● 四、脈 象

脈細欲絕。

細與微對。微者，薄也，屬陽氣虛。細者，小也，屬陰血虛。

● 五、藥 解

當歸四逆湯中，桂枝得歸芍生血於營，細辛得通草行氣於衛，甘草得大棗則緩中以調肝，營氣自得於手太陰，而脈自不絕，其久寒加吳萸、生薑者，一溫厥陰之臟，一溫玄府之表也。

成無己曰：茱萸辛溫，以散久寒，生薑辛溫，以行陽氣。

徐洄溪曰：吳萸溫中散寒，其性更烈。

● 六、煮服法

上九味，以水六升，清酒六升，和煮，取五升，去滓，分五服。

此用酒煮者，為溫經絡，更佐細辛，直通厥陰之臟，迅散內外之寒也。

又水與清酒皆六升，即水酒各半合煮之謂也。

● 七、本證脈細欲絕與少陰證脈微欲絕辨

少陰論中，脈微欲絕，用通脈四逆主治，回陽之劑也。此證脈細欲絕，用當歸四逆主治，補血之劑也。

● 八、本湯辨脈認證要點

此因脈細，知其寒在血分不在氣分，故不用薑、附，而但用桂辛以溫血。

● 九、本湯與四逆湯、當歸四逆湯三方之區別

徐洄溪云：按前四逆諸法，皆主於溫。此二方，指當歸四逆湯及本湯而言。則主溫中兼通陽和陰之法。

● 十、本湯兼治

（一）臍旁左右痛

衝脈為病，臍旁左右疼。蓋為寒氣所凝，其衝脈之血不能上行下達，當用血分之藥，使胞中之血，通行肌表，若用氣藥無益也，故主當歸四逆湯加吳茰、生薑。吳茰辛熱，猛於細辛，能直通厥陰之臟。生薑橫散，淫氣於筋，筋脈不沮，弛則血氣如故。是又救厥陰內外兩傷於寒之法也。

（二）冷結膀胱關元

臍下四寸為中極，三寸為關元。關元，即胞宮也，又名血室，又名氣海，又名丹田。此因肝系之膜，下連網油，而至臍下，肝脈抵少腹，包絡之血下膈，循衝任，而下會於胞宮，故二經之脈，亦能下結胞宮。經文曰：我不

結胸。以見胸前之膜膈，因與肝系心包相通，而下至於胞宮，亦是膈膜相通之處，乃肝之氣與包絡之血，會聚之所，故能結於此也。知此則凡寒疝癥瘕之故，皆可會通。故冷結膀胱，少腹滿痛，手足厥冷，皆宜當歸四逆湯加吳茱萸、生薑。

（三）霍亂轉筋（俗稱吊腳痧）

山陰田雪帆，著《時行霍亂》《指迷辨正》，世俗所稱吊腳痧一種，以為此真寒直中厥陰肝經，即霍亂轉筋是也。初起先腹痛，或不痛，瀉利清水，頃刻數十次，少者十餘次，未幾即手筋抽掣，嘔逆，口渴恣飲，手足厥逆，脈細欲絕，甚者聲嘶舌短，目眶陷，目上視，手足青紫或遍身青筋，硬凸如索，汗出脈絕，急者旦發夕死，夕發旦死，緩者二三日或五六日而死。

世醫認為暑濕，妄投涼瀉，或認為痧氣，妄投香散，十香散，臥龍丹之類。鮮有不斃。宜用當歸四逆湯加吳茱萸生薑，水煎冷服，輕者二三劑即癒，一日中頻進二三劑。重者多服數劑立可回生。

如嘔者，加製半夏三錢，淡乾薑一錢。口渴恣飲，舌黃，加薑炒黃連五分為反佐，經所謂熱因寒用也。腹中絞痛名轉筋入腹，加酒炒木瓜三錢。手足冷過肘膝，色見青筋，加製附子三錢。若聲嘶，目上視，舌捲囊縮，脈已絕，為不治，服藥亦無及，速用艾灸法：

臍下三寸關元穴，用附子搗爛，捏作餅如錢大，安穴上，以龍眼大艾炷加其上，灸十四壯，重者三十壯，嘔瀉止，厥回即癒。如無附子，用生薑切片如錢貼灸亦可。無

姜貼肉灸亦妙。病人腹內知溫，嘔瀉即漸止。（《冷廬醫話》）

此證種種皆肝經現症，亦寒邪為病。可疑者，口渴舌黃，喜冷飲及不欲衣被兩症耳。緣坎中真陽為寒邪所逼，因之飛越，所謂內真寒而外假熱，但以脈症辨之，自無游移矣。有習用溫補之醫，知此證為陰寒，治用附子理中四逆等湯，溫補脾腎，究非直走厥陰，仍不能奏效。

余陸定圃按：此證自嘉慶庚辰年後，患者不絕，其勢至速。醫不如法，立時殞命，而方書罕有詳載治法者，備述之。

王孟英云：寒犯厥陰而為霍亂轉筋者，容或有之，豈可以概論時行之證耶！果係寒犯厥陰，而吐利汗出，則當用吳茱萸湯加減或烏梅丸法，不當用當歸四逆加吳茱萸生薑湯。以當歸四逆，本桂枝湯加當歸、通草、細辛，通血脈以疏肌表，非汗出脈絕之證，所可輕嘗。至脈不可憑，必以口渴，舌黃，喜冷飲，為辨真熱假寒之確證。此不可不辨。

（四）月信愆期

婦人寒結胞宮，經事愆期，腹痛，色瘀黑者，當歸四逆加吳茱萸生薑，為特效之劑。方中通草一味，余常以小茴香代之。（周鳳岐）

第十一章
理中湯類

第一節　理中丸

理中丸與湯本屬一方。

一、用　量

（一）仲景
人參　甘草炙　白朮　乾薑各三兩
（二）迴溪
人參錢半　甘草八分　白朮三錢，炒　炮薑錢半

二、定　義

此中焦虛寒，以失燮理之功。為製甘辛溫補，扶助脾胃之陽之溫方也。

三、病　狀

（一）霍亂，頭痛發熱，身疼痛，論中又云嘔吐而利，名曰霍亂。又云頭痛則身疼，惡寒吐利，名曰霍亂。今觀之則霍亂之症始備，蓋亦傷寒之類，後人以暑月之吐利當之，而亦用理中，更造為大順散者，皆無稽之談也。熱多欲飲水者，五苓散主之。此熱勝寒之霍亂。寒多不用

水者，理中丸主之。此寒勝熱之霍亂。

（二）大病瘥後，喜唾，胃液不藏，兼有寒飲。久不了了，胸上有寒，當以丸藥溫之，當緩治之。宜理中丸。

（三）腹痛自利。

● 四、脈 象

脈沉。

● 五、藥 解

人參味甘溫。《內經》曰：脾欲緩，急食甘以緩之，緩中益脾，必以甘為主。是以人參為君。白朮味甘溫。

《內經》曰：脾惡濕，甘勝濕，溫中勝濕，必以甘為助。是以白朮為臣。甘草味甘平。

《內經》曰：五味所入，甘先入脾，脾不足者，以甘補之，補中助脾，必先甘劑。是以甘草為佐。乾薑味辛熱。喜溫而惡寒者，胃也，胃寒則中焦不治。

《內經》曰：寒淫所勝，平以辛熱，散寒溫胃，必先辛劑。是以乾薑為使。或湯或丸，隨病酌宜。（成無己）

● 六、本丸蜜製服法及煎湯服法

（一）蜜丸法

上四味，搗篩為末，蜜和為丸，如雞子黃大，以沸湯數合，和一丸，研碎溫服之。日三四服，夜二服，腹中未熱，益至三四丸，然不及湯。

（二）作湯煮服法

四物依兩數切，水八升，煮取三升，去滓，溫服一升，日三服。

● 七、本湯加減法

脾胃居中，病則邪氣上下左右無病不至，故又有諸加減者焉。

（一）若臍上築者，腎氣動也，去朮加桂四兩

動氣者，築築然跳動，是即欲作奔豚，桂枝加桂，以伐腎邪之法。

蓋其人素有積氣，偶感傷寒，醫妄施汗吐下法，致動其氣，隨臟所生，而見於臍之左右上下，是皆真氣不足，動及當臍者。白朮味甘補氣，去白朮則氣易散，桂枝辛熱，必服辛味以散之。經曰：以辛入腎，能泄奔豚氣故也。

仲景書用桂而不云枝者二處：一桂枝加桂湯，一理中丸去朮加桂。一主臍下築，一主臍下悸，皆在下之病。東垣云：氣之薄者桂枝也，氣之厚者桂肉也，氣薄則發泄，桂枝上行而發表，氣厚則發熱，桂肉下行而補腎，此天地親上親下之道也。

（二）吐多者去朮，加生薑三兩

氣上逆者則吐多，朮甘而壅，非氣逆之所宜也。《千金方》曰：嘔家多服生薑。此是嘔家聖藥，生薑辛散，故於吐多者加之。

徐洄溪曰：有乾薑而復加生薑，知乾薑不治嘔也。

（三）下多者，還用朮

氣泄而不收則下多，朮甘壅補，使正氣收而不泄也。或曰：濕盛則濡瀉，朮專除濕，是於下多者加之。

（四）悸者，加茯苓二兩

飲聚則悸。心下悸，停水也。茯苓味甘，滲泄伏水，故加茯苓以導水也。

（五）渴欲得水者，加朮，足前成四兩半

津液不足則渴，朮甘以補津液，故能消飲生津。

（六）腹中痛者，加人參，足前成四兩半

虛則痛。本草曰：補可去弱。即人參、羊肉之屬是也。腹痛倍人參，虛甚也。

徐洄溪曰：此痛因氣不足之故。《別錄》云：人參治心腹鼓痛。

（七）寒者，加乾薑，足前成四兩半

此加乾薑，寒甚也，以辛能散寒也。

（八）腹滿者，去朮，加附子一枚

《內經》曰：甘者令人中滿，朮甘壅補，於腹滿家則去之。附子味辛熱，氣壅鬱，腹為之滿，以熱勝寒，以辛散滿，故加附子。《內經》曰：熱者寒之，寒者熱之。此之謂也。

徐洄溪曰：此腹滿，乃陽氣不充之故。

● 八、本湯服後之助法

服湯後，如食頃，飲熱粥一升許，微自溫，勿揭衣被。

徐洄溪曰：桂枝湯之飲熱粥，欲其助藥力以外散。此飲熱粥，欲其助藥力以內溫也。

九、本湯治寒霍亂與五苓散治熱霍亂之區別

霍亂之證，皆由寒熱之氣不和，陰陽拒格，上下不通，水火不濟之所致。用五苓散者，所以分其清濁，去水以泄熱也。用理中湯者，所以壯其陽氣，燥土以祛寒也。

十、本丸治大病瘥後喜唾與瘟病瘥後喜唾辨

本丸治大病瘥後喜唾，胃液不藏，兼有寒飲。久不了了，係胃土有寒，故以丸藥緩治之。瘟病瘥後喜唾，係胃虛而有餘熱，故以酸甘之藥嚼化之。錄此以見一寒一熱之喜唾，治各不同也。

附：疫證喜唾方

烏梅十個，北棗五枚，俱去核，共杵為泥，加煉蜜丸彈子大，每用一丸，嚼化甚佳。

十一、本湯加大黃治寒熱兼見之實證

大便初頭硬後半溏者，此胃中有寒，腸中有熱。陳修園擬用理中湯加大黃，此皆有寒熱兼見之實據。蓋醫者辨證，必如是之嚴，而後用藥處方，自不失銖黍矣。

十二、本丸加烏梅川椒治吐蛔

萬密齋曰：吐蛔者，胃寒甚也，宜理中丸加烏梅、川椒，煎湯調服，神效。

十三、本湯治寒瀉與五苓散治熱瀉、丁香脾積丸 治積瀉辨

寒瀉者，不渴，宜理中丸。熱瀉者，有渴，宜五苓散、六一散。積瀉者，面黃，所下者皆酸臭食，宜丁香脾積丸下之，蓋積不去，瀉不止也。

附：丁香脾積丸

丁香、木香各三錢，三棱（去皮毛煨）、蓬莪朮（去皮炒）、神麯（炒）各七錢，青皮、巴豆霜、小茴香（炒）、陳皮、各五錢。

十四、本湯舌證

（一）白苔雙灰舌，宜枳實理中湯

此傷寒夾冷食舌，七八日後，見此舌而有津者，可治。枳實理中湯，加淡豉、蔥白，無津者不治。

（二）舌中黑無苔，舌底濕嫩光滑，無點紋者

此胃經虛寒也，宜理中湯。

（三）舌苔灰黑而滑者

此寒水侮土，太陰中寒證也。外證手足指冷，腹痛吐利，六脈沉細，故主理中湯，甚加附子。

（四）舌黑，色中，聚舌中

此寒水侮土，陰甚於內，逼陽於外，外假熱，內真寒，格陽證也。故宜附子理中湯。

（五）中黑無苔舌

其狀舌底濕嫩光滑，無苔無點紋者，乃胃經虛寒，非

六氣所擾，宜附子理中湯加肉桂、黃耆治之。

（六）全舌黑滑，或中黑邊白，光滑潤澤，無苔，刮之平靜者

此為太陰之寒水剋火也，故宜理中湯以消陰翳。但須以生薑切平擦其舌，色稍退者可治，堅不退者不可治。

按：舌黑苔有寒熱之分。辨別不清，生死立判。汪苓友謂舌苔雖黑，必冷滑無芒刺，斯為陰證無疑。誠扼要之言也。又舒馳遠《傷寒集注》謂舌苔乾刺，為二法：一為陽明熱結，陰津立亡，法主大黃、芒硝，急奪其陽，以救其陰，陰回則津回。一為少陰中寒，真陽霧埋，不能薰騰津液，以致乾燥起刺，法主附子、乾薑急驅其陰，以回其陽，陽回則津回。據此則黑苔冷滑者，必無陽證，而黑苔干刺者，有陽證復有陰證。

● 十五、察目辨證宜本湯加治

若見目黃身黃，口不渴，脈沉細，屬陰黃，宜茵陳理中湯。

● 十六、本湯之變換

理中是足太陰極妙之方。如以中宮之陽氣不舒，用乾薑者取其散。少腹之陽氣下陷，用炮薑取其守，其變換在大便之溏與不溏。濕甚而無汗者用茅朮，濕輕而中虛者用冬朮，其變換在舌苔之濁與不濁。此本方之變換也。設脾家當用理中，而胃家有火，則古人早定連理一方矣。設氣機寒滯，古人早定治中一方矣。設脾家當用理中，而其人

真陰虧者，景岳早有理陰煎矣。其腎中真陽衰者，加附子固然矣，其衰之甚者，古人又有起峻一方矣。此外加木瓜則名和中，必兼肝病。加枳實、茯苓，治胃虛挾食。

● 十七、本湯兼治

（一）寒霍亂，口不渴者

（二）吐血

吐血之證，多由中州失運，陰血遂不歸經，瘀阻閉塞清道，以致清陽不升，陰血僭上，便成血逆。理中湯力能調中州之氣，中州健運，血自歸經，其病自已。

（三）四肢浮腫

四肢屬土，土虛則元氣發泄，不能潛藏，故見四肢浮腫。理中湯力能溫暖脾胃，脾胃有權，元氣不致漫散，故治之而癒。

（四）心下嘈雜吐水

胃主納而脾主運，脾氣衰而不運，津液上逆於胃口，以致心氣不寧，故嘈雜吐水，即是明驗。理中湯力能溫暖中宮，脾土健運，水氣下行，嘈雜吐水自已。

（五）咳嗽吐清水

咳嗽之病，屬於肺經，理應從肺而治，今用理中湯者，原由中州失運，水聚於上，肺氣欲下降而不能，故咳唾清水。理中湯力能健脾，脾土健而水濕下趨，肺氣降而咳唾自已。

（六）唾水不休

唾水之病，多屬胃冷。理中湯力能溫暖中宮，土暖而

水濕自消，唾病立癒。

（七）呃逆不休

呃逆之病，原有寒熱之分，果屬胃寒而呃逆不休者，理中湯能暖中寒，中寒去而呃逆自已。

（八）手足微冷少神

四肢逆冷之症，原有四逆之法，此乃微冷少神，明係中宮氣衰，不能充周四肢。理中湯大能溫暖中宮，中州氣旺，肢冷自癒。

（九）虛寒臟躁

此脾寒而津液少，法取理中湯甘溫補益脾土，助化精血而治虛寒，與陰虛火乘之津血枯竭之臟躁證有別。

（十）久病大便難

此乃脾氣素虛，遂生陰寒，穢菌之不能去者，以中寒凝聚故也。與陽明熱結之大便難而用承氣者迥異。

（十一）久患腹瀉，遂成佝僂

此症佝僂由於久瀉，久瀉由於脾腎，與墮傷無與也。法宜理中加附子湯治之，補脾溫腎，病可自癒。

（十二）遺精

脾虛不能攝精，法當溫補脾土，故以理中湯治之癒。

（十三）安胎

此因中焦虛弱，故用理中湯補益脾胃而胎自安。

（十四）反胃

此中焦虛寒，病成反胃，故以理中湯補脾津以和其胃，助消化以止其逆。

（十五）口中流涎

此中寒則津上逆於口，溢而為液。理中湯力能溫補脾臟，祛除虛寒，俾水津四布，液自不流。

（十六）口渴

脾土虛弱，灌溉失職，不能為胃轉輸津液上升於口，而遂作渴。理中湯溫補脾土，津液得升，口渴乃解。

（十七）上熱下寒之喉痺大瀉症

既患大瀉，又患喉痺，兩證互見，治此礙彼，張銳治產後有此證為理中丸裹紫雪。蓋以喉痺非寒藥不可，泄瀉非理中不可，紫雪下咽，則消釋無餘。

附：上寒下熱之治法

例如其人素患腸風便燥，因過食生冷，致胃脘當心而痛，溫之則腸紅如注，涼之則心痛如刺，此所謂胃中積冷腸中熱也。陸養愚治之以潤字丸，沉香為衣，薑湯送下，血減便利，心口未舒，治以臟連丸，亦用沉香為衣，薑湯送下，以清下熱而潤燥，又用附中料為散，貽糖拌吞，取其戀膈以溫中，此治上寒下熱之法也。

附：上實下虛、上熱下寒治驗案

謝武功素患大便溏瀉，兼病咳嗽而瀉增，用熱藥則瀉減而咳劇，用補藥則咳瀉俱盛。診之右尺軟如爛綿，兩寸實數搏指，酌用附子、肉果以溫下焦之寒，麥冬、川連以清心肺之火，茯苓、甘草以一降氣，以一和中。甫四劑而症頓減。不加人參者，緣肺有鬱熱耳。

季雲按：上實下虛，上熱下寒，最為棘手之證，用藥規矩森然，足為後學程式。

（十八）伏陰發斑

陰斑者，因內有伏寒，或誤進寒涼，逼其虛陽，浮散於外，其斑點隱隱而微，脈雖洪大，按之無力，或六脈沉微，手足逆冷，舌苔白滑，或黑苔胖滑，此陰斑無疑也。先用炮薑理中湯以復其陽，次隨症治。若內傷生冷，外感寒邪而發斑調中湯最捷。

（十九）小兒慢驚

慢驚風者，病之寒病之虛也。即補也，此證理中加附子，或六君子湯加炮薑亦可。

（二十）口瘡

丹溪曰：口瘡服涼藥不癒者，此中焦氣不足，虛火泛上無制，用理中湯。甚者加附子，或噙官桂亦可。

王肯堂治許少微口糜，謂非乾薑不癒，卒如其言，又從子懋錯亦患此，熱甚危急，欲飲冷水，與人參、乾薑、白朮各二錢，茯苓、甘草各一錢，煎成冷飲，日數服乃已。蓋土溫則火斂，人多不能知此，所以然者，胃虛食少，腎水之氣逆而乘之，則為寒中，脾胃虛衰之火，被迫上炎，作為口瘡，其症飲食少思，大便不實，或手足逆冷，肚腹作痛是也。

第二節　真武湯

● 一、用　量

（一）仲景

茯苓三兩　白朮二兩　芍藥三兩　生薑三兩，切　附

子一枚，炮去皮、臍，作八片

　　（二）洄溪

　　茯苓三錢　　白朮錢半，炒　　芍藥錢半　　生薑三錢　　附子一錢，炒

● 二、定 義

　　此水氣為患。為製壯元陽以消陰翳，逐留垢以清水源，兼鎮攝之溫方也。

　　徐洄溪曰：此方鎮伏腎水，挽回陽氣。

● 三、病 狀

　　（一）太陽病發汗，汗出不解。其人仍發熱，表邪仍在。心下悸，頭眩，身瞤動，振振欲擗地者，真武湯主之。

　　下焦腎水，因心液不足，隨陽而上泛，陽氣泄則泛浮無依者。

　　汗出不解，是太陽陽微不能衛外而為固，少陰陰虛不能藏精而為守，仍發熱而心下悸，可知坎陽外亡，腎水上凌心主，故頭眩，身瞤，振振欲擗地也。振振欲擗地者，形容身動之狀。

　　成無己曰：筋惕肉瞤，由發汗多亡陽，陽虛可見矣。《內經》曰：陽氣者，精則養神，柔則養筋，發汗過多，津液枯少，陽氣大虛，筋肉失養，故惕然而跳，瞤然而動，治宜溫經養營者以此。

　　成無己又曰：裡虛為悸，上虛為眩，經虛為身瞤振振

搖，與真武湯主溫經復陽。

徐洄溪曰：太陽病乃桂枝證。其發汗當取微似汗，則衛氣泄而不傷營。若發汗太過，動其營血，大汗雖出，而衛邪反內伏，所以病仍不解。觀前桂枝湯條下服法，可推而知也。

（二）少陰病二三日不已，至四五日，腹痛，小便不利，四肢沉重疼痛，自下利者，*以上濕邪之症*。此為有水氣。*水亦濕也*。其人或咳，或小便利，或下利，或嘔者，*此四症或有或無，方中加減法俱詳*。真武湯主之。

此方因發汗不如法，上焦之津液乾枯，腎水上救，以此鎮腎氣治逆水，不專為汗多亡陽而設。治亡陽之方，諸四逆乃正法也。

少陰病二三日，則邪氣猶淺，至四五日邪氣已深。腎主水，腎病不能制水，水飲停為水氣。腹痛者，寒濕內甚也。四肢沉重疼痛者，寒濕外甚也。小便不利，自下利者，濕勝而水穀不別也。《內經》曰：濕勝則濡泄，與真武益陽氣散寒濕。

季雲按：上二條一主太陽之為病，一主少陰之為病。

● 四、脈 象

脈沉弦。

● 五、藥 解

茯苓味甘平，白朮味甘溫，脾惡濕，腹有水氣，則脾不治，脾欲緩，急食甘以緩之，滲水緩脾，必以甘為主，

故以茯苓為君，白朮為臣。芍藥味酸微寒，生薑味辛溫。《內經》曰：濕淫所勝，佐以酸辛除濕正氣，是用芍藥、生薑，酸辛以佐也。附子味辛熱。《內經》曰：寒淫所勝，平以辛熱，溫經散濕。是以附子為使也。（成無己）

附：本湯附子火炮之意義

附子古用火炮，是去其毒也。或解為助附子之熱，非也。唐容川曰：予四川人，知四川彰明縣採製附子，必用鹽醃，其醃附子之鹽，食之毒人至死，並無藥可解，可知附子之毒甚矣。然將醃附子之鹽放於竹筒中，用火煅過則無毒，入補腎藥，又溫而不烈，反為良藥，則是仲景炮附子，亦是去其毒也。其用生附，又是以毒追風，毒因毒用。一炮一生，有一定之理，觀者可考而別之。

六、煮服法

上五味，以水八升，煮取三升，去滓，溫服七合，日三服。

七、本湯加減法

水氣內漬至於散，則所行不行，故有加減之方焉：

（一）若咳者，加五味子半升，細辛、乾薑各一兩

咳者，水寒射肺也。肺氣逆者以酸收之，五味子酸而收也。肺惡寒，以辛潤之。細辛、乾薑辛而潤也。約言之，散水寒而止飲咳也。

（二）若小便利者去茯苓

茯苓者，專滲泄者也。去茯苓者，以小便既利，不當

更滲以竭津液也。

（三）若下利者去芍藥，加乾薑二兩

此即下利清穀之類，故去芍藥加乾薑，酸之性泄，去芍藥以酸泄也，辛之性散，加乾薑以散寒也，若熱利，則芍藥又為要味。

（四）若嘔者去附子，加生薑，足前成半斤

氣上逆則嘔，附子補氣，生薑散氣，兩不相損，氣則順矣。增損之功，非大智孰能貫之。

八、本湯治水氣與小青龍湯治水氣辨

小青龍治表不解有水氣，中外皆寒濕之病也。本方治表已解有水氣，中外皆寒虛之病也。

故小青龍湯治陽水，主太陽虛證。真武湯治陰水。主少陰證。

九、本湯不用五苓、小青龍二方之取義

真武湯所現諸症，皆不外乎陰寒之水，而不用五苓者，以非表熱之飲也。不用小青龍者，以非表寒之寒飲也。故唯主真武溫寒以制水。

十、本湯治少陰煩躁與白虎、青龍治煩躁之異同

同一煩躁也，太陽之煩躁用青龍，陽明之煩躁用白虎，少陰之煩躁用真武。故所貴乎分經者，知其異猶貴知其同也。

● 十一、本湯治證要點

本湯要點在：發熱、小便不利而心下悸。要知小便自利，心下不悸，便非真武湯證。故降火利水，為本湯最要點。

● 十二、本證亡陽動與疫證淫熱動辨

傷寒亡陽動，宜補土制水，如真武湯是也。疫證淫熱動，宜浮火息風，如清溫敗毒散，去丹、橘，加菊花、膽草是也。

● 十三、本湯兼治

（一）青盲

（二）耳聾目盲

（三）臨風流淚

（四）喉證

（五）遺精

（六）陰腫

（七）目中雲障

（八）齒痛

（九）失眠

（十）盜汗

（十一）癃閉

（十二）遺溺

（十三）流注

第三節 附子湯

● 一、用 量

（一）仲景

附子二枚，炮，破八片　茯苓三兩　人參二兩　白朮
四兩　芍藥三兩

（二）洄溪

附子錢半，炮　茯苓錢半　人參錢半　白朮錢半，炒
芍藥錢半，酒炒

● 二、定 義

此陰陽兩虧，內外虛寒，為製扶陽禦寒，益陽固本之
溫方也。

按：此方而少陰證之虛寒第一要方。

● 三、病 狀

（一）少陰病得之一二日，口中和，寒邪已微。**其背
惡寒者，當灸之，附子湯主之**

背惡寒，是寒邪聚於一處，故用灸法。口中和，兼咽
舌言和者，指不乾燥而言。五臟之俞，皆系於背，背俞陽
虛，陰寒得以乘之，見於二三日，其平素虛寒可知。

灸法。

考仲景此條，不言當灸何穴？想係灸膈俞、膈關、關
元穴。按膈俞系背俞第二行穴，膈關第三行穴。《圖經》

云：膈、關二穴，在第七椎下旁相去各三寸陷中，正坐取之，足太陽氣脈所聚。專治背惡寒，脊強俯仰難，可灸五壯，蓋少陰中寒，必由太陽而入，故宜灸其穴。關元穴在腹部中行臍下三寸，足三陰任脈之會，可灸百壯。所謂灸膈關者，是溫其表以散外邪。灸關元者，是溫其裡以助元氣也。

附：灸陰寒證灸法

凡面青，厥冷，腹痛，嘔吐瀉利，舌捲囊縮，手指甲唇青，心下堅硬脹滿，冷汗不止，四肢如冰，昏沉不省人事，脈伏絕者，宜灸下列三穴：

1. 氣海穴——在臍下一寸五分。
2. 丹田穴——在臍下二寸。
3. 關元穴——在臍下三寸。

用大艾灸二七壯，但得手足溫暖，脈至知人事，無汗要有汗出即生，不暖不省者死。（《全生集》）

（二）少陰病，身體疼，手足寒，骨節痛，附子湯主之

少陰陽虛，陰寒切體，故身體痛。四肢不得稟陽氣，故手足寒。寒邪從陰注骨，故骨節疼。是少陰不藏，腎氣獨沉也。

● 四、脈 象

脈沉。

● 五、藥 解

附子壯火以禦寒，人參培元氣以固本，白朮培太陰之

土，白芍斂厥陰之木，茯苓清治節以利少陰之水。水利則土厚，木榮火自生，寒自解，骨節諸痛無不除矣。

● 六、煮服法

上五味，以水八升，煮取三升，去滓，溫服一升，日三服。

● 七、本湯舌證參辨

舌中間一路黑滑薄苔，兩邊白滑，宜附子湯。此表裡俱虛，胃中雖有留結，急宜本湯溫之。

季雲按：此湯重在黑滑白滑。

● 八、惡寒用參附之時間

未汗而惡寒者，邪盛而表實也。已汗而惡寒者，邪退而表虛也。大邪既散，不當復有惡寒矣。汗後惡寒，謂非陽虛而何？參附之用，其在斯時。

● 九、本證背惡寒與白虎加人參湯背惡寒之同異點

背為陽，腹為陰。背惡寒者，陽氣不足，陰寒氣盛也。若風寒在表而惡寒，故陽氣衰，陰氣盛，寒邪在裡。口中和而背惡寒者，屬少陰，宜溫之，附子湯主之。若陰氣微，陽氣盛，熱邪內陷，口燥熱而背微惡寒者，屬陽明，宜清之，白虎加人參湯主之。

二者均自背惡寒，但有微甚之不同，蓋微者乃不盛之謂也，非比少陰之寒甚也。而一用石膏，一用附子，其根

本反處全在口燥渴與口中和為辨，故病相同者，必求其同中之異，此治傷寒要訣也。

● 十、本湯與麻黃附子細辛湯之異點

本湯與麻黃附子細辛湯，皆治少陰表病，而實大不同。彼因病從外來，表有熱而裡無熱，故當溫而兼散。此則病自內出，表裡俱寒而大虛，故大溫而大補。然彼發熱而用附子，此不熱而用芍藥，是又陰陽互根之理歟，此其異點也。

● 十一、本湯與真武湯同異之點

本湯與真武湯藥料只差一味，似同也，然實異焉。何則？蓋此倍朮、附，去薑用參，全是溫補以壯元氣。彼用薑而不用參，全是溫散以逐水氣。補散之分歧，只在一味之旋轉者，以真武湯有生薑無人參，附子湯有人參無生薑也。

● 十二、本證身體痛等狀與太陽病身體疼痛等狀辨

身體痛，手足寒，骨節疼，似少陰與太陽同有此症也，唯二者當以脈沉與不沉辨之。沉屬陰寒重著所致，裡陰有餘，表陽不足，故主以附子湯。若脈不沉，則又非本方所宜也。

附：各種身體痛

身體痛者，蓋因風寒入於肌膚孔竅，閉塞血脈，漸滯不和，乃太陽病也。但有發表溫經之別如下：

1. 太陽證，身痛，惡寒發熱，頭痛無汗者，麻黃湯。

2. 風濕證，身痛，一身困重，莫能轉側者，桂枝湯加附子。

3. 陰證，身痛如被杖，脈沉，自利者，四逆湯。

4. 脈寸遲，身痛，與汗後脈遲身痛，皆血不足也，並用黃耆建中湯。

5. 倦勞之人，身體疼痛者，必脈虛睏倦，用補中益氣湯。

6. 若瘧寒，身體痛，切不可發汗，汗之則成痙。

十三、本證惡寒身體痛與麻黃證惡寒身體痛之區別

太陽病，脈浮，發熱惡寒，身體痛，手足熱，骨節痛，是表寒，當主麻黃湯發表以散寒。今少陰病，脈沉，無發熱惡寒，身體痛，手足寒，骨節疼，乃是裡寒，故主附子湯溫裡以散寒。

夫以脈象之浮沉，發熱之有無，定發表以溫裡，醫者所當奉為圭臬也。

十四、本湯與《金匱》對舉合勘之點

（一）《傷寒》原文
如上述。

（二）《金匱》原文
婦人懷妊六七月，脈弦發熱，其胎愈脹，腹痛惡寒者，少腹如扇，所以然者，子臟開故也，當以附子湯溫其臟。

季雲按：徐忠可云，原方失注，想不過《傷寒論》中附子合參、苓、朮、芍之附子湯耳。兩書治症各異，錄此以見方同治異之法。

第四節 甘草附子湯

一、用 量

（一）仲景

甘草二兩，炙　白朮二兩　桂枝四兩，去皮　附子二枚，炮，去皮，破

（二）洄溪

甘草八分　白朮錢半，炒　桂枝八分　附子錢半，炮

二、定 義

此風濕搏聚，骨節疼煩掣痛。為製除濕調氣，散風邪，振衛陽之溫方也。

三、病 狀

風濕相搏，骨節疼煩，掣痛不得屈伸，近之則痛劇，汗出短氣，小便不利，惡風不欲去衣，或身微腫者，甘草附子湯主之。此段形容風濕之狀，病情略備。

風濕相搏，骨節疼煩，重著不能轉側，濕勝風也。掣痛不得屈伸，風勝濕也。今掣痛不能屈伸，近之則痛劇，汗出短氣，惡風不欲去衣，皆風濕壅甚，傷肌表也。小便不利，濕內蓄也。身微腫者，濕外薄也。

● 四、脈 象

吳人駒曰：此必脈之沉而細者，乃可附子。若浮大而盛，則風多而濕少，附子須慎用。

太陽病，關節疼痛而煩，脈沉而細者，此名濕痺。

● 五、藥 解

君桂枝以理上焦而散風邪，佐朮、附、甘草，以除濕而調氣。

● 六、煮服法

上四味，以水六升，煮取三升，去滓，溫服一升，日三服。初得微汗則解，能食，汗出復煩者，服五合，恐一升多者，宜服六七合為始。

日三服，初服一升，不得汗解，則仍服一升，若微得汗則解，解則能食，是解已徹也，可止再服，若汗出而復煩者，是解未徹也，仍當服之，但不可再服一升，恐已經汗，多服而過汗也，服五合可也。

如不解，再服六七合為妙，似此服法，總示人不可盡劑之意。

● 七、本湯兼治痿痺

此證首主潤燥瀉火，不效者，大辛大甘。以守中復陽，中宮陽復，轉輸如常，則痿證可立瘳矣，故宜本湯。（《醫學圓通》）

● 八、本證之煩疼掣痛與桂枝加附子證之不能轉側辨

本證之煩疼掣痛，與桂枝附子證之不能轉側，皆是筋脈之故，理實相同，其狀自已且不能動，況他人近之，而有所觸，痛不更劇乎。

● 九、本湯與桂枝附子湯之區別

本湯即桂枝附子湯加白朮，去生薑、棗也。前證得之傷寒，有表無裡，此證因於中風，故兼見汗出身腫之表，短氣小便不利之裡，此《內經》所謂風氣勝者，為行痺之證也。

然上焦之化源不清，總因在表之風濕相搏，故於前方仍重用桂枝，而少減朮附，去薑棗者，以其短氣，而辛散濕泥之品，非所宜耳。

● 十、甘草附子證之惡風與桂枝加附子湯證之惡風辨

發汗多，漏不止，則亡陽，外不固是以惡風，故以桂枝加附子湯溫其經而固其衛。而風濕相搏，骨節疼煩，濕勝自汗，而皮腠不密，是以惡風，故以甘草附子湯散其濕而實其衛。是二湯之區別：一在溫經而固衛，一在散濕而實衛也。（成無己）

第五節 桂枝附子湯

● 一、用 量

（一）仲景

桂枝四兩，去皮　附子三枚，炮，去皮，切八片　甘草二兩，炙　生薑三兩，切　大棗十二枚，擘

（二）洄溪

桂枝錢半　附子錢半，炮　甘草五分　生薑三片　大棗三枚

● 二、定 義

此陽虛襲受風濕。為製袪風勝濕，從表而解之溫方也。

● 三、病 狀

傷風八九日，風濕相摶，身體疼煩，不能自轉側，濕則身重。不嘔不渴，濕而兼寒。桂枝附子湯主之。

仲景凡「風寒」二字，有通稱不分別者，或係寒隨風至，或係風挾寒來，故二字往往通用。

此風濕是寒風，非熱也。「煩」字，不是心煩，乃骨節疼。謂其發作頻繁也，風欲行而濕阻之，故煩疼。濕甚，則筋脈不能轉動，故不能轉側。不嘔不渴，是無傷寒裡證也。

● 四、脈 象

脈浮虛而澀。浮為風，澀為虛，浮而澀，則知寒之不去，而濕之相承也。唯澀脈當與滑脈對勘，乃能畢見。易言之，滑則流利，澀則艱澀。經曰：風則浮虛。《脈經》曰：脈來澀者，為病寒濕也。

徐洄溪曰：內外之陽俱虛，故脈象浮虛而澀。

● 五、藥 解

桂枝祛在表之風，配附子之辛熱以除濕，率領甘草、薑、棗，緩中和營氣，則風濕兩邪並可解散。

● 六、煮服法

上五味，以水六升，煮取二升，去滓，分溫三服。

● 七、本湯與桂枝去芍藥加附子湯之分兩辨

此即桂枝去芍藥加附子湯。彼但桂枝用三兩，附子用一枚，以治下後脈促胸滿之證。此桂枝加一兩，附子加二枚，以治風濕身痛，脈浮澀之證。一方而治病迥殊，名亦各異，彼編入桂枝湯類，此編入理中湯類，細思之各當其理，分兩之不可忽如此，義亦精矣。後人何得以古方輕於加減也。（徐洄溪）

八、本湯治風濕相搏、身體難轉與桂枝去芍藥加附子湯治下後胸滿惡寒藥同治異辨

彼治下後，脈促滿而微惡寒，是病在半表，仍當用桂枝為君，附子為佐。此風濕相合，而相搏於表，仍當從君二臣三之制，故著眼則在桂、附並重。此其藥同治異之點，觀此則知仲景方法之嚴也。

九、本湯與去桂加朮湯、甘草附子湯主治表裡之區別

去桂加術湯，是從內撤邪之裡劑。甘草附子湯，是通行內外之表裡劑。本方乃從外祛邪之表劑也。此其區別也。

第六節　桂枝附子去桂加白朮湯

一、用 量

（一）仲景

白朮四兩　甘草二兩，炙　附子三枚，炮，去皮，破
生薑三兩，切　大棗十二枚，擘

（二）迴溪

白朮三錢，炒　甘草五分　附子錢半，炮　生薑三片
大棗三枚

● 二、定 義

此陽虛脾氣不化，致身重濕著肉分。為製扶陽行痺，崇土去濕之溫方也。

● 三、病 狀

若其人大便硬，小便自利者，去桂加白朮湯主之。

土虛不能運濕，而津氣下流，無以滋潤腸胃，故大便反硬，而小便自利。

● 四、脈 象

脈沉澀弱。

● 五、藥 解

白朮專主健脾，能使濕化而大便實，濕流而大便潤。附子扶陽行痺氣，甘草益氣緩中虛，薑、棗和營衛，散濕邪，俾濕化而營氣調和，則風自無容身之地，而煩疼自除矣。

● 六、煮服法

上五味，以水六升，煮取二升，去滓，分溫再服。初一服，其人身如痺，半日許復服之，三服都盡，其人如冒狀，勿怪，此以附子、朮並走皮內，逐水氣，附、朮併力則逐水之功愈大。未得除，故使之耳，法當加桂四兩。此即前桂枝附子湯。此本一方二法：以大便硬，小便自利，

去桂也；以大便不硬，小便不利，當加桂。觀此條知桂枝能通小便，故五苓散用之。附子三枚，恐多也，虛弱家及產婦者，宜減服之。

七、加桂去桂之理由

因桂枝治上焦，大便硬，小便利，是中焦不治，故去桂；服湯已，濕反入胃，故大便不硬，小便不利，是上焦不治，故仍須加桂。蓋小便由於上焦之氣化而後膀胱之氣化者也。

八、本湯與《金匱》對舉合勘之點

（一）《傷寒》原文
如上述。

（二）《金匱》原文
如大便堅，小便自利者，去桂加白朮湯主之。

季雲按：兩書文義均同，唯《傷寒》篇多「若其人」三字。《金匱》則曰：大便堅，與《傷寒》大便硬略異耳。

第七節　茯苓桂枝白朮甘草湯

一、用　量

仲景

茯苓四兩　桂枝三兩，去皮　白朮　甘草各二兩，炙

● 二、定 義

此因誤吐下後，胸虛邪陷，逆滿上衝。為製滌飲與扶陽並施，調衛與和營共治之溫方也。

● 三、病 狀

傷寒若吐若下後，心下逆滿，氣上衝胸，起則頭眩，發汗則動經，身為振振搖者，茯苓桂枝白朮甘草湯主之。

此亦陽虛而動腎水之證，即真武證之輕者，故其法亦仿真武之意。

● 四、脈 象

脈沉緊。

浮沉俱緊者，傷寒初起之本脈也。浮緊而沉不緊者，中風脈也。若下後結胸，熱實而脈沉緊，便不得謂之裡寒。此吐下後，而氣上衝者，更非裡寒之脈矣。

緊者，弦之別名，弦如弓弦，言緊之體，緊如轉索，謂緊之用。浮而緊者名弦，是風邪外傷，此沉緊之弦，是本邪內發。

● 五、藥 解

君茯苓以清胸中之肺氣，則治節出而逆氣自降。用桂枝以補心血，則營氣復而經絡自和。白朮培既傷之元氣，而胃氣可復。甘草調和氣血，而營衛以和，則頭自不眩，而身不振搖矣。（柯韻伯）

● 六、煮服法

上四味，以水六升，煮取三升，去滓，分溫再服。

● 七、本證之身振振搖與真武湯之身振振欲擗地辨

身為振振搖者，即戰振身搖也。身振振欲擗地者，即戰振欲墮於地，又解擗地為欲穴地自安之意也。二者皆為陽虛失其所恃。一用本方，一用真武者，蓋真武救青龍之誤汗，其邪已入少陰，故主以附子，佐以生薑、苓、朮，是壯裡陽以制水也。本方救麻黃之誤汗，其邪尚在太陽，故主以桂枝，佐以甘草、苓、朮，是扶表陽以滌飲也。

至於真武湯用芍藥者，裡寒陰盛，陽衰無依，於大溫大散之中，若不佐以酸斂之品，恐陰極陽格，必速其飛越也。本方不用芍藥者，裡寒飲盛，若佐以酸斂之品，恐飲得酸反凝滯不散也。

● 八、本證之心滿氣衝與他證心悸、冒心、臍悸之區別

傷寒若過發汗，則有心下悸，叉手冒心，臍下悸，欲作奔豚等症。今誤吐下後，則胸虛邪陷，故心下逆滿，氣上衝胸也。

● 九、本湯與《金匱》對舉合勘之點

（一）《傷寒》原文
如上述。

（二）《金匱》原文

1. 心下有痰飲，胸脇支滿，目眩，苓桂朮甘湯主之。

2. 夫短氣有微飲，當從小便去之，苓桂朮甘湯主之，腎氣丸亦主之。

● 十、本湯兼治

俞東扶曰：脘痞便溏，苓桂朮甘甚妙。

第八節　芍藥甘草附子湯

● 一、用　量

（一）仲景

芍藥　甘草各三兩，炙　附子一枚，炮，去皮，破八片

（二）洄溪

芍藥錢半，酒炒　甘草八分，炙　附子錢半，炮

● 二、定　義

此表邪已解，惡寒未罷。陽虛不能衛外所致。為製扶陽補陰，兼調營衛之溫方也。

● 三、病　狀

發汗病不解，反惡寒者，虛故也，芍藥甘草附子湯主之。

徐洄溪曰：甘草、附子加芍藥，即有和陰之意，亦邪之甚輕者。

方有執曰：汗出之後，大邪退散，榮氣衰微，衛氣疏

慢，而但惡寒，故曰虛。

● 四、脈 象

此證仲景未列脈象，但就證論，不外脈微與沉弱。

● 五、藥 解

用附子以扶陽，芍藥以補陰，甘草佐藥、附，補陰陽而調榮衛也。

● 六、煮服法

上三味，以水五升，煮取一升五合，去滓，分溫三服。

● 七、本湯足補少陰亡陽之證治

柯韻伯曰：少陰亡陽之證，仲聖未曾立方，芍藥甘草附子湯，恰與此證相合。唯亡陽亡陰辨證最難，稍一不慎，貽誤匪淺，茲錄徐洄溪亡陽亡陰之辨，用備臨床參考：

1. 亡陽脈微，汗冷如膏，手足厥逆而舌潤。亡陰脈洪，汗熱不黏，手足溫和而舌乾。

但亡陰不止，陽從汗出，元氣散脫，即為亡陽。然當亡陰之時，陽氣方熾，不可即用陽藥，宜收斂其陽氣，不可不知。如芍藥甘草湯或浮小麥半合、黑小棗七枚，即可酌用。故亡陰之藥宜涼，亡陽之藥宜熱，一或相反，無不立斃。

2. 亡陰之汗，身畏熱，手足溫，肌熱，汗亦熱而味

咸，口渴喜涼飲，氣粗脈數。亡陽之汗，身反惡寒，手足冷，肌涼，汗涼而味淡微黏，喜熱飲，氣微，脈象數而空。

季雲按：亡陽又與無陽有別，亡陽，陽不守也；無陽，陽之微也。陽亡者，藩籬已撤，故汗不止。陽弱者，施化無權，故不能作汗。

3. 心主汗，汗為心液，當清心火，汗從皮毛出，肺主皮毛，當斂肺氣，此正治也。唯出太甚則陰氣上竭，而腎中龍雷之火，隨水而上，若以涼藥折之，其火愈熾。唯用大劑參、附，反佐鹹降之品如童便、牡蠣等類，冷飲達下焦，引其真陽下降，則雷龍之火反乎其位，其汗自止。故亡陰亡陽，治法截然。當陽氣之未動也，以陰藥止汗，及陽氣之既動也，以陽藥止汗，而龍、牡、黃耆、五味收澀之藥，皆可隨用。

季雲按：正治在涼心斂肺，反佐在鹹降冷飲，醫能於此辨晰之，則用藥自無誤矣。

● 八、本湯治虛與芍藥甘草湯治虛之區別

芍甘湯治腳攣急，因其陰虛。本湯治汗後惡寒，是陰陽俱虛，故加附子義取治裡不治表，此其區別也。

第九節 桂枝人參湯

● 一、用 量

（一）仲景

桂枝四兩，別切　甘草四兩，炙　白朮　人參　乾薑

各三兩

（二）洄溪

桂枝八分　甘草五分　白朮錢半，炒　人參八分　乾薑八分

● 二、定　義

此裡氣虛寒痞硬。量製辛熱化痞軟硬，補中兼兩解表裡之溫方也。

● 三、病　狀

太陽病，外證未除，而數下之，下之太早又多。遂協熱而利，利下不止，邪陷入裡。心下痞硬，邪在上焦，猶屬半表。表宜桂枝。裡宜餘四味。不解，桂枝人參湯主之。

外證未解，當汗而反下之，表熱乘虛入裡，遂協熱而利，病在太陽，利下不止，心下痞硬，是胃氣虛寒之極，表熱不解，裡氣又急，故用化痞軟硬，止利解表，一舉兩得之劑。

徐洄溪曰：此必數下之後，而現虛證，故雖協熱，而仍用溫補。

● 四、脈　象

脈微弱或細者。

● 五、藥　解

此理中加桂枝也。利下不止，是裡邪漫無解期也。心

下痞硬，是表邪漫無解期也。此時欲解表裡之邪，全借中氣為敷布，夫既上下交徵不已，且中氣有立斷之勢，其能解邪開結乎？故捨桂枝、人參一法，更無他法可用者。若以協熱之故，更清其熱，斯殆矣。

按：此論雖精，然協熱下利，並非清穀，桂、朮溫滯，仍宜詳推。

● 六、煮服法

上五味，以水九升，先煮四味，取五升，內桂更煮，取三升，去滓，溫服一升，日再夜一服。

桂獨後煮，欲其於治裡證藥中越出於表，以散其邪也。

● 七、本湯與葛根芩連湯陽虛陽盛脈症辨

本湯脈症是陽虛，表雖有熱，裡則虛寒。彼湯脈症，雖下利不止，而表裡俱熱。同一協熱利，同是表裡不解，而寒熱虛實，攻補不同。

● 八、本湯與葛根芩連湯皆因妄下利不止辨

查彼證但曰下之，此則數下也。下數云者，謂下非一次也。彼證但曰下，此則曰利不止。合兩論玩之，辨證自有虛實之分，故用藥亦有溫涼之異。是故表證誤下，下利不止，喘而汗出者，治以葛根芩連。心下痞硬者，治以桂枝、參、朮。一救其表邪入裡之實熱，一救其表邪入裡之虛熱，皆表裡兩解法也。

● 九、本湯表裡並治之精義

痞證表未解，宜先解表，不可便治其痞，若兼下利不止者，則不拘此例，宜合表裡而並治。太陽證外證未解，而數下之，遂協熱而利，利下不止，心下痞硬，表裡不解者，桂枝人參湯主之是也。（尤在涇）

● 十、本湯與葛根芩連湯之加法及冠名與意義

本方用理中加桂枝，而冠桂枝於人參之上。葛根芩連湯用瀉心加葛根，而冠葛根於芩連之首。不名理中瀉心者，總為表邪未解，故仍不離解肌之名耳。仲景製兩解方，神化莫測，補中亦能解表，涼中亦能散表，補中亦能散痞，涼中亦能止利，意義至深，耐人尋釋。

● 十一、本方不名桂枝理中湯之意義

瀉心理中，治痞硬下利，用甘草、乾薑、人參，各有其義，從未有用尤之法也。此因下利不止，恐其人五臟氣絕於內，不得已而用尤，故不曰理中桂枝湯，而名桂枝人參湯，豈非謂表邪未盡，不可以用尤立法耶。

第十二章
雜方類

第一節 赤石脂禹餘糧湯

一、用 量

（一）仲景

赤石脂　禹餘糧各一斤，各碎

（二）洄溪

赤石脂三錢醋煅　禹餘糧三錢醋煅

二、定 義

此太陰傷寒，脾虛腸滑。為製澀滑固脫之方也。

三、病 狀

傷寒服湯藥，下利不止，心下痞硬，腹瀉心湯已，復以他藥下之，利不止，一誤再誤。醫以理中與之，利益甚。理中者，理中焦，此利在下焦，下藥太過，則大腸受傷。赤石脂禹餘糧湯主之。以澀治脫。復不止者，當利其小便。

徐洄溪曰：下焦乃大腸之底也。分其清濁，則便自堅。

四、脈 象

脈濡。

五、藥 解

石脂助命火以生土，餘糧實胃土而澀腸，二味皆土之精氣所結，能實胃而固腸，用治下焦之標，實培中宮之本。

六、煮服法

上二味，以水六升，煮取二升，去滓，分溫三服。

七、本湯治下焦滑脫與理中湯補中理虛辨

甘、棗、薑、朮，可以補中宮元氣之虛，而不足以固下焦脂膏之脫，此證利在下焦，未可以理中之劑收功也。要之，此證是土虛而非火虛，故不宜於薑、附。

八、本湯概治

凡下焦虛脫者，以二物為末，參湯調服，甚效。

九、本湯兼治及加減法

（一）咳而遺屎

大腸咳，咳而遺屎，此大腸氣虛也，宜本湯。如不止，用豬苓湯。

（二）胎前嘔噦洞泄

喻嘉言曰：治李思萱室胎前嘔噦洞泄不止，以參湯調赤石脂末。

（三）胎前大嘔痰涎，二便不通

喻又治黃旭室，胎前大嘔痰涎，二便不通，以六君子加旋覆煎湯調赤石脂末。

以上皆暴病，形似關格，與由噎而膈以漸加重者懸殊。

第二節　炙甘草湯

又名復脈湯。

● 一、用 量

（一）仲景

甘草四兩，炙　生薑三兩，切　人參二兩　生地黃一斤　桂枝三兩，去皮　麥門冬半斤，去心　阿膠二兩　麻仁半斤　大棗三十枚，擘

（二）洄溪

甘草錢半，炙　生薑三片　人參錢半　生地黃五錢桂枝三分　麥門冬三錢　阿膠三錢　麻仁三錢　大棗三枚

● 二、定 義

此心血素虧，神明失養，邪少虛多。為製滋陰和陽並調之補方也。

● 三、病 狀

傷寒，心動悸，炙甘草湯主之。

厥陰傷寒，是寒傷心主，神明不安，故心動悸。所謂心動悸者，即心下築築惕惕然，動而不自安也。

徐洄溪曰：此治傷寒邪盡之後，氣血兩虛之主方也。

● 四、脈 象

脈結代。

脈之動而中止，能自還者名曰結，不能自還者名曰代。幾動一息，亦曰代。皆血氣兩虛，而經隧不通，陰陽不交之故。結與代，皆陰脈，但傷寒得之，是陽證見陰脈，主死。

附：促脈、結脈、代脈辨

促脈者，數而一止也。往來數疾中，忽一止復來，不似結脈之遲緩中有歇止也。

結脈者，遲而一止也。指下遲緩中，頻見歇止，而少頃復來，不似代脈之動止不能自還也。

代脈者，動而中止。動中看遲，遲止復緩，不能自還，良久復動，名曰代。不似促脈之雖見歇止，而復來有力也。

是故結、促之止，止無常數，而歇止之數無常期；代脈之止，止有定期。結、促之止，一止即來；代脈之止，良久方至。是代止良久方動，促、結方止復動，此三脈之區別也。

查《診宗三昧》方結而無力，是真氣衰弱，違其健運之常，唯一味溫補為正治。又云陰盛則結，結屬陰寒。

● 五、藥 解

生地為君，麥冬為臣，反以甘草名方者，取其載藥入心，以充血脈。

然寒涼之氣，無以奉發陳蕃秀之氣，而寒終不散，故必須參、桂佐麥冬，以通脈散寒，薑、棗佐炙草，以和營達邪，膠、麻佐地黃補血，而真陰自復。

● 六、煮服法

上九味，以清酒七升，水八升，先煮八味，取三升，去滓，內膠烊消盡，溫服一升，日三服。

本湯用酒之意義：

用酒以通血脈，甘草不使速下，清酒引之上行。且生地、麥冬，得酒力而更優，內外調和，悸可寧而脈可復矣。

本湯久煮之法義：

酒七升，水八升，煮取只三升，久煮則氣不峻，此虛家用酒之法也。

● 七、本方補陰與小建中湯補陽辨

觀小建中湯，而後知傷寒有補陽之方，觀炙甘草湯，而後知傷寒有補陰之法，是在臨證者酌而用之可也。

八、本湯注重地黃之意義

地黃分量獨甲於炙甘草湯者，蓋地黃之用，在其脂液能營養筋骸，經脈乾者枯者，皆能使之潤澤也。故沈亮宸曰：此湯為千古養陰之主方也。

九、本湯用治溫病名加減復脈湯

（一）溫病脈虛大，手足心熱，甚於手足背者，本湯去參、桂、薑、棗之補陽，加白芍收三陰之陰，故名加減復脈湯。以復脈復其津液，陰復則陽留，庶不至於死也。在仲景傷於寒者之結代，自取參、桂、薑、棗，復脈中之陽，若治傷於溫者之陽亢陰竭，即不得再補其陽也。

（二）溫病耳聾，病系少陰，與柴胡湯者必死。六七日以後，宜復脈輩，復其精，腎開竅於耳，脫精者，耳聾，不用柴胡者，以此藥劫肝陰故也。

（三）勞倦內傷，復感溫病，六七日以外不解者，宜復脈法。身不熱而倦甚，仍加人參。

（四）溫病已汗而不得汗，已下而熱不退，六七日以外，脈尚燥盛者，重與復脈湯。

（五）溫病誤用升散，脈結代，甚則脈兩至者，重與復脈，雖有他證，後治之。

（六）汗下後，口燥咽乾，神倦欲眠，舌赤苔老，與復脈湯。

（七）熱邪深入，或在少陰，或在厥陰，均宜復脈。二經均宜復脈者，以乙癸同源故也。

附：加減復脈湯（甘潤存津法）

炙甘草六錢　　乾地黃六錢　　生白芍六錢　　麥冬五錢
（去心）　　阿膠三錢　　麻仁三錢

治溫熱獨取麻仁者，以甘益氣，潤去燥也。

● 十、本湯與《千金翼》《外台》對舉合勘之點

（一）《傷寒》原文

如前述。

（二）《千金翼》原文

治虛勞不足，汗出而悶，脈結悸，行動如常，不出百
日死。危急者，十一日死。載《金匱》血痹篇。

此治血脈空竭，方用酒者，所以和血脈。凡脈見結悸
者，雖行動如常，亦不出百日而死。若復危急不能行動，
則過十日必死。語極明白，從前方解多誤。

（三）《外台》原文

治肺痿涎唾多，心中溫溫液液者。載《金匱》肺痿
篇。

此在益肺氣之虛，潤肺氣之燥也。方中桂枝辛熱，似
非所宜，不知桂枝能通營衛，營衛通，精液致，則肺氣轉
輸，濁沫以漸而下，尤為要藥，所以治心中溫溫液液者。
溫溫液液者何？係唾液多，則陰皆將盡之孤注，陽僅膏餘
之殘焰，唯此湯能增其殼內絡外之脂液也。

● 十一、本湯與芍藥甘草湯之甘草用生用炙之意義

芍藥甘草湯，取其平胃，則用生而氣平。炙甘草湯，

取其益胃，則用炙而氣升。

　　季雲按：平胃用生，益胃用炙，一主平氣，一主生氣，意義之嚴如此。

● 十二、本證脈結代與身黃脈沉結證辨

　　本證之脈結代，心動悸者，係因傷寒汗下不解，為津衰邪結也，而太陽病，身黃，脈沉結，小腹硬滿，小便不利者，為無血，係熱結膀胱也。然皆虛中伏邪之候也。此二證脈象之區別也。

● 十三、驗舌參證宜本湯者

（一）舌淡紅無神或乾而色不榮者

　　更衣後，舌苔去而見淡紅有神者，佳兆也。淡紅無神，或乾而色不榮者，為胃津傷，而氣不化液也。不可用寒涼藥，故宜炙甘草湯。

　　葉天士《外感溫熱篇》云：此乃胃津傷而氣化無液也。

　　王士雄曰：淡紅無色，心脾氣血素虛也。更加乾而色不榮，胃中津液亦亡也，故宜炙甘草湯，以通經脈，其邪自去。

（二）舌絳光亮者

　　法宜去薑桂，加蔗漿、石斛、飴糖，此胃陰傷也，故宜急用甘涼濡潤之品。

（三）胃肝腎陰枯極無神，舌現豬腰者

　　舌絳而光亮，絳而不鮮，甚至乾晦萎枯者，或淡而無

色，如豬腰樣者，此胃肝腎陰枯極而無神氣者，宜本方加沙參、玉竹、雞子黃、生龜板等類，甘平濡潤以救之。

● 十四、本方麻仁傳誤之疑點

麻仁一味，當是棗仁。手厥陰心傷寒，寒傷心主，相火內鬱，則血液枯涸，而心動脈結代，故炙甘草湯以開後學滋陰之路。棗仁者，養心寧神，益血榮肝，麻仁第潤腸以通虛閉，豈能入心主以操養血安神之任乎？故疑為傳寫之誤。

● 十五、本證不因汗下而心動悸之原因

因汗下者多虛，不因汗下者多熱，欲飲水，小便不利者屬飲，厥而下利者屬寒。今病傷寒，不因汗下而心動悸，又無飲熱寒虛之症，但據結代不足之陰脈，即主以炙甘草湯，以其人平日血氣衰微，不任寒邪，故脈不能續行也。此時雖有傷寒之表未罷，亦在所不顧，總以補中生血復脈為急，通行營衛為主也。

● 十六、本湯治營虛元竭脈伏與實證邪閉脈伏案辨

營虛氣奪，脈微欲絕者，仲景主炙甘草湯以復其脈，故此方又名復脈湯。夫人而知之者，若客邪深入，氣機閉塞，脈道不能流通，而按之不見者，名曰伏脈。此為實證與絕脈，判若天淵。苟遇伏脈，而不亟從宣通開泄之治，則脈亦伏而見絕。但此為邪閉之絕，彼為元竭之絕，不可同日而語也。聞一人素患腳氣，春發甚劇，兼有寒熱，氣

逆面浮等症，醫切其脈，沉伏難尋，以為年逾五十，宿恙時發，脈已欲絕，遂進炙甘草湯，冀復其脈。越日視之，果脈絕將死矣。或稱其脈法精，而善用古方，以告王孟英，王因詢其二便通乎？曰：否。嘻！此邪閉而脈伏也。大實之後，誤作虛治，滋膩妄投，僅爾塞殺。死於病乎？死於藥乎？可哀也已！

按：認邪閉脈伏之實證，在二便不通。（《歸硯錄》）

第三節 甘草乾薑湯

● 一、用 量

（一）仲景

甘草四兩，炙　乾薑二兩，炮

（二）洄溪

甘草二兩，炙　乾薑五錢，炮

● 二、定 義

此因誤服桂枝湯，汗多亡陽，變證蜂起。為製熱因熱用之法，以法陽明半裡證之回陽之溫方也。

● 三、病 狀

傷寒自汗出，小便數，心煩，微惡寒，以上均似桂枝證。腳攣急，裡證之象。只此一症，非桂枝證矣。凡病必於獨異處著眼。反與桂枝湯，欲攻其表，此誤也。得之便

厥，咽中乾，煩躁吐逆者，有陽越之象。作甘草乾薑湯與
之，以復其陽。

心煩是邪中於膺，心脈絡小腸，心煩則小腸亦熱，故
小便數，微惡寒，兩腳攣急，知惡寒必自罷，趺脈因熱甚
而血虛筋急，故腳攣也。此病在半表半裡，服梔豉湯而可
癒，反用桂枝攻表，汗多所以亡陽，胃脘之陽，不至於四
肢，故厥。虛陽不歸其部，故咽中乾，嘔吐逆而煩躁也。
勢不得不用熱因熱用之法，救桂枝之誤以回陽。

● 四、脈 象

脈浮。

但浮之脈，在太陽必無汗，在陽明必盜汗出，則傷寒
之脈浮而自汗出者，是陽明之熱淫於內，而非太陽之浮為
在表矣。

● 五、藥 解

成無己曰：辛甘發散為陽，故用甘草、乾薑相合，以
復陽氣。

● 六、煮服法

上二味，以水三升，煮取一升五合，去滓，分溫再
服。

● 七、本湯用治回陽之要點

仲景回陽，每用附子，此用乾薑、甘草者，正以見陽

明之治法。夫太陽、少陰所謂亡陽者，先天之元陽也，故必用附子之下行者回之，從陰引陽也。陽明所謂亡陽者，後天胃脘之陽也，取甘草、乾薑以回之，從乎中也。蓋桂枝之性辛散，走而不守，即佐以芍藥，尚能亡陽，乾薑之味苦辛，守而不走，故君以甘草，便能回陽。

● 八、本湯與《金匱》對舉合勘之點

（一）《傷寒》原文

如上述。

（二）《金匱》原文

肺痿吐涎沫而不咳者，其人不渴，必遺尿，小便數。所以然者，以上虛不能制下故也。此為肺中冷，必眩，多涎唾，甘草乾薑湯以溫之。若服湯已，渴者屬消渴。見肺痿篇。

● 九、本湯兼治

（一）乾咳無痰

此元陰不足而肺燥也。夫肺為金，生水之源也。元陰不足，由於肺燥不能生水，肺燥實由於元陰不足，而邪火生，火旺剋金，故肺燥，肺氣燥，斯乾咳作矣。法宜苦甘化陰養血為主。方用甘草乾薑湯，合當歸補血湯加五味子治之。蓋此湯乃辛甘化陽之方，亦苦甘化陰之方也。乾薑辛溫，辛與甘合，則從陽化，乾薑炮黑，其味即苦，苦與甘合，則從陰化矣。

今病人既見乾咳無痰，肺氣之燥明矣。即以化陰之

法，合當歸補血湯加五味子治之，俾肺熱解而肺氣清肅，令行而乾咳自不作矣。

（二）妊娠白痢

張石頑嘗用甘草乾薑湯加厚朴、茯苓、木香，治孕婦白痢。

（三）大吐身熱

經曰：吐則亡陽，吐屬太陰，大吐之人，多緣中宮或寒或熱，或食阻滯，若既吐已，而見周身大熱，並無三陽表證。足徵此屬脾胃之元氣發外，急宜收納中宮元氣為主，切不可仍照藿香正氣散之法治之。予於此症，每以甘草乾薑湯加砂仁，十治十效。

（四）吐血

（五）中寒

上二症，取辛甘以化陽。陽，氣也。氣能統血，陽能勝寒，陽能溫中也。

（六）拘急

（七）筋攣

（八）肺痿

（九）腸燥

以上四症，蓋取苦甘以化陰。陰，血也。血能勝熱，血能潤燥，血能養筋也。上列各症見《醫理真傳》。

● 十、本湯與芍藥甘草湯、承氣湯先後治法之問答

問曰：證象陽旦，《活人書》云：桂枝湯加黃芩曰陽旦。成無己曰：即桂枝湯別名。按法治之而增劇，厥逆，

咽中乾，兩脛拘急而譫語，師言夜半手足當溫，兩腳當伸，後如師言，何以知之？

答曰：寸口脈浮而大，浮則為風，大則為虛，風則生微熱，虛則兩脛攣，病證象桂枝，因加附子參其間，桂枝加附子湯。增桂令汗出，附子溫經，亡陽故也。厥逆兩脛拘急，即亡陽之兆。厥逆，咽中乾，煩躁，陽明內結，陽越在上。譫語煩亂，更飲甘草乾薑湯。通納陽氣。夜半陽氣還，兩足當熱，脛尚微拘急，與芍藥甘草湯，陽復而陰又虛，以此養陰氣。爾乃脛伸，以承氣湯微溏則止其譫語，以滌陽明所結之餘邪。故知病可癒。

徐洄溪云：病證象桂枝句以下，歷敘治效，以明用藥之次第當如此。蓋病症既多，斷無一方能治之理。必先分症而施方，而其先後之序，又不可亂，其方有前後截然相反者，亦不得錯雜為嫌，隨機應變，神妙無方，而又規矩不亂，故天下無不可癒之疾。

● 十一、本證之著眼處

柯韻伯曰：此非桂枝證，而形似桂枝證，珷玞類玉，大宜著眼。

● 十二、本湯與芍藥甘草湯均治陽明半表半裡證之區別

甘草乾薑湯，得理中之半，取其守中，不須補中。芍藥甘草湯，減桂枝之半，用其和裡，不須攻表。是仲景加減法之隱而不置者。

第四節　芍藥甘草湯

一、用　量

（一）仲景

芍藥四兩　甘草四兩，炙

（二）洄溪

芍藥二兩　甘草二兩

二、定　義

此陽亡因於陰虛。為製益陰斂血，兼內調外解之滋陰方也。

三、病　狀

若厥癒足溫者，更作芍藥甘草湯與之，其腳即伸。此湯乃純陰之劑，以復其陰也。陰陽兩合，而足伸也。若胃氣不和譫語者，留邪在中焦。少與調胃承氣湯。若重發汗，復加燒針者，四逆湯主之。

四、藥　解

芍藥酸寒，可以止煩，斂自汗而利小便。甘草甘平，可以解煩，和肝血而緩筋急。

成無己曰：芍藥白補而赤瀉，白收而赤散也，酸以收之，甘以緩之，酸甘相合，用補陰血。

五、煮服法

上二味，以水三升，煮取一升五合，去滓，分溫再服。

六、本湯兼治筋縮不伸之原理

血虛不能養筋，筋燥故也。夫筋之燥也，有由生，雖云水能生木，其實水火之功用在心肺，肺主氣，心主血，肺氣行於五臟，血亦行於五臟，肺氣行於六腑，血亦行於六腑，肺氣燥極則運用衰，津液不潤於筋則筋燥作，筋燥甚故縮而不伸也。

法宜清燥養血為主，方用芍藥甘草湯主之，或加二冬、白蜜亦可。

按：此方乃苦甘化陰之方也。芍藥苦平入肝，肝者，陰也，甘草味甘入脾，脾者，土也，苦與甘合，足以調周身之血，周身之血既調，則周身之筋骨得養，筋得血養而燥氣平，燥氣平則筋舒而自伸矣。然亦不必拘定此方，凡屬苦甘酸甘之品，皆可以化陰，活法圓通之妙，即在此處。（見《醫學真傳》）

七、本湯治足攣急之精義

脾主四肢，胃主津液，陽盛陰虛，脾不能為胃行其津液，以灌四旁，故足攣急。用甘草以生陽明之津，芍藥以和太陰之液，其腳即伸，此亦用陰和陽法也。（柯韻伯）

八、與本湯先用甘草乾薑湯與續用調胃承氣、四逆湯之理由

本證得之便厥，咽中乾，煩躁吐逆者，先作甘草乾薑湯復其陽氣，得厥愈足溫，乃與芍藥甘草湯，益其陰血，則腳攣得伸，陰陽雖復，其有胃燥譫語，少與調胃承氣湯，微溏以和其胃，重發汗，為亡陽，加燒針則損陰。

《內經》曰：榮氣微者，加燒針，則血不流行，重發汗，復燒針，是陰陽之氣大虛，故用四逆湯以復陰陽之氣。（成無己）

第五節　茵陳蒿湯

一、用　量

（一）仲景
茵陳蒿六兩　梔子十四枚，擘　大黃二兩　去皮
（二）洄溪
茵陳蒿三錢　梔子三錢　大黃三錢

二、定　義

此為熱鬱氣分。為製苦寒通泄，使病從小便而出之方，亦陽明利水之奇法也。

三、病　狀

（一）陽明病，發熱汗出者，此為熱越，不能發黃

也。但頭汗出，身無汗，劑頸而還，小便不利，渴飲水漿者，此為瘀熱在裡，身必發黃，茵陳湯主之。

但頭汗，身無汗，劑頸而還者，此熱不得外達也。小便不利者，此熱不得外泄也。渴飲水漿者，此熱之蓄於內者方熾，而濕之利於外者無已。濕與熱合，瘀鬱不解，必蒸發為黃矣。（尤在涇）

按：熱如隨汗而外越，則邪不能蓄而散，即不能發黃也。

成無己曰：頭汗之證，悉屬陽明而為裡熱也。蓋邪傳諸陽，津液上湊，則汗見於頭，故熱蒸於陽，但頭汗出。

腹滿，小便不利，濕在下也。渴者，熱在上也。乃濕熱之的象，雖未見黃，亦可用也。

附：《傷寒指掌》之頭汗出辨

1. 發黃，頭汗出者，熱不得外越而上泄也。

2. 背強惡寒，頭汗出者，寒濕客搏於經絡也。

3. 下血譫語，頭汗出者，邪客胸中，熱氣蒸於上也。

4. 水結胸，頭汗出者，水氣停蓄，不得外行也。

5. 往來寒熱，頭汗出者，火邪薰灼上炎也。

6. 關格證不得尿，頭無汗者生，有汗者死。

7. 溫病誤下，額上汗出，微喘，小便不利者死。

8. 陽明熱不得越，上蒸於首而頭汗出者，不惡寒而惡熱。

9. 寒濕客搏於經而頭汗者，必惡風惡寒。

（二）傷寒七八日，身黃如橘子色，小便不利，腹微滿者，陽明瘀熱。茵陳湯主之。

柯韻伯云：傷寒七八日不解，陽氣重也。黃色鮮明者，汗在肌肉而不達也。小便不利，內無津液也。腹微滿，胃家實也。調和二便，此茵陳之職。

尤在涇曰：此則熱結在裡之證也，身黃如橘子色者，色黃而明，為熱黃也。若陰黃，則色黃而晦矣。熱結在裡，則小便不利，腹滿，故宜茵陳蒿湯，下熱通瘀為主也。

● 四、脈 象

脈沉數。

沉為在裡，數為在腑。

● 五、藥 解

腹滿之治在大黃，內熱之治在梔子，茵陳能治此證者，以其新葉因陳乾而生，清芬可以解鬱熱，苦寒可以泄停濕也。蓋枝幹本能降熱利水，復加以葉之如絲如縷，挺然於暑蒸濕遏之時，先草木而生，後草木而凋，不必發散，而清香揚溢，氣暢不斂，則新感者，遂不得不解，自汗出而止於頭也。

● 六、煮服法

上三味，以水一斗，先煮茵陳，減六升，內二味，煮取三升，去滓，分溫三服。

（一）先煮秘法

徐洄溪曰：先煮茵陳，則大黃從小便出，此秘法也。

（二）服後現象

小便當利，尿如皂角汁狀，色正赤黃，一宿腹減，病從小便去也。

● 七、驗舌參證宜本湯

（一）舌苔白尖中兼灰，宜本湯加淡豆豉、紫背浮萍

此太陽經濕熱並於陽明也。故內現舌根黃膩，外現面黃目黃小便黃等證。

（二）舌黃現隔瓣形及黃大脹滿舌者

《石室秘錄》云：凡舌見黃苔，而隔一瓣，一瓣者，乃邪濕已入大腸，黃大脹滿舌，乃陽明濕熱上乘心位也。致令人眼黃身黃，身熱便閉，口渴煩躁，均宜本湯。

● 八、本湯發黃治法與麻黃連軺赤小豆湯、梔子柏皮湯發黃治法辨

肌肉是太陽之裡，當汗而發之，故麻黃連軺赤豆湯為涼散法。心胸是太陽陽明之間，當以寒勝之，用梔子柏皮湯乃清火法。腸胃是陽明之裡，當瀉之於內，故立本方是逐穢法。故發黃雖同，而有太陽、陽明表裡間之辨，涼散、清火、逐穢之別。

● 九、本方渴飲與五苓散、白虎加參、豬苓三方渴飲辨

本太陽轉屬，微發汗以散水氣，五苓散是也。大煩躁渴，小便自利，清火而生津，白虎加人參湯是也。脈浮發

熱，小便不利，滋陰而利水，豬苓湯是也。小便不利，發黃腹滿，令黃從小便出，而兼泄滿，本方是也。病情不同，故治法亦異矣。

● 十、本證小便不利不用二苓之理由

茯苓、豬苓為化氣之品，故仲景治小便不利，必用二物以化氣。此小便不利，不用二苓者何也？

本論：陽明病，汗出多而渴者，不與豬苓湯，以汗多胃中燥，豬苓湯復利其小便故也。斯知陽明病，汗出多而渴者不可用，則汗不出而渴者，津液先虛，更不可用也明矣。

● 十一、本湯發黃與理中茯苓、茵陳附子干薑湯辨

本方發黃者，陽黃也，色黃而明，故身黃如橘子色，小便不利，腹微滿，所謂濕熱瘀內發黃也，本方主之。彼湯發黃者，陰黃也，色黃而晦，故現身自汗，小便利，大便了而未了，所謂寒濕不解發黃也，理中加茯苓或茵陳附子乾薑湯主之。

合言之，熱甚者黃而明，濕勝者黃而晦，究之發黃之為病，無論陽黃、陰黃，皆不外乎茵陳，而陽黃宜大黃、山梔，陰黃宜附子、乾薑，正不可誤。

附：茵陳附薑湯

附子、乾薑、半夏、荳蔻、白朮、陳皮、澤瀉、枳實、茵陳蒿。

● 十二、本湯與《金匱》對舉合勘之點

（一）《傷寒》原文

如上所述。

（二）《金匱》原文

穀疸之病，寒熱不食，食即頭眩，心胸不安，久久發黃，為穀疸，茵陳蒿湯主之。

按：此方分兩、發黃皆同，但病證則異耳。

● 十三、本證濕熱利小便與燥熱利大便辨

燥熱乃腸胃之熱，當從大便而出。濕熱發黃，乃陽明中見太陰之濕，當從小便而出。故陽明之熱與太陰之濕，相輔而成，黃則如橘色之明亮。

第六節　麻黃連軺赤小豆湯

● 一、用　量

（一）仲景

麻黃二兩，去節　連軺二兩，連翹根是　赤小豆一升　生梓白皮一升，切　杏仁四十枚，去皮尖　甘草二兩，炙　生薑二兩，切　大棗十二枚，擘

（二）洄溪

麻黃八分　連軺錢半　赤小豆三錢　生梓白皮錢半　杏仁二錢，去皮　甘草五分　生薑皮八分　大棗三枚

● 二、定 義

此傷寒無汗，瘀熱在裡，為製解表清熱，苦寒降泄之雜治方也。

成無己曰：此欲解散其熱也。

徐洄溪曰：此方治傷寒餘邪未盡之黃，與諸黃微別。

● 三、病 狀

傷寒瘀熱在裡，身必發黃，麻黃連軺赤小豆湯主之。

發黃者，必無汗，若有汗即不能發黃，亦就有汗之即不喘耳，無汗而喘，必發其汗，無汗而黃，必去其熱，一理也。小便之有無亦同，若黃汗則別為一證。

● 四、脈 象

脈澀浮數。

● 五、藥 解

皮膚之濕熱不散，仍當發汗，而在裡之瘀熱不清，非桂枝所宜，故於麻黃湯去桂枝，而加赤小豆之酸以收心氣，甘以瀉心火，專主血分而通經絡，行津液而利膀胱，梓白皮寒能清肺熱，苦以泄肺氣，專走氣分而清皮膚，理胸中而解煩熱。

連軺、杏仁瀉火降氣，麻黃、薑皮開表逐邪，甘草、大棗和胃緩中，其表有不解，黃有不退者乎？

喻嘉言曰：連翹用連翹根，氣寒味苦，主下熱氣，梓

白皮氣寒味苦，主熱毒去三蟲，時氣瘀熱之劑，必以苦為主。又曰：大熱之劑，寒以取之是也。

《本經》臚列連翹之功，以寒熱起，以熱結終。此條瘀熱在裡句，適與連翹功用不異。

徐洄溪曰：連軺即連翹根，氣味相近，今人不採，即以連翹代可也。梓皮缺乏已久，可以茵陳代之。

● 六、煮服法

上八味，以潦水一斗，先煮麻黃，再沸，去上沫，內諸藥，煮取三升，去滓，分溫三服，半日服盡。

潦水者，田水也，即霖雨後行潦之水，雨後水行洿池，其味甚薄，取其發縱之極，流而不止，不助濕也。取而煮之，半日服盡者，急方通劑，不可緩也。

● 七、本方發黃

唐容川曰：在裡，指在肌肉中，對毛皮而言。肌是肥肉，氣分所居，肉是瘦肉，血分所居，若熱入肌肉，令氣血相蒸，則汗滯不行，是名瘀熱。

氣瘀則為水，血瘀則為火，水火蒸發於肌肉中，現出土之本色，是以發黃。故本方為利行水分瘀熱，散疏血分熱結之良劑。

● 八、本方發黃與梔子柏皮湯發黃辨

梔子柏皮湯治濕熱已發於外，止有身黃發熱，而無內瘀之證，此治瘀熱在裡，迫其濕熱外蒸而為黃也。

● 九、本湯治夏月濕熱易麻黃辨

王孟英曰：余治夏月濕熱發黃，而表有風寒者，以本方麻黃易香薷輒效。

蓋夏月用香薷，與冬月用麻黃，其理相同。

● 十、本湯兼治勞倦而感濕溫

此誤用發表，身面俱黃，不飢溺赤，連軺赤小豆飲煎送保和丸三錢。

附：保和丸

山楂、神麴、茯苓、陳皮、萄子、連翹、半夏。

● 十一、本方與茵陳蒿湯治黃汗下辨

茵陳蒿湯欲黃從下解，本湯欲黃從汗解，乃有表無表之分也。（徐洄溪）

第七節　麻黃升麻湯

● 一、用　量

仲景

麻黃二兩半，去節　升麻一兩一分　當歸一兩一分
知母　黃芩　葳蕤各十八銖　白朮　石膏碎，綿裹　乾薑
芍藥　天冬去心　桂枝去皮　茯苓　甘草各六銖，炙

● 二、定 義

此邪傳厥陰，誤下致變，中寒下竭，陰陽錯雜，表裡混淆，為製解表和裡，清上溫下，隨症施治之溫清合法方也。

● 三、病 狀

傷寒六七日，大下後，手足厥逆，咽喉不利，唾膿血，泄利不止者，為難治，麻黃升麻湯主之。

傷寒六七日，邪傳厥陰，厥熱勝復之時，醫不詳察陰陽而大下之，致變中寒下竭之壞證。蓋未下之前，陽經尚伏表熱，大下之後，則其熱乘虛下陷，內犯厥陰，厥陰經循喉嚨，貫膈注肺，故咽喉不利，唾膿血也，此為陰陽錯雜，表裡混淆之證，若溫其下，恐助上熱，欲清其上，愈益中寒。仲景此方，正示人以陰陽錯雜為難治，當於上下表裡求治法也。蓋下寒上熱，固為難溫，裡寒無汗，還宜解表，故主此。

● 四、脈 象

寸脈沉而遲，下部脈不至。寸口脈沉遲者，中寒也。尺脈不至，泄利不止者，下竭也。

● 五、藥 解

升麻、葳蕤、黃芩、石膏、知母、天冬，乃升舉走上清熱之品，用以避下寒且以滋上也。麻黃、桂枝、乾薑、

當歸、白芍、白朮、茯苓、甘草，乃辛甘走外溫散之品，用以遠上熱且以和內也。

● 六、煮服法

上十四味，以水一斗，先煮麻黃一兩沸，去上沫，內諸藥，煮取三升，去滓，分溫三服，相去如飲三升米頃，令盡，汗出癒。

分溫三服，令盡，汗出癒，其意在緩而正不傷，微邪而盡除也。要言之，傳經熱邪，從外入內者，仍當從內出於外也，故曰汗出癒。

● 七、本證非純陰寒邪由大下奪中所變

本證脈雖寸脈沉遲，尺脈不至；症雖手足厥逆，下利不止，究之原非純陰寒邪，故兼咽喉痛唾膿血之症，是寒熱混淆，陰陽錯雜之病，皆因大下奪中所變，故仲景用此湯以去邪為主，邪去正自安也。

● 八、本方之治下寒上熱與黃連湯之治上寒下熱辨

上寒下熱，若無表證，當以黃連湯為法。今下寒上熱，兼有表證，故復立此方，以示隨證消息之治也。

● 九、本湯借治溫病誤發其汗之風溫

仲景此湯，正以治冬溫之誤治，而變咽喉不利唾膿血者，即此而推，可用麻黃升麻湯去麻黃、升麻，去乾薑、白朮，而藉以治溫病，誤發其汗之風溫也。並可悟黃芩湯

加桂枝、石膏治溫病，更遇於風之風溫也。（喻嘉言）

凌嘉六按：此湯計藥共十四味，減去四味，尚用知母、黃芩、葳蕤、石膏、麥冬、茯苓、甘草、白芍、桂枝、當歸，然後遇汗出口渴，桂枝慎勿輕投，當歸辛溫力剛，亦所宜去也。

周氏曰：或以蔥豉先撤其外，後用黃芩湯，甚則葳蕤湯。

第八節 瓜蒂散

● 一、用 量

仲景
瓜蒂熬黃　赤小豆各一分

● 二、定 義

此胸中寒熱，與飲若氣，鬱結為病。為治陽明湧泄上吐之峻劑之雜療方也。

朱丹溪曰：吐中有發散之義。

● 三、病 狀

（一）病如桂枝證，頭不痛，項不強，胸中痞硬，氣上衝咽喉不得息者，此為胸中有寒也，寒必兼飲。當吐之，在上者越之。宜瓜蒂散。

寒熱鬱結，非汗下之法所能治，必得酸苦湧泄之品，因而越之，上焦得通，陽氣得復，痞硬可清，中可和也。

寒，謂寒飲，非寒邪也。《活人書》云：痰飲為病，能令人憎寒發熱，狀類傷寒，但頭不痛，項不強為異耳。

（二）病人手足厥冷，邪結在胸中，所以陽氣不能四達。心中滿而煩，飢不能食者，病在胸中，當須吐之，宜瓜蒂散。

● 四、脈　象

寸脈微浮乍緊。

寒束於外，故脈微浮而乍緊。

● 五、藥　解

瓜蒂味苦性寒。《內經》曰：濕氣在上，以苦吐之。寒濕之氣，留於胸中，以苦為主，是以瓜蒂為君。赤小豆味苦酸。

《內經》曰：酸苦湧泄為陰。分湧膈實，必以酸為助，是以赤小豆為臣。香豉苦寒，苦以湧泄，寒以勝熱。去上膈之熱，必以苦寒為輔，是以香豉為佐。酸苦相合，則胸中痰熱湧吐而出矣。

齊有堂曰：甜瓜蒂如無，以絲瓜蒂代之。

● 六、煮服法

上二味，個別搗篩為散已，合治之，取一錢匕，以香豉一合，用熱湯七合，煮作稀糜，去滓，取汁合散，溫頓服之。不吐者，少少加，得快吐乃止。

七、本方禁條

（一）諸亡血虛象

亡血虛象，所以不可與者，以瓜蒂散為駃劑，重亡津液之藥，亡血諸虛象補養則可，更亡津液必不可。

（二）尺脈絕者不宜服

恐傷胃氣，又當吐而胃弱者，改用參蘆，參猶帶補，不致耗傷元氣也。

八、本散與梔子豉湯吐劑辨

如不經汗下，邪氣蘊鬱於膈，則謂之膈實，應以瓜蒂散吐之，瓜蒂散吐胸中實邪者也。若發汗吐下後，邪氣乘虛留於胸中，則謂之虛煩，應以梔子豉湯吐之。梔子豉湯吐胸中虛煩者也。

齊有堂曰：瓜蒂、梔、豉皆吐劑也，要知瓜蒂吐痰食宿寒，梔豉吐虛煩客熱。如未經汗下，邪鬱胸脅而痞滿者，謂之實，宜瓜蒂散，此重劑也。已經汗下，邪乘虛客於胸中而懊憹者為虛煩，宜梔豉湯，此輕劑也。

九、用本方之引吐及止吐法

齊有堂曰：甜瓜蒂炒黃，赤小豆等分為末，熟水調飲，或用酸齏水更佳，量人虛實服之，良久不吐者，口含砂糖一塊即吐，吐時須令閉目，緊束肚皮。若吐不止者，蔥白湯解之。

十、本散兼治

（一）風眩頭痛

（二）懊憹不眠

（三）癲癇喉痺

（四）頭目濕氣

（五）水腫黃疸、諸黃、急黃、濕熱諸病

按：諸黃之症，有遍身如金色者，有熱病發黃者，有黃疸陰黃者。而水腫之病，有身面浮腫者，有四肢浮腫者。以上諸症，均以此散末，吹入鼻中，取出黃水自癒。

（六）卒中痰迷，涎潮壅盛

（七）顛狂煩亂，人事昏沉

（八）五癇痰壅

（九）火氣上衝

（十）咽喉不得息，及食填太陰，欲吐不出者

（十一）發狂欲走者

以上各症，均當用吐法。

十一、本散治頭額兩側痛及大頭瘟搐鼻之治驗

（一）如頭額兩側痛者，令病人噙水一口，以此散一字吹入鼻中，立效。

（二）齊有堂曰：余曾治大頭瘟，內服普濟消毒飲，外以此散搐鼻取出髓中黃水而效。

● 十二、本散加減主治法

（一）本方除赤小豆，名獨聖散。治太陽中暑，身重痛而脈微弱。

（二）本方除赤小豆，加防風、藜蘆，名三聖散。

（三）本方除赤小豆，加鬱金，韭汁，鵝翎探吐，亦名三聖散。治中風，風癇、痰厥頭痛。

（四）本方除赤小豆，加全蠍五分，治吐風痰。

（五）本方加淡豉，治傷寒煩悶。

（六）本方得麝香、細辛，治鼻不聞香臭及食諸果物病在胸腹中者。

● 十三、本散加味主治各證

（一）十種蠱氣

用甜瓜蒂末、棗肉丸梧子大，每服三十丸，棗湯下，甚效。

（二）瘧疾寒熱

用瓜蒂二枚，水半盞，浸一宿，頓服，取吐神效。

（三）鼻中息肉，一名息菌

1. 用陳久瓜蒂末吹之，日三次，差。

2. 用瓜蒂末，白礬末各五分，綿裹塞鼻，或以豬板油和挺子塞之，一日一換。

3. 用青瓜蒂二枚，明雄、麝香，各半分為末，先抓破，後貼之，日三次，神效。

4. 用瓜蒂十四枚，丁香一個，粟米四十九粒，研末，

口中含水，搐鼻取下乃止。

（四）風熱牙痛

用瓜蒂七枚，炒研，入麝香少許和之，綿裹，咬定患牙，流涎即止。否則再咬。

（五）齁喘痰氣

用瓜蒂三個為末，水調服，吐痰即止。

十四、本散與本事方瓜蒂散藥品互異考

《傷寒》篇瓜蒂散，有淡豆豉，無秫米。《本事方》有秫米，無淡豆豉。本方治寒熱結胸，氣衝胸。本事方治頭中寒濕，發黃疸。本方係搗篩為散，如前煮法所載。

本事方係用甜瓜蒂二十七個，赤小豆二十七枚，秫米二十七枚，共為細末，成圓如豆大枚許，納鼻中，縮令入，當出黃水，慎不可吹入，此其異也。唯用藥雖互異，而治黃則略同。要言之，本散為湧吐之瓜蒂散，本事方為納鼻之瓜蒂散。

十五、本散與《金匱》對舉合勘之點

（一）《傷寒》原文

如上述。

（二）《金匱》原文

1. 宿食在上脘，當吐之，宜瓜蒂散。

2. 太陽中暍，身熱疼重，而脈微弱，此以夏月傷冷水，水行皮中所致也，一物瓜蒂湯主之。

3. 瓜蒂治諸黃。

注曰：瓜蒂能解上焦鬱熱，故黃疸之上焦鬱者宜之。且瓜蒂主吐，吐亦有發散之義，故附此以見治黃疸，亦有用吐法者耳。

第九節　吳茱萸湯

● 一、用 量

（一）仲景

吳茱萸一升，洗　人參三兩　生薑六兩，切　大棗十二枚，擘

（二）洄溪

吳茱萸錢半，炮　人參三錢　生薑三片　大棗五枚

● 二、定 義

此少陰傷寒，木火鬱伏，為製重護生氣，溫中降逆，撥亂反正之溫方也。

陳修園曰：此證嘔吐多有酸味。

● 三、病 狀

（一）食穀欲嘔，必食穀而嘔，受病在納穀之處，與乾嘔迥別。屬陽明也，吳茱萸湯主之，得湯反劇者，屬上焦也。

《醫通》云：此條辨嘔，有太陽，亦有陽明，本自不同，若食穀欲嘔則屬胃寒，與太陽惡寒嘔逆之熱證相反，正恐誤以寒藥治嘔也。然服吳茱萸湯反劇者，仍屬太陽熱

邪,而非胃寒,明矣。

（二）少陰病,吐利,手足逆冷,煩躁欲死者,吳茱萸湯主之。此胃氣虛寒之證。

（三）乾嘔吐涎沫,嘔涎沫,非少陽之乾嘔,然亦云乾嘔者,謂不必食穀而亦嘔也。頭痛者,陽明之脈上於頭。吳茱萸湯主之。

乾嘔無物,胃虛可知。唯吐涎沫,胃寒顯然。頭痛者,清陽不足,陰寒得以乘之也。簡言之,此為胃中虛寒之證也。

季雲按：此方一治陽明虛寒,一治少陰寒飲。

● 四、脈 象

脈遲。

● 五、本湯藥 解

吳茱萸入肝,能溫中降逆而散寒,佐以人參,固助元氣而止嘔吐,則煩躁可寧,薑、棗調和營衛,則陽得敷於四末,手足自溫。

● 六、煮服法

上四味,以水七升,煮取二升,去滓,溫服七合,日三服。

● 七、驗舌參證宜本方者

舌現淡紫帶青。

青紫無苔，多津液滑潤瘦小者，宜吳茱萸湯。此傷寒直中腎肝陰經也，故主溫。四逆證，舌亦準此。

● 八、本湯之精義及要點

本湯清義，在溫鎮以和土木，而其要點，又在治胃氣虛寒中而有寒飲也。

● 九、辨識本證之的據

陳修園曰：吳茱萸湯不論噎嗝反胃皆可用，唯以嘔而胸滿為的據。證現乾嘔吐涎沫，頭痛，亦為的證。

● 十、本證煩躁欲死與煩躁四逆者死之區別

尤在涇曰：少陰病，吐利，煩躁，四逆者死，為陰極而陽絕也。少陰病，吐利，手足厥冷，煩躁欲死者，吳茱萸湯主之，為陰盛而陽爭也。病症則同，而辨別在於爭與絕之間，蓋亦微矣。

● 十一、本湯治頭痛如破

仲景治頭痛如破，用吳茱萸者，以此物速降，性不上頭，且能降肝胃之寒，使不上衝於頭，此為治臟腑而經脈自治也。（唐容川）

厥陰之脈，循喉嚨之後，上入頏顙，連目系，上出額，與督脈會於巔頂，亦有頭痛，經曰乾嘔吐涎沫，吳茱萸湯主之者是矣。據此而觀，則巔頂痛與額痛，皆可從吳茱萸湯法治之矣。

● 十二、本湯兼治

（一）腦髓寒痛

肝脈入腦，故仲景用吳茱萸湯治腦髓寒痛。（唐容川）

（二）寒霍亂

此湯治少陰吐利厥逆，煩躁，亦治厥陰寒犯陽明，食穀即嘔之證。故王孟英選入治寒霍亂篇中。

（三）咳嘔兼見

或曰：吳茱萸治嘔，見於本篇矣。治手足厥，見於少陰篇。治乾嘔吐涎沫與頭痛，見於厥陰篇。而治咳則仲景未言，似與本條不當。抑知吳茱萸能治咳逆，《神農本草》載有明文，每藥功效原有數端，仲景著書何能悉舉。又曰：人參、薑、棗治嘔，本論習見，固為甚合，而治咳則仲景必去，亦與本條有乖。豈知嘔用人參、薑、棗，咳用吳茱萸，名分其任，兩不相礙，因咳症獨見故必去之，因嘔咳兼見故合用之。

證既有參差，藥自有取捨，若肝胃不咳嘔，乃寒氣不上犯也。手足不厥，乃陽氣尚未亡也。病症尤輕，頭自不痛。吳茱萸所治之症，皆以陰壅為患，其所壅之處，又皆在中宮，是故乾嘔、吐涎沫、頭痛、食穀欲嘔，陰壅陽於上不得下達也。吐利、手足厥冷、煩躁欲死、手足厥寒、脈細欲絕，陰壅陽於中不得上下並不得外達也。

（四）噎膈

或問曰：噎膈病，至口吐白沫，便如羊屎，津液枯

竭，榮衛不行，五臟不通，則食全不入，而病不可為矣，未知尚有法可救否？

曰：津液即是真水，水由氣化，亦由火致，掠所以枯竭之故，非氣虛不能化之，即火虛不能致之也。仲景云，乾嘔吐涎沫，吳茱萸湯主之。雖非為噎膈證立論，而已無所不包。少陽證火逆於上，其嘔有聲而不吐穀，名為乾嘔。若不吐穀，而但吐涎沫者，名為乾嘔吐涎沫。此症食全不入，無穀可吐，亦是乾嘔例。津液生於穀氣，絕食則津液已枯，又吐出涎沫，則津液遂竭盡無餘，所以不能下滋腸胃，糞如羊屎，唯吳茱萸湯大辛以開其格，大苦以鎮其逆，大甘以培其中。況又佐以人參之大生津液，並以馴諸藥之性，宜為起死之靈丹矣。

● 十三、本湯與《金匱》對舉合勘之點

（一）《傷寒》原文

如上述。

（二）《金匱》原文

1. 嘔而胸滿者，吳茱萸湯主之。

胸中，陽也。嘔而胸滿，陽不治而陰乘之也，故以吳茱萸湯散寒降逆，人參、薑、棗補中益陽氣。《傷寒論》用是方，治食穀欲嘔之陽明證，以中焦有寒也。茱萸能治內寒降逆氣，人參補中益陽，大棗緩脾，生薑發胃氣且散逆止嘔。逆氣降，胃之陽行，則胸滿消矣。此脾臟陰盛逆胃，與夫肝腎下焦之寒，上逆於中焦而致者，即用以治之。故乾嘔，吐涎沫、頭痛，亦不出是方也。

2. 乾嘔吐涎沫，頭痛者，吳茱萸湯主之。

徐彬云：上焦有寒，其口多涎，上焦既有寒邪格陽於上，故主頭痛。用吳茱萸湯者，兼溫補以驅濁陰也。

● 十四、本證吐涎沫與半夏乾薑證吐涎沫辨

乾嘔吐涎沫，頭痛者，本湯主之。乾嘔吐涎沫，不頭痛者，半夏乾薑湯主之。此其區別也。

● 十五、本證手足厥冷與四逆之異點

四逆云者，冷過肘膝也。此云手足厥冷，是指指掌而言，四肢之陽猶在也。

● 十六、少陰病多主厥陰藥辨

（一）少陰厥陰，多病合證同

少陰有吐利，厥陰亦有吐利；少陰有厥逆，厥陰亦有厥逆；少陰有煩躁，厥陰亦有煩躁。此病合而證同也。

（二）少陰厥陰，多情異治別

少陰之厥有微甚，厥陰之厥有寒熱；少陰之煩躁則多躁，厥陰之煩躁則多煩。蓋少陰之病，多陰盛格陽，故主以四逆之薑、附，逐陰以回陽也。厥陰之病，多陰盛鬱陽，故主以吳茱萸之辛烈，迅散以通陽也。此情異而治別也。

● 十七、本方治吐利重少陰與理中湯治吐利重太陰辨

理中湯淺一層，病人雖吐利，未至煩躁，故酌重在太

陰。本方深一層，病人因吐利而至煩躁欲死，煩屬心，躁屬腎，故知其為少陰病。總由吐利太甚，中土失職，不能交通上下，其致吐之源，卻由肝木凌土而成。

故仲景以吳茱萸湯溫肝降逆以安中，是的確不易之法，亦握要之法也。

● 十八、本證煩躁欲死與陰盛格陽等證宜從假處詿處看

溫法專為陰寒而設，故真寒類多假熱，凡陰盛格陽，陰證似陽等，皆少陰蠱惑人耳目處，須從假處勘出真來，方不為之牽制。如吐利而見厥冷，是胃陽衰而腎陰併入也。誰不知為寒者，顧反見煩躁欲死之症以詿之，是皆陽被陰拒而置身無地，故有此象。

吳茱萸湯挾木力以益火勢則土得溫，而水寒卻矣。二證若不從假處詿處看來，鮮不被其惑矣。

第十節　黃連阿膠湯

● 一、用　量

（一）仲景

黃連四兩　黃芩一兩　芍藥二兩　阿膠三兩，一云三挺雞子黃二枚

（二）迴溪

黃連六分　黃芩錢半　白芍錢半，炒　阿膠三錢　雞子黃一枚

● 二、定　義

此陽明熱邪，內擾少陰，心火不降。為製降火歸原，降熱滋陰之清法也。

● 三、病　狀

少陰病，得之二三日以上，心中煩，不得臥，黃連阿膠湯主之。

此病發於陰，熱為在裡，二三日，便見心中煩，是熱傷心液，不得臥，是心火不降也。降火以滋陰，則心煩自除，而臥寐自寧矣。

徐洄溪曰：此少陰傳經之熱邪，擾動少陰之氣，故以降火養陰為治，而以雞子黃引藥下達。簡言之，腎氣衝心之不得臥者，故主清心火以納腎氣。

唐容川曰：此少陰心之陰血病，即火擾其血不得安，故煩而不臥也。

● 四、脈　象

脈數，虛數有力者。

● 五、藥　解

此少陰瀉心湯也。用芩、連以直折心火，佐芍藥以收斂神明，非得氣血之屬，交合心腎，甘平之味，以滋陰和陽，安能水生火降？陰火終不歸原，則少陰之熱不除。雞子黃入通於心，滋離宮之火，黑驢皮入通於腎，益坎宮之

精，與阿井水相溶成膠，配合作煎，斯心腎交合，水生火降，是以降火歸原之劑，為心虛火不降之專方也。

● 六、煮服法

上五味，以水六升，先煮三物，取二升，去滓，內膠烊盡，小冷，內雞子黃，攪令相得，溫服七合，日三服。

● 七、驗舌參證宜本方

舌現絳而不鮮，乾枯而萎。

此腎陰涸也。舌萎者，舌軟而不能動也。故宜阿膠、雞子黃、地黃、天冬等藥治之。

● 八、本湯黃連獨重之意義

證本陰虛，故阿膠、芍藥、雞子黃無非救陰之品，瀉火則唯恃芩連，而芩止一兩，連乃四兩，此黃連之任，獨冠一方，為補劑中瀉藥矣。

● 九、本湯辨證之要點

以二三日少陰之但欲寐，至四五日，反變為心下煩，不得臥，且無下利清穀，咳而嘔之證，知非寒也，是以不用白通湯，知非飲也，亦不用豬苓湯，唯熱也，故主此湯，使少陰不受燔灼，自可癒也。此辨證要點也。

● 十、本證之心煩不得臥與白通湯之心煩但欲寐

少陰病得之二三日，心煩不得臥，是上焦實熱，宜本

方主之。少陰病，欲吐不吐，心煩，但欲寐，五六日自利而渴者，是下焦虛寒，宜白通湯以主之。一為熱傷心液，現煩而不寐之症，故宜降火歸原。一為虛寒下利，現煩而但欲寐之病，故宜扶陽散寒。此其區別也。

● 十一、本湯兼治溫病

《溫病條辨》載：少陰溫病，真陰欲竭，壯火復熾，心中不得臥者，黃連阿膠湯主之。心中煩，陽邪挾心，陽獨亢於上，心體之陽，無容留之地，故煩無奈，不得臥，陽亢不入於陰，陰虛不受陽納，雖欲臥而不能。故以黃芩從黃連外瀉壯火，而內堅其陰，以芍藥從阿膠，內護真陰，而外捍亢陽，名黃連阿膠者，取一剛以禦外侮，一柔以護內生之義也。

而其神明不測之妙，全在一雞子黃，蓋雞子黃乃奠安中焦之聖品，有甘草之功能，用其性和平，能使亢者不爭，弱者得振，其氣焦臭，故上補心，其味甘鹹，故下補腎。

● 十二、本證之不得臥與梔豉湯之不得眠辨

發汗吐下後，虛煩不得眠，主從梔豉湯。少陰病得之二三日，心中煩，不得臥，主以黃連阿膠湯。

蓋一係陽明壞證虛煩不得眠，一係熱傷少陰心液故現心中煩不得臥，此其區別也。

第十一節 桃花湯

● 一、用 量

（一）仲景

赤石脂一斤，一半全用，一半篩末　乾薑一兩　粳米一升

（二）洄溪

赤石脂錢半，煅　乾薑錢半，炮　粳米五錢，焙

● 二、定 義

此脾土有寒，心經有熱，熱化膿血，下焦滑脫。為製崇土利水清膿之溫法方也。

● 三、病 狀

（一）少陰病，下利便膿血者，寒熱不調，大腸為腐，故成膿血，與下利清穀絕不同。桃花湯主之。

（二）少陰病二三日至四五日，腹痛，小便不利，下利不止，便膿血者，桃花湯主之。

（三）少陰病，下利便膿血者，可刺。

● 四、脈 象

脈沉細。

● 五、藥 解

此方君以體膏性澀之石脂，養脂腸以固脫，佐以味甘多液之糯米，益氣以滋中，則雖下利日久，中虛液枯，未有不癒者也。

其妙尤在佐乾薑少許，其意不在溫而在散火鬱，借此以開膿血，無由而化也。

脂米補而質柔，則不犯血脈，以免動血，此藥難措手處，非閱歷不知。

本草赤石脂療下利赤白。

唐容川曰：脂米極多，而用薑極少，恐其多則動血也。

● 六、煮服法

上三味，以水七升，煮米令熟，去滓，溫服七合，內赤石脂末方寸匕，日三服。若一服癒，餘勿服。

餘勿服云者，以其黏澀之性甚也。兼末服者，取其留滯收澀也。

唐容川曰：前言從治誘敵之法，只可暫用，不可久用，恐久則化熱，而又動膿血也。故戒曰一服癒，餘勿服，以免過劇反增變也。

● 七、本證便膿血辨法有三

（一）辨色

少陰裡寒便膿血，色黯而不鮮，乃腎受寒濕之邪，水

穀之津液為其凝泣，醞釀於腸胃之中，而為膿血。

（二）辨脈

脈必微細。

（三）辨神氣與腹

神氣靜而腹喜就溫，欲得手按之，而腹痛乃止。

八、本證便膿血是虛利非實證辨

唐容川補正曰：熱化太過，奔注下利。此說非也。厥陰篇泄利後重，方是熱化太過，奔迫下注也。

此篇一則曰下利，再則曰下利不止，無後重之文，知是虛利非實證也。故用米以養中，薑以溫中，石脂以填塞中宮。觀赤石禹糧之填塞止利，便知此方亦是填塞止利矣。

利止則膿血隨之以止，蓋膿血原是熱所化，今因脾虛寒，用從治法，引少陰之熱，使就歸於中土，則火來生土，而不往乾血脈，斯膿血亦因以止也。

九、本湯為以熱藥治寒痢之權輿

其狀經久不癒，猶可支持，其後重腹疼，較因熱亦輕。

十、本湯與刺法之要義

本湯正治在痢不止，反治在便膿血，再加刺法，則是本湯專止痢，刺法專治膿血，此等虛中實證，急難下手，故仲景亦慎之。

● 十一、本證下利日久與不先下利便膿血之治法

先下利日久，而後便膿血，則用本湯。若不先下利，而下利即便膿血，則可刺經穴，取瀉氣宜通。若刺經穴不瘥，則當從事白頭翁湯。設更咽乾不得眠，則又須黃連阿膠湯為合法也。

附：陽證、陰證下血辨

陽證內熱，則溢出鮮血。陰證內寒，則下紫黑如豚肝也。

第十二節　半夏散及湯

● 一、用　量

（一）仲景

半夏洗　桂枝去皮　甘草炙

（二）迴溪

半夏錢半　桂枝八分　甘草八分

● 二、定　義

此外感風寒，客於會厭，乾少陰而咽痛。為製辛甘溫散，祛風逐涎之雜療方也。

● 三、病　狀

少陰病，咽中痛，足少陰之脈，循喉嚨，挾舌本。半夏散及湯主之。

此咽中痛，是寒閉其竅，病屬少陰證。必憎寒發嘔，喉間兼發紅色，並有痰涎，聲音嘶破，咽喉頗痛者是。

● 四、脈 象

脈沉細遲微。

● 五、藥 解

少陰傷寒，閉塞清道，故清陽不舒，咽痛欲嘔，非辛甘溫散之品，不能破圍。故須桂枝療寒，半夏除嘔，本草半夏治咽喉腫痛，以其能開頑顙（或清頑顙），豁痰涎。緩以甘草，和以白飲，或為散，或為飲，隨病之宜可也。

成無己云：《內經》曰，寒淫所勝，平以辛熱，佐以甘草、半夏、桂枝之辛，以散經寒，甘草之甘，以緩正氣。

● 六、煮服法

上三味等分，個別搗篩已，合治之，白飲和服方寸匕，日三服。若不能散服者，以水一升，煎七沸，內散兩方寸匕，更煮三沸，下火令小冷，少少咽之。本散宜注意：

1. 半夏有毒，似不當散服。

2. 治上焦之藥，當小其劑。

3. 本湯用白飲者，即桂枝湯啜粥之義，從中達外，俾內外之經脈通，而少陰之樞機出入矣。

4. 等分。凡云等分者，非分兩之分，謂諸藥斤兩多寡

相等也，多是丸散用之。

● 七、本湯之禁用

本方為寒閉痰纏於咽而設，若挾相火，則辛溫切禁矣。

● 八、本湯與甘草湯、桔梗湯同治咽痛之區別

甘草湯主少陰客熱咽痛，桔梗湯主少陰寒熱相搏咽痛，半夏散及湯主少陰客寒咽痛也。此其區別也。

● 九、本方為治喉之主藥

本草半夏治咽喉腫痛，桂枝治喉痺，痺者，閉而不通之謂。此乃咽喉之主藥。風寒證宜之。後人以二味為禁藥，何也？

季雲按：所禁者，在有時邪風熱及相火耳。

● 十、本湯治咽痛與人參敗毒散治咽痛辨

四川治寒閉喉痛，皆用人參敗毒散而癒，而不知即仲景半夏散及湯之意也。

● 十一、本證咽中痛與僅咽痛辨

少陰病咽痛者，謂或左或右一處痛也。咽中痛者，謂咽中皆痛也，較之咽痛而有甚焉。甚則涎纏於咽中，故主以本湯，散風邪而逐痰涎也。

第十三節　豬膚湯

● 一、用　量

（一）仲景

豬膚一斤

（二）洄溪

豬膚一兩　　白蜜一兩　　白粉一兩

● 二、定　義

此熱邪內耗少陰之陰，當製涼潤之雜療方也。

徐洄溪曰：此方能引少陰之虛火下達。

● 三、病　狀

少陰病，下利，咽痛，胸滿心煩者，此亦中焦氣虛，陰火上炎之故。豬膚湯主之。

此下利者，乃熱鬱下焦也。少陰所以咽痛者，以少陰之脈，貫膈上循喉嚨，液燥則火邪上逆，故咽痛心煩。

此證下利，非虛寒下利，如係虛寒，仲景必曰四肢厥冷，或曰下利清穀，或曰下利不止，此節只有「下利」二字，則知非虛寒下利也。又此之胸滿心煩，非虛非寒，乃熱鬱下注，如四逆散之下利，同是熱證矣。少陰隨熱下注，不能上升，故心煩咽痛，如近世所云白喉證者是。白喉書言其咽白爛，不可發汗，亦不可下，當一意清潤，其書甚效，而不知仲景豬膚湯實開其先也。

● 四、脈 象

脈虛或尺脈數急。

尺中脈數,則下利為熱犯少陰,逼液下走無疑。

● 五、藥 解

豬為水畜,豬膚乃革外之膚皮也。能鬆胸前之腠理,其氣先入於腎,解少陰之客熱,加蜜以潤燥除煩,用白粉以益氣斷利,但取甘涼潤燥,腎陰得和,裡熱自息,不治利而利自止矣。後人用養陰藥以治利,皆仿其意也。

徐洄溪曰:白粉當是米粉。

● 六、煮服法

上一味,以水一斗,煮取五升,去滓,加白蜜一升,白粉五合,熬香,和令相得,溫分六服。

● 七、本湯豬膚之學說

王海藏以豬膚為鮮豬皮。吳綬以為溻豬,刮下黑膚。汪石山謂考《禮運疏》:革,膚內厚皮也。膚,革外薄皮也。則吳說為是。

按:《醫宗金鑑》方解云,豬膚者,乃革外之膚皮也。其體輕,其味鹹,輕則能散,鹹則入腎,故治少陰咽痛,是以解熱中寓散之意也。詮釋詳明,可以括諸家之說矣。

唐容川曰:豬膚是豬項皮,仲景以之治咽痛,是取其

引歸於項之義，其說亦可取。

《張氏醫通》云：其膚者，皮上白膏，是取其鹹寒入腎，用以調陰散熱，予嘗用之，其效最。

● 八、本證下利咽痛與胸滿心煩並見之要點

身溫，腹滿，下利，太陰證也。身寒欲寐，下利，少陰證也。身熱，不眠，咽痛，熱邪也。身寒欲寐，咽痛，寒邪也。今身寒欲寐，下利咽痛，與胸滿心煩之證並見，是少陰熱邪。

少陰之脈循喉嚨，其支者從肺出，絡心注胸中，是以少陰之熱邪上逆，則所過之處無不病也。故主以本湯解少陰上焦之熱，止下焦之利也。

附：少陰咽痛之概要

1. 屬熱者，有甘草湯、桔梗湯以散火也。

2. 屬寒者，有桂枝乾薑湯治汗多亡陽也，有通脈四逆湯，治陰盛格陽也。《金鑑》云：咽痛一症，寒熱皆有，痛而腫者為熱證，不腫而痛者為寒證。

第十四節　甘草湯

● 一、用　量

（一）仲景

甘草二兩

（二）洄溪

甘草一兩，生

● 二、定 義

此少陰傷寒，遏熱不解。為製緩瀉少陰客熱之雜療方也。

● 三、病 狀

少陰病二三日，咽痛者，可與甘草湯。

少陰病二三日，咽痛無他證者，乃少陰經客熱之微邪，故可與之。

● 四、脈 象

脈緩。

● 五、藥 解

生草瀉火，且能緩熱清膈，使熱消膈清，則中氣調而外氣自解，咽痛無不癒矣。

● 六、煮服法

上一味，以水三升，煮取一升半，去滓，溫服七合，日二服。

● 七、本湯兼治

（一）傷寒心悸，脈結代（《傷寒類要》）

（二）舌腫塞口（《聖濟總錄》）

（三）一切癰疽諸發，丹石煙火藥發（《外科精要》）

（四）懸癰（《兵部手集》）

（五）痙瘡煩渴及蟲毒藥毒（《直指方》）

（六）小兒撮口及小兒羸瘦（《金匱玉函》）

（七）小兒遺溺（《得效方》）

以上七項，皆以一味甘草為方，妙用良多，總不外乎陰陽緩急，清熱化毒，兼和中利水也。

第十五節 桔梗湯

● 一、用 量

仲景
甘草二兩　桔梗一兩

● 二、定 義

此心火鬱熱，不能下移小腸，上爍肺金。為製辛散宣結開提之雜療方也。

● 三、病 狀

少陰病，二三日，咽痛者，可與甘草湯，不差者，與桔梗湯。

腎家邪熱，循經而上，肺不受邪，遂相競爭，二三日，邪熱未甚，故可以甘草瀉火而癒。若不癒，是肺竅不利，氣不宣泄也，以桔梗開之，肺竅既通，氣遂宣泄，熱自透達矣。

四、脈 象

脈微數。

五、藥 解

用甘草者,和緩其勢也。用桔梗者,開提其邪也。此在二三日,他症未見,故可用之,若五六日,少陰之下利,嘔逆諸症皆起,此法又未可用矣。

六、煮服法

上二味,以水三升,煮取一升,去滓,分溫再服。

七、本湯與《金匱》對舉合勘之點

(一)《傷寒論》原文
如上述。

(二)《金匱》原文
治肺癰咳而胸滿,振寒,脈數,咽乾,不渴,時出濁唾腥臭,久久吐膿如米粥者,此湯主之。

桔梗一兩,甘草二兩。上以水三升,煮取一升,分溫再服,則吐膿血也。

八、本湯非通治咽痛方

以桔梗名湯,而倍用甘草以為駕馭,後人改稱甘橘湯是矣。但須審證而投,不可泥為通治咽痛之方。

● 九、本湯治咽痛與甘草、豬膚二湯治咽痛辨

豬膚湯治咽痛，當作白爛論，故宜清肺以生肌。本湯治咽痛，當作紅腫論，故宜瀉火以開利。甘草引火生土，為瀉火之正法，後人用芩、連、大黃，則力更重，亦甘草湯瀉火之意歟。

仲景不用三黃者，以此湯是主方，言外原有加減，且芩、連、大黃等，速降而下，恐剽悍而不可留，反不能瀉上焦之火，使之漸退，唯甘草緩緩引之，使火瀉土生，而火氣自退矣。近有硼砂能化痰清火，為治喉要藥，其味頗甘，今皆知其治喉痛，而不知即仲景甘草湯意也。服之不差，恐咽壅塞，病未易去，故加桔梗開利之，後人用刀針放血，即是開利之意。仲景示人以法，雖方藥未備，而治則明矣。

● 十、本湯為嗽證、血證之所禁

徐洄溪曰：甘橘湯中，用桔梗載藥上行，治少陰之喉痛，與治嗽宜清降之法者非宜，苟誤服之，往往令人氣逆痰升，不能著枕。

又云：桔梗升提，凡嗽證血證，非降納不可，此品卻與相反，用之無不受害。其因由於仲景治少陰喉症用甘橘湯，以桔梗為清肺除火之品，不知仲景之方，乃專以甘草治少陰犯肺之火，恐甘草留入中宮，不能留於上焦，故少用桔梗以載甘草存留上焦，後人不知，竟以為咳嗽要藥，豈不大謬。

故桔梗同清火疏痰之藥，猶無大害，若同辛燥等藥，無不氣逆痰升，涎潮血湧，余目睹甚多而藥者無一人能悟，自宋以來，無不盡然，不獨今也。

● 十一、本湯治喉痛重開利與後世治爛喉痧重透表辨

本湯恐喉壅塞，用桔梗開利之，與後世喉痧初起，邪在表分者，用荊防麻豉湯透表之同一義也。彼初起表邪尚盛，遽用寒涼清泄，而使邪氣內閉下陷，蓋未即此而深思之也。

附：荊防麻豉湯

荊芥、防風、麻黃、牛蒡子、桔梗、杏仁、土貝母、甘中黃、西湖柳。

第十六節 苦酒湯

● 一、用 量

（一）仲景

半夏洗，破，加棗核十四枚　雞子黃一枚，去黃內上苦酒著雞子殼中　苦酒

（二）洄溪

半夏錢半　雞子黃一枚，去黃　苦酒一杯

● 二、定 義

此咽喉為火所蒸腐。為製斂火降氣，內治而兼外治法之雜療方也。

● 三、病　狀

少陰病，咽中傷生瘡，疑是陰火喉癬之類。不能語言，聲不出者，苦酒湯主之。

徐洄溪曰：咽中生瘡者，此遷延病久，咽喉為火所蒸腐。此非湯劑之所能療，用此藥斂火降氣，內治而兼外治法也。

嘔傷咽嗌，少陰浮火，挾痰飲於上也。傷必生瘡，故聲不出，不能語也。苦酒斂瘡清音，豁痰定嘔，俾嘔平聲自出，瘡斂語自能矣。

● 四、脈　象

脈弦澀。

● 五、藥　解

半夏豁痰，苦酒斂瘡，雞子白清肺發音聲，三味相合，半夏減辛烈之猛，苦酒緩收斂之驟，潤以滋其咽喉，不令泥痰飲於胸膈，則咽痛平而能語出聲矣。

● 六、煮服法及製法

上二味，內半夏著苦酒中，以雞子殼置刀環中，安火上，令三沸，去滓，少少含咽之。

不差，更作三劑。

七、本湯治咽瘡與半夏散及湯、甘草桔梗湯三方治咽痛辨

咽病忌汗忌寒下，故甘草、桔梗、苦酒三方，皆用和解之法，唯半夏散及湯則為辛散溫解之法也。

《齊氏醫案》云：舒氏曰，咽痛咽瘡者，既是外邪挾火之證，當分解其熱，潤澤其枯，所主甘草桔梗湯、半夏湯、苦酒湯，皆不中用也。

八、本湯生瘡之辨正

此咽中生瘡，是腫塞不得出聲，即今喉癰喉蛾是也。觀腫塞不能出聲，用半夏、苦酒以攻破之，可以明之矣。今世有用刀針刺破，與夫巴豆燒焦烙炙者，皆義取攻破而不使壅塞也，則知咽痛腫閉，亦能消而破之矣。凡喉腫則痰塞，半夏為降痰要藥，仲聖用之者，正是破而去痰之妙，與後世刀針、巴豆等法，意固合也，法尤密焉。況兼以雞清之潤，苦酒之泄，定可立見痊癒。

九、備急方師此方之意

《張文仲備急方》治傷寒發瘡，瘡赤者，用豬膽汁、苦酒各三合、雞子一枚，合煎三沸，分服汗出即癒。亦師此方之變象法也。

十、本方用半夏之精意

大抵少陰多咽傷咽痛之症，古方用醋煮雞子白，主咽

喉失音，取其酸收，固所宜也。而半夏辛燥，何為用之？蓋少陰多寒證，取其辛能發散，一散一斂，遂有理咽之功。

附：近世喉病之方

1.【加味三豆飲】

生綠豆、生黃豆、生黑大豆或生扁豆亦可。生甘草、金銀花，水煎服。

此為痘疹始終可服之妙藥。原方用赤小豆性燥傷陰，易以黑大豆更能補陰，雖燥令燥體，皆無礙矣。再益銀花、甘草化毒功勝，或疑銀花性涼，似難久用，不知三豆皆穀，性能實脾，得銀花以濟之，更覺沖和，不特稀痘，兼能明目消疳。

2.【青龍白虎湯】

橄欖、生蘆菔，水煎服。

王孟英自注云：橄欖色青，清足厥陰內寄之相火，而靖其上騰之之炎，蘆菔色白，化手太陰外來之燥熱，而肅其下行之氣。合而為劑，消經絡留滯之痰，鮮膏粱魚面之毒，用以代茶，則龍馴虎伏，臟腑清和，豈但喉病可免耶！且二味處處皆有，人人可服，物易功倍，久任無弊，實能彌未形之患，毋以平淡而忽諸。

3.【錫類散】

象牙屑（焙）、珍珠、飛青黛、梅冰片、壁錢二十一個，即壁蟢子窠。西牛黃、人指甲。男病用女甲，女病用男甲，須分別各五釐。上研極細末，密裝瓷瓶內，勿使泄氣。

上治爛喉時疫證及乳蛾、牙疳、口舌腐爛，凡屬外淫，諸藥不效者，吹入患處，流出惡涎，瀕死可活。

季雲按：錫類散掃痰腐清惡毒，大抵用之於喉爛者為宜。

第十七節　烏梅丸

● 一、用　量

（一）仲景

烏梅三百枚　細辛六兩　乾薑十兩　當歸四兩　黃連一斤　附子六兩，炮去皮　蜀椒四兩，去汗　桂枝六兩，去皮　人參六兩　黃柏六兩

（二）洄溪

烏梅三錢　細辛三分　乾薑六分　當歸錢半　黃連六分　附子六分　蜀椒六分　桂枝二分　人參六分　黃柏六分

● 二、定　義

此風木為病，相火攻逆。為製寒熱並用，溫清合法之劑，亦治久痢之聖方也。

● 三、病　狀

傷寒，脈微而厥至七八日，膚冷，陽氣不衛。其人躁無暫安時者，此為臟厥，此證不治。非為蚘厥也。蚘厥者，其人當吐蚘，今病者靜而復時煩，此為臟寒，蚘上入

其膈，故煩，須臾復止，得食而嘔又煩者，蛔聞食臭出，其人當自吐蛔，蛔厥者，烏梅丸主之。（又主久利）

成無己曰：臟厥者死，陽氣厥也。蛔厥雖厥而煩，吐蛔已則靜，不若臟厥而躁無暫安時也。病人臟寒胃虛，蛔動上膈，聞食臭出，因而吐蛔，與烏梅圓溫臟安蟲。

● 四、脈 象

脈微而厥。

蛔厥脈大者死。此脈微而厥，純陰之象，微於脈矣。上云七八日尚自膚冷，無陽之象，微於形矣。

● 五、藥 解

洪範曰：木曰曲直作酸。《內經》曰：木生酸，酸入肝，以酸收之。君烏梅之大酸，是伏其所主也。配黃連瀉心而除痞，佐黃柏滋腎以除渴，是先其所因也。連、柏治厥陰陽邪則有餘，不足以治陰邪，椒、附、辛、薑之品並舉，不但治厥陰陰邪，且肝欲散，以辛散之也。又加桂枝、當歸，是肝藏血求其所屬也。寒熱雜用則氣味不和，佐以人參，調其中氣，故調中為治厥陰之要法。

● 六、本丸治法及服法

上十味，異搗篩，合治之，以苦酒漬烏梅一宿，去核，蒸之五升米下飯，熟搗成泥，和藥令相得，內臼中，與蜜杵二千下，丸如梧桐子大，先食飲服十丸，日三服，稍加至二十丸。禁生冷、滑物、臭食等。

【釋義】

以苦酒浸烏梅，同氣相求也。蒸之米下，資其穀氣。加蜜為丸，少與而漸加之，緩則治其本也。

● 七、本丸與《金匱》對舉合勘之點

（一）《傷寒》原文

如上述。

（二）《金匱》原文

蛔厥者當吐蛔，令病者靜而復時煩，此為臟寒，蛔上入膈故煩，須臾復止，得食而嘔又煩者，蛔聞食臭出，其人當自吐蛔。蛔厥者，烏梅丸主之。

● 八、本丸兼治

（一）巔頂痛

厥陰之脈，會於巔頂，今見巔頂痛者，是厥陰之邪侵於上也，烏梅丸專主厥陰，故治之而癒。

（二）睪丸腫痛

睪丸俗稱外腎，予每於此處病，多以烏梅丸治之而癒。

（三）腹痛飲冷

腹痛，爪甲青，明是厥陰陰寒之氣，阻其真陽運行之機，邪正相攻，故見腹痛。既云寒邪，何得飲冷？必是陰極陽生，見此寒熱錯雜，烏梅丸寒熱並用，故治之而癒。

（四）胃腑咳

此證咳而嘔，嘔甚則長蟲出，胃氣虛也。

● 九、本丸治療之分總

烏梅丸分之為蛔厥一證之專方，合之又為厥陰各證之總方。

● 十、本丸治蛔厥與吳茱萸、四逆等湯治臟厥辨

吐蛔膚冷為蛔厥，故主以烏梅丸，以此藥性味酸苦，辛溫寒熱並用，能解陰陽錯雜，寒熱混淆之邪也。臟厥者，宜吳茱萸湯，兼少陰者，宜四逆，通脈、附子等湯，臨證者酌而用之可也。

附：蛔厥、臟厥同異之點

臟厥者，腎臟之陽不行也。蛔厥者，手足冷而吐蛔，胃腑之陽不行也。蛔厥者，蛔動則煩，而有靜時，非若臟厥之躁無安時也。此胃陽病而無關於腎陽，故厥雖同而證則異也。

附：陽煩陰躁之區別

陽煩陰躁，煩輕躁重，於臟厥曰躁，於蛔厥曰煩，且具安危之異矣。

臟厥者，陽氣將脫，臟氣欲厥而爭，故臟厥為死證。若蛔厥者，臟氣虛寒，而未至於厥，臟氣寒，則蛔不安其宮而動，臟氣虛，則蛔求食而出，是以其證必吐蛔，故本丸名曰安蛔，實是安胃。

● 十一、本丸與桃花湯治虛寒痢證之同點

痢本無寒證，唯泄痢太久，亦有轉為虛寒者。故仲景

有烏梅丸，桃花湯以從治之，此其同點也。但虛滑之證，
必不後重，與熱閉者有別，醫當辨之，不可寒熱誤用。

● 十二、本丸用藥之主旨

厥陰之寒熱，總因風氣而煽動，故用烏梅斂戢風氣，
而餘藥兼調其寒熱。

● 十三、本丸用藥之顯症與細辨

本丸顯症在吐蛔，而細辨則在煩躁，其人靜而時煩，
與躁而無暫時安者迥殊矣。

此與氣上撞心，心中痛熱，飢不能食，食即吐蛔者，
蓋互文以見之也。

● 十四、驗舌參證宜本湯

（一）舌中間見灰色者。外證消渴，氣上衝心，飢不
欲食，食則吐蛔，乃傷寒邪入厥陰也，故宜本丸。

（二）灰色苔者，即黑苔之輕也。如以青黃和入黑中
則為灰色也，當與黑苔同治。

● 十五、寒熱兼見實據者宜本丸

按：烏梅丸所治之症，消渴，氣上衝心，心中疼熱，
飢不欲食，此熱證之實據也。食即吐蛔，下之利不止，此
寒證之實據也。唯其有此腑熱臟寒之實據，故用烏梅丸兼
寒熱治之。

第十八節　白頭翁湯

一、用　量

（一）仲景

白頭翁二兩　黃連　黃柏去皮　秦皮各三兩

（二）洄溪

白頭翁三錢　黃連錢半　黃柏　秦皮各錢半

二、定　義

此濕熱穢氣，鬱遏廣腸魄門，後重窘迫難出。為製清熱除濕之清方也。

此仲景治厥熱痢之方，凡熱邪傳入厥陰，血液內耗，宜仿此法治之。

三、病　狀

（一）熱利下重者，白頭翁湯主之

熱傷氣滯，裡急下重，便膿血也。故凡下重，皆屬於熱。

（二）下利欲飲水者，以有熱故也，白頭翁湯主之

下利屬胃寒者多，此欲飲水，熱利下奪精液，求水以濟乾也。

季雲按：此證病狀，大概下利腹痛，後重，時或圊血，肛門熱痛者是。故痢以口渴、腹痛為實熱，蓋以濕氣勝腹不痛，熱氣勝則腹大痛，肛門重滯，裡急後重故也。

● 四、脈 象

脈數而弦。

● 五、藥 解

白頭翁清理血分濕熱，小秦皮佐以平肝升陽，協之連柏，清火除濕而止利，此熱利下重之宜劑也。

● 六、煮服法

上四味，以水七升，煮取二升，去滓，溫服一升，不癒，更服一升。

● 七、本湯白頭翁及秦皮考

唐容川曰：市中白頭翁，繁茸曲屈，形如蒿艾，其葉外白內青，又名白茵陳，實非白頭翁也。蓋白頭翁一莖直上，四面細葉，莖高尺許，通體白芒，其葉上下皆白芒，花微香而味微苦，乃草中秉金性者，能無風獨搖，以其得木氣之和也，有風不動，以其秉金氣之剛也，故用以平木息風。又其一莖直上，故治下重，使風氣上達而不迫注。

此藥四川田野多有，川人多能識之，與川柴胡性同，而大小青白之色不同。惜川柴胡天下亦不知，皆未考仲景之藥故也。

秦皮者，木之皮也，味苦兼降濕熱。仲景兼治皮膚發黃之症，痢症多由濕熱而成。白頭翁湯用之，良有以也。

八、下利而渴與滯下噤口之治法

王孟英云：古云上部有脈，下部無脈，其人當吐不吐者死。今火熾上炎，鼻血大流，湯水不能下咽，有升無降，與吐何殊？況見證雖危，而呼吸不促，稍能安寐，皆是未絕之生機，考古下利而渴者屬厥陰，白頭翁湯主之。滯下不食者為噤口，參連湯主之。

余合而用之，加石菖蒲宣氣通陽，石斛、茅根生津涼血，一服而利減其半。

九、本證渴欲飲水與虛而飲水自救辨

按：少陰自利而渴，亦有虛而引水自救者，猶當以小便之赤白，脈之遲數辨之，此言熱邪內結者也。熱邪內結而致下重，故純用苦寒，以勝熱而厚腸也。

十、本證厥陰下利與太陰下利辨

三陰俱有下利症，自利不渴者屬太陰，自利而渴者屬少陰，唯厥陰下利，屬於寒者，厥而不渴，屬於熱者，消渴下利，下重，便膿血，此熱利下重，乃火鬱濕蒸，膽氣不升，火邪下陷。

故下重。即《內經》所謂暴注下迫也。

十一、本湯與烏梅丸先後治痢辨

治厥陰熱痢有二法：初痢用本湯之苦以瀉火，以苦燥之，以辛散之，以澀固之，是謂以寒治熱之法。久痢則用

烏梅丸之酸以收火，佐以苦寒，雜以溫補，是謂逆者從之，隨所利而行之，謂其氣使平也。

● 十二、本湯治熱利下重與金匱白頭翁加甘草阿膠治產後下利虛極辨

傷寒厥陰證，熱利下重者，用白頭翁苦寒治熱，以堅腸胃，產後氣血兩虛，故加阿膠、甘草，然下利血滯也。

古云血行則利止，是《金匱》一方，又不僅產後一症而已矣。

● 十三、本湯與《金匱》對舉合勘之點

（一）《傷寒》原文
如上述。

（二）《金匱》原文

1. 熱利下重者，白頭翁湯主之。

2. 產後下利，虛極，白頭翁加甘草阿膠湯主之。白頭翁二兩、甘草二兩、阿膠二兩、秦皮三兩、黃連三兩、柏皮三兩。上六味，以水七升，煮取二升半，內阿膠令消盡，分溫三服。

● 十四、本湯兼治

《漢藥神效方》載：本湯治腸風下血妙不可言。用：白頭翁四分，黃連、黃柏、秦皮各七分半。四味煎法同前。

第十九節 牡蠣澤瀉散

● 一、用 量

仲景

　　牡蠣熬　澤瀉　蜀漆暖水洗去腥　瓜蔞根　葶藶子熬　商陸根熬　海藻洗去鹽，各等分

● 二、定 義

　　此傷寒大病瘥後，脾胃氣虛，不能制約腎水，泛溢下焦，為製逐水消腫之雜療方也。

● 三、病 狀

　　大病瘥後，從腰以下有水氣者，牡蠣澤瀉散主之。
　　徐洄溪云：此治水病之主方。

● 四、藥 解

　　以牡蠣破水之堅，澤瀉利水之蓄，海藻散水之泛，瓜蔞根消水之腫，又以蜀漆、苦葶藶、商陸根辛苦有毒之品，直搗其巢，峻逐水氣，使從大小便而出。
　　約言之，本散用商陸、葶藶者，從肺及腎開其來源之壅，故能治腰以下之水氣不行。

● 五、牡蠣澤瀉散方解

　　凡腫脹日甚，能得暢瀉，病必轉輕，然病久元虛，恐

氣不運藥，雖進猛劑，陡然頻利，水仍不下，曾見頻利而水不下者，服崑山丸藥，依然下水而癒，同一瀉下，不如擇善而行，非畏葸也。

　　濕熱壅遏，前人有牡蠣澤瀉散一方，專治水蓄於下，上焦之氣，不能下化，故用商陸葶藶，從肺及腎，開其來源之壅，而後牡蠣海藻之軟堅，蜀漆澤瀉之開泄，方能得力。用瓜蔞根者，恐行水之氣過，有傷上焦之陰，仍使之從脾吸陰還歸於上。

　　其方下注云：小溲大暢即止後服，以商陸行水有排山倒岳之勢也。

● 六、煮服法

　　上七味，異搗，下篩為散，更於臼中治之，白飲和服方寸匕，日三服，小便利，止後服。

● 七、本散之注意

　　此方用散不宜用湯，以商陸水煮服即能致毒。故因其性甚烈，不可多服，故曰小便利止後服。

● 八、本散用藥峻攻之取義

　　大病後，用藥峻攻，何反不顧其虛？正因水勢未犯半身以上，急排其水，所全甚大。設用緩藥，則陰水必侵及陽界，治之無及。倘因大病遽行溫補，又必遺患無窮，故以峻為近。

九、本散治腰以下水與青龍、越婢二湯治腰以上 水之區別

水停於內，外泛作腫，腰以上屬陽，陽水當從汗泄，小青龍、越婢是也。腰以下屬陰，陰水當從下泄，本散是也。

十、葉氏用本方專取牡蠣、澤瀉之意義

華岫云曰：葉氏善用古方，然但取其法而不膠柱，觀其加減之妙，如用牡蠣澤瀉散，只取此二味，故案中有但書用某方，而不開明藥味者，決非盡用原方，必有加減之處，觀者以意會之可也。如浮腫喘咳中，治程某今年長夏久熱，熱盛陽氣外泄，水穀運遲，濕自內起，漸漸浮腫，自下及上，至於喘咳不能臥息，都是濁水凝痰，阻遏肺氣下降之司，但小水不利，太陽亦不通調，此雖陽虛證，若腎氣湯中萸地之峻膩，力雖下行矣。方用：茯苓、桂枝、杏仁、生白芍、乾薑、五味、澤瀉。

王孟英云：此論極通，諸方皆當如是觀。

季雲按：《漢藥神效》載，牡蠣澤瀉散或加大黃，治實腫陽水，妙不可言。

第二十節　蜜煎導方

一、用　量

（一）仲景

食蜜七合

（二）迴溪

蜜七合

● 二、定 義

此誤汗便艱。為製滑可去著，因勢外導之雜療方也。

● 三、病 狀

陽明病自汗出，若發汗，小便自利者，此為津液內竭，雖硬不可攻之，當須自欲大便，宜蜜煎導而通之。

汗出溺利，而更發其汗，乃胃中津液兩竭，必大便硬而難出，是內燥而非內熱也。只須外潤，不可內攻，於自欲大便時，因勢蜜煎導而通之。

須，待也。言必待其自欲大便，而後用此法。

● 四、脈 象

脈沉。

● 五、藥 解

蜂蜜為百花之英，甘潤助太陰之開，所以導大腸之氣下行也。

● 六、做法及用法

白蜜七合，於銅器內，微火煎，凝如飴狀，攪之勿令焦著，欲可丸，並手捻作挺，令頭銳，大如指，長二寸許，當熱時急作，冷則硬，以內穀道中，以手急抱，欲大

便乃去之。

第二十一節 大豬膽汁並土瓜根導

● 一、藥量

仲景

大豬膽汁一枚　土瓜根

● 二、定 義

此腸結挾熱。為製苦泄寒瀉之外導之雜療方也。

● 三、病 狀

凡病如上列蜜煎導之狀。若土瓜根及豬膽汁，皆可為導。

● 四、脈 象

脈沉。

● 五、藥 解

汪昂曰：膽汁寒勝熱，滑潤燥，苦能降，酸善入，故能引入大腸而通之也。

徐洄溪云：土瓜根導，亦不出苦寒通導腸結之義。

● 六、本汁做法

大豬膽一枚，瀉汁和醋少許，以灌穀道中，如食頃，

當大便出宿食惡物。

● 七、蜜導與膽導之所宜

津液枯者宜蜜導，熱盛者宜膽導，如冷秘削醬薑亦可導也。

● 八、本方之適宜

凡老弱虛寒無內熱，且燥在直腸者最宜之。

第二十二節　燒褌散

● 一、藥量

仲景
婦人中褌近隱處，取燒作灰。

● 二、定 義

此因傷寒餘熱未盡，男女交媾，移禍於未病之人。為本陰陽感召之理，以製雜療之方也。

病方愈而交接，則感其餘熱而生疾。

● 三、病 狀

傷寒陰陽易之為病，其人身體重，少氣，少腹裡急或引陰中拘攣，熱上衝胸，頭重不欲舉，眼中生花，膝脛拘急者，燒褌散主之。

傷寒，包中風而言也。易，猶言交易變易之易，大病

瘥後，血氣未復，陰虛而淫邪湊之，故少氣。熱上衝胸，氣少不能運樞，故頭不欲舉，身體重。

邪重於陰，故陰中拘攣。衝任脈傷，故少腹裡急。精神散亂，故眼中生花。脈亂神傷，故膝脛拘急也。病由於腎毒侵水道，故小便不利。

要言之，男子病新瘥，婦人與之交而為病者，名曰陰易。婦人病新瘥，男了與之交而為病者，名曰陽易。又男子陰腫，小腹絞痛或卵陷入腹，婦人則裡急連腰胯內痛，病甚者，手足冷，攣蜷，或痛引陰中，皆難治。

● 四、脈 象

脈數。

● 五、藥 解

褌襠者，男女濁敗之物，亦陰陽之衛也。衛乎外自能清乎內，感於無形者，治之以有形也，形氣相得，小便即利，即引其邪火從陰處出也。燒灰者，取其通散，亦同氣相求之義耳。

● 六、治法與煮服法

上一味，水服方寸匕，日三服，小便即利，陰頭微腫，此為癒矣。婦人病，取男子褌襠燒灰。

服後或汗出或小便利則癒，陰頭微腫者，是濁陰走下竅、清陽出上竅，則慾火頓平而諸症自息矣。

● 七、本散注意之點

傷寒瘥後，熱毒藏於骨髓之中，無由發泄，與不病之體交接，男病傳不病之女，女病傳不病之男，所以名為陰陽易。易者何？即交易之義也。

注意者：男服女，女服男。男女易用，物各師本也。更宜用六味地黃丸合生脈散，煎湯調下，奏傚尤捷。

● 八、陰陽易與女勞復虛實之定論

燒褌散、鼠矢湯，皆從足少陰以逐邪，不過熱邪襲入，此經所謂陽明易是也。今少腹無絞痛之苦，原非他人之病易於我，真是女勞之復，此病死而舌出。以致真陰枯涸，更將何藥以驟復其真陰哉。

然從此而女勞復與陰陽易，一虛一實有定論，不致混同而談治矣。

● 九、陰陽易與女勞復之區別

易者何？以不病之人，易其人之病，不過餘邪乘虛而入，故燒褌散導其邪使從來路而去也。復者何？病方瘥，人尚虛，女勞則虛而益虛，病乃重發則多死也。若現虛寒之象，尤可以大劑參附挽回之，若現實象、熱象與虛熱象，補陽則熱不相合，養陰又迫不及待，奚自求生。

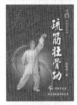
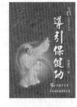
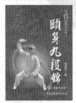
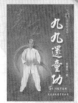
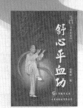
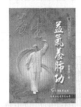
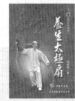
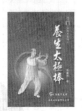
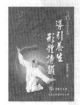
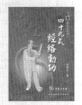

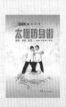
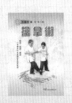
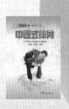

彩色圖解太極武術

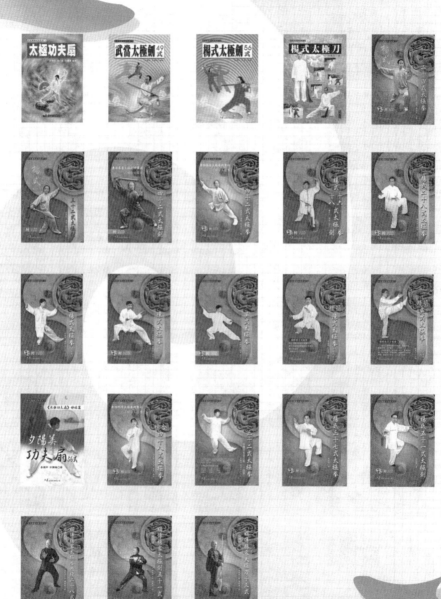

養生保健 古今養生保健法 強身健體增加身體免疫力

 醫療養生氣功
 中國氣功圖譜
 少林醫療氣功精粹
 龍形實用氣功
 魚戲增視強身氣功
 道家玄牝氣功
 仙家秘傳祛病功

 少林十大健身功
 中國自控氣功
 醫療防癌氣功
 醫療強身氣功
 醫療點穴氣功
 中國八卦如意功
 正宗馬禮堂養氣功

 道家筋經內丹功
 三元開慧功
 防癌治癌新氣功
 顛定與密家氣功修煉
 頭倒之術
 簡明氣功辭典
 八卦三合功

 朱砂掌健身養生功
 抗老功
 意氣按穴排濁自療法
 健身祛病小功法
 張氏太極混元功
 中國少林禪密功
 郭林新氣功

 太極
 現代原始氣功
 開脈太極
 漢武
 太極內功養生法
 無極養生氣功
 小周天健康法

 馬筋經
 洗髓經
 精功易筋經
 武術門internal心活氣功
 手法健身法
 武當道教養生導引術
 武當道教養生長壽功

 太極拳內功養生心法
 意拳
 靜坐要訣
 啟動自癒力
 洗髓經健身物
 溶為六柏行功

健康加油站

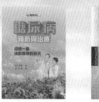

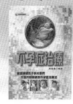
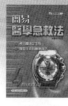
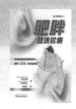
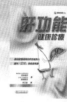

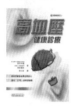
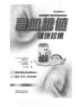

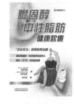
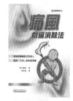

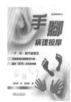
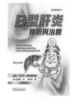
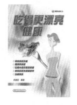
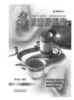
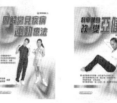

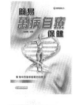
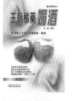

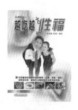
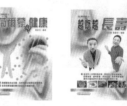

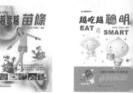

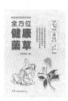
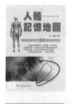
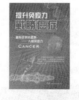

健康加油站

 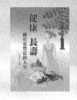

武術武道技術

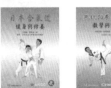 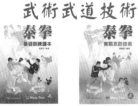

截拳道入門

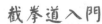

體育教材

歡迎至本公司購買書籍

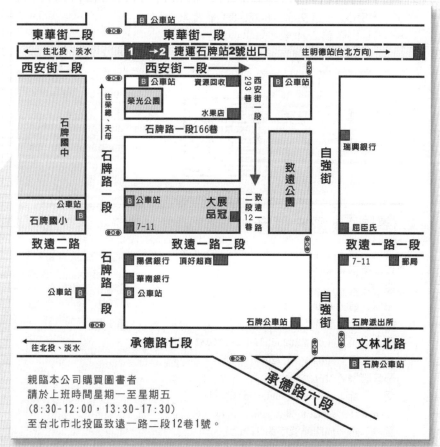

親臨本公司購買圖書者
請於上班時間星期一至星期五
(8：30-12：00，13：30-17：30)
至台北市北投區致遠一路二段12巷1號。

建議路線

1. 搭乘捷運

　　淡水信義線石牌站下車，由月台上二號出口出站，二號出口出站後靠右邊，沿著捷運高架往台北方向走(往明德站方向)，其街名為西安街，約80公尺後至西安街一段293巷進入(巷口有一公車站牌，站名為自強街口，勿超過紅綠燈)，再步行約200公尺可達本公司，本公司面對致遠公園。

2. 自行開車或騎車

　　由承德路接石牌路，看到陽信銀行右轉，此條即為致遠一路二段，在遇到自強街(紅綠燈)前的巷子左轉，即可看到本公司招牌。

國家圖書館出版品預行編目資料

傷寒論類方匯參／左季雲著
— 初版 — 臺北市，大展，2020 [民 109.02]
　　面；21公分-（中醫保健站：95）
ISBN　978-986-346-282-8（平裝）
1. 傷寒論 2. 中藥方劑學
413.32　　　　　　　　　　　　　108021276

傷寒論類方匯參

著　　者／左季雲
責任編輯／宋　　偉
發 行 人／蔡森明
出 版 者／大展出版社有限公司
社　　址／臺北市北投區（石牌）致遠一路 2 段 12 巷 1 號
電　　話／（02）28236031，28236033，28233123
傳　　真／（02）28272069
郵政劃撥／01669551
網　　址／www.dah-jaan.com.tw
E - m a i l ／ service@dah-jaan.com.tw
登 記 證／局版臺業字第 2171 號
承 印 者／傳興印刷有限公司
裝　　訂／眾友企業公司
排 版 者／菩薩蠻數位文化有限公司
授 權 者／山西科學技術出版社
初版 1 刷／2020 年（民 109）2 月

定價／480元

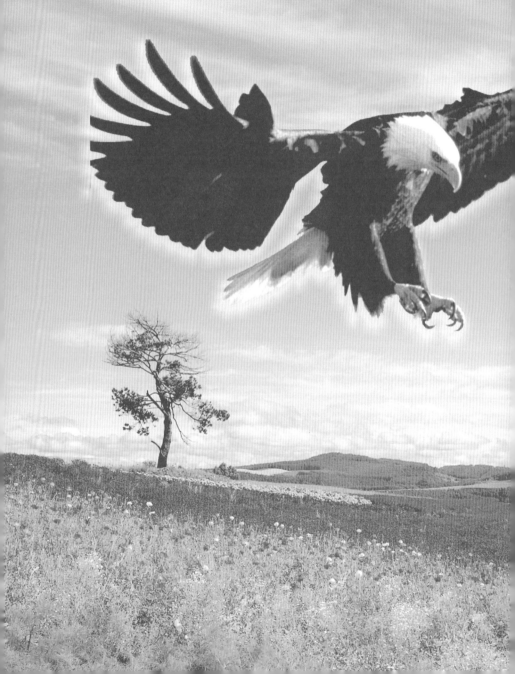

大展好書　好書大展
品嘗好書　冠群可期

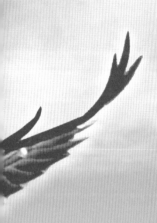

大展好書　好書大展
品嘗好書　冠群可期